Manual der Pharmazeutischen Zeitung

Im Auftrage
der Redaktion der Pharmazeutischen Zeitung

herausgegeben von

Dr. phil. Richard Brieger
wissenschaftlichem Redakteur der Pharmazeutischen Zeitung

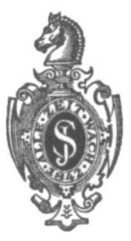

Berlin
Verlag von Julius Springer
1931

ISBN-13:978-3-642-98770-0   e-ISBN-13:978-3-642-99585-9
DOI: 10.1007/978-3-642-99585-9

Alle Rechte, insbesondere das der Übersetzung
in fremde Sprachen, vorbehalten.

Berlin
Verlag von Julius Springer
1931

Vorwort.

Obwohl es verschiedene, zum Teil umfangreiche pharmazeutische Vorschriftensammlungen gibt, laufen bei der Redaktion der Pharmazeutischen Zeitung ständig zahlreiche Anfragen nach pharmazeutischen, kosmetischen und chemisch-technischen Vorschriften ein. In den Spalten der Pharmazeutischen Zeitung, die diese Fragen im ,,Briefwechsel" oder im ,,Fragekasten" veröffentlicht und beantwortet, hat sich daher im Laufe der Jahre ein überaus reichhaltiges Material an Vorschriften aller Art angesammelt. Da der Anfragenstrom trotz des Bestehens von Vorschriftenbüchern nicht versiegt, schließt die Pharmazeutische Zeitung wohl mit Recht, daß die Fragesteller in den bestehenden Büchern nicht immer genügend Auskunft gefunden haben.

Das unterzeichnete Mitglied der Redaktion der Pharmazeutischen Zeitung hat sich daraufhin die Aufgabe gestellt, das in diesen Auskünften, sowie auch sonst in Mitteilungen und Aufsätzen enthaltene reichhaltige Vorschriftenmaterial der Pharmazeutischen Zeitung zu sichten und daraus eine knappe, dabei aber vielseitige Vorschriftensammlung zu schaffen.

Hierbei wurden insbesondere die neueren Jahrgänge der Zeitung berücksichtigt. Da ,,Briefwechsel" und ,,Fragekasten" auf wirkliche Anfragen aus dem Leserkreis aufgebaut sind, ist anzunehmen, daß sie ein Bild dessen geben, was die Praxis tatsächlich braucht und verlangt, und daß demgemäß das vorliegende Manual diesen Bedürfnissen mit brauchbaren pharmazeutischen, kosmetischen und chemisch-technischen Vorschriften entspricht. Im Interesse der Raumersparnis wurde auf Angaben verzichtet, deren Kenntnis man unter Fachkundigen als selbstverständlich voraussetzen kann (z. B. Zerkleinerungsgrad der anzuwendenden Bestandteile usw.). Um den heute mehr denn je angestrebten Ausbau des ,,Handverkaufs" zu fördern, wurden nach Möglichkeit Vorschriften bevorzugt, die nicht rezeptpflichtig sind. Den kosmetischen und chemisch-technischen Vorschriften wurde breiter Raum eingeräumt.

Berlin, im Januar 1931.

Dr. Richard Brieger.

Inhaltsverzeichnis.

	Seite
Gesichtshautpflege	1
Gesichts- und Teintwässer	1
Mittel zur Reinigung und Pflege der Hände	6
Mittel zur Nagelpflege	8
Fett-Hautcremes	9
Nicht fettende Hautcremes	13
Fettfreie Hautcremes	14
Puder	15
Fettschminken	17
Mittel gegen Sonnen- usw. Brand	18
Mittel gegen Sommersprossen	20
Massage-Mittel	21
Hilfsmittel für das Rasieren	23
Mund- und Zahnwässer	26
Zahnpasten, Zahnseifen	28
Zahnpulver	30
Mittel zur Haarpflege	30
Haaröle, Pomaden und andere Haarfixiermittel	38
Haarfärbemittel	41
Depilatorien	44
Badezusätze	45
Kölnisch-Wasser, Riechfläschchen u. dgl.	48
Flüssigkeiten für Rauchverzehrer und Zimmerparfümzerstäuber	49
Mittel gegen Hyperhydrosis	51
Mittel gegen Frostschäden	53
Mittel gegen Hautjucken	58
Mittel gegen Krätze	58
Mittel zur Beseitigung von Mitessern, Nasenröte, Hornhaut u. dgl.	59
Verschiedene Salben und Pasten	61
Antikonzeptionelle Mittel	69
Mittel gegen Verdauungsstörungen	69
Mittel gegen Eingeweidewürmer	79
Asthmamittel	80
Mittel für Kopfschmerz, Migräne, rheumatische Leiden, Schnupfen u. dgl.	81
Husten- und Keuchhustenmittel	86
Teegemische	89
Homöopathische Komplexmittel	101
Diätetische Nährpräparate, Kräftigungsmittel	103
Geschmackskorrigenzien	108
Herstellung von Tabletten	109
Herstellung steriler Injektionslösungen	111
Konservierungsmittel und -methoden	117
Zahnärztliche Präparate	124
Vorschriften für Liköre	125
Gewürze und Würzen	132
Mundperlen, Kaugummi und dergleichen	138
Limonaden-Sirupe, -Pulver und dergleichen	139
Tierarzneiliche Vorschriften	141
Mittel zur Bekämpfung tierischer und pflanzlicher Schädlinge	151
Witterungen	164
Tinten, Stempelfarben und dergleichen	165
Entfernung von Flecken	172
Pflege von Kunstgegenständen und Ähnlichem	180
Pflege von Sportgerät	182
Instandhaltung der Apotheken-Räume, -Einrichtung, -Standgefäße usw.	183
Flaschenkapsellack	189
Metall-Putz- und Färbemittel und Ähnliches	190
Pflege von Holzwaren (Möbel, Fußböden usw.)	198
Leder-Appreturen	201
Pflege des Autos	204
Kitte	205
Klebstoffe	212
Verschiedenes	215
Sachverzeichnis	221

Kombinierte Gesichtshautpflege.

1. 5—10 Minuten Gesichtsdampfbad.
2. Frottieren.
3. Mit durch Eisstücke tief gekühltem Wasser waschen.
4. Abtrocknen.
5. Fettfreie Hautcreme dünn auftragen.

oder

1. *abends*
   a) Waschung mit milder Seife, Mandelkleie oder einem Teintwasser.
   b) 5 Minuten Massage mit einer Fettcreme oder einer fetthaltigen Emulsion (Hautmilch).
   c) Abreiben mit einem adstringierenden Teintwasser (Toiletteessig, Kampferwasser, Eau de Cologne).
2. *morgens*
   a) Waschung wie bei 1a.
   b) Auftragung einer nicht fettenden Hautcreme.
   c) Applikation von Puder.

Gesichts- und Teintwässer.

Gesichts-Waschwässer.

Natrium carbonic. sicc.	5,0
Aqua Rosae	100,0
Glycerinum	50,0
Extrait Millefleur	gtt. X

Alumen		
Borax	aa	7,5
Glycerin.		5,0
Aqua Rosar.		
Aqua dest.	aa ad	200,0

Alumen		6,0
Acidum boric.		
Tinctura Benzoes	aa	2,0
Glycerinum		7,5
Aqua Rosar.		
Aqua dest.	aa ad	150,0

Benzoetinktur und Glyzerin werden für sich gemischt der Lösung von Alaun und Borsäure zugemischt. Größere Ausscheidungen sind durch Abseihen durch Mull zu entfernen.

Alumen		10,0
Kalium carbonic.		2,5
Glycerinum		5,0
Aqua Rosar.		
Aqua dest.	aa ad	200,0

Alaun und Pottasche sind getrennt zu lösen und dann zusammenzugießen.

Chinosol	0,1
Borax	5,0
Spiritus saponat.	10,0
Aqua Rosae	ad 100,0

Zum Abreiben fettiger Haut.

Kalium carbonic.	10,0
Spiritus	20,0
Aqua florum Aurant.	
Aqua dest.	aa ad 200,0
Tinctura Curcumae q. s. zur Erzielung einer leichtgelben Farbe.	

Kalium carbonicum	10,0
Aqua dest.	100,0
Oleum Cinnamomi	gtt. II
Oleum Rosae artific.	gtt. I

Für rote Nasen.

Hydrogen. peroxydat.	40,0
Thymol	0,075
Spiritus	5,0
Aqua dest.	ad 200,0

Hydrargyrum bichloratum	0,2
Acidum citricum	3,5
Aqua Rosae	ad 500,0

Gesichts- und Teintwässer.

Waschwasserzusatz.

Benzoe	20,0
Sapo medicatus	50,0
Borax	10,0
Natrium carbonic. sicc.	10,0
Rhizoma Iridis	50,0
Talcum	50,0
Oleum Bergamottae	2,5

Feinst gepulvert mischen, teelöffelweise dem Waschwasser zusetzen.

Mandelkleien.

Weizenmehl	
Mandelpreßkuchenmehl aa	1250,0
Veilchenwurzel	150,0
Talkum	
Seife, gepulvert aa	100,0
Borax	50,0
Olivenöl	100,0
Parfümöl nach Wunsch	20,0

Mandelmehl	700,0
Reisstärke	160,0
Veilchenwurzelpulver	70,0
Parfüm nach Belieben.	

Parfüme für Mandelkleie (für 1 kg).

Zitronenöl	12,0
Zitronellöl	2,0
Benzaldehyd	4,0

Benzaldehyd	1—4,0

Benzaldehyd	4,0
Geraniumöl	1,0

Lavendelöl	2,0
Portugalöl	5,0
Benzaldehyd	0,5

Bergamottöl	2,0
Lavendelöl	2,0
Benzaldehyd	0,6

Sauerstoff-Mandelkleie.
Zugabe von 0,5—1 Proz. Natriumperborat.

Sand-Mandelkleie.
Zugabe von 10—33 Proz. Marmorstaub.

Teintwässer.

Acidum boric.	5,0
Glycerinum	15,0
Menthol	0,075
Spiritus	30,0
Extr. Hamamelidis dest.	
Aqua dest. aa ad	200,0

Tinctura Benzoes	250,0
Tinctura Quillajae	50,0
Aqua Florum Aurantii	300,0
Aqua Rosae	70,0

Das Wassergemisch wird in kleinen Anteilen dem Tinkturengemisch zugesetzt.

Mixtura glycerinosa rosata.

Glyzerin	150,0
Weingeist 96 proz.	800,0
Wasser	50,0
Rosenöl, künstl.	gtt. X

Glyzerin	150,0
Weingeist 96 proz.	750,0
Kampferspiritus	50,0
Wasser	50,0
Rosenöl, künstlich	gtt. X

Acidum boricum	5,0
Spiritus 70 proz.	100,0
Vanillin	0,2

Borax-Schüttelmixtur.

Borax	10,0
Talcum	5,0
Glycerinum	5,0
Aqua coloniensis	10,0
Aqua destillata	70,0

Auch mit Zusatz von 2—5 g Sulfur praecipitatum.

a)	Benzoesäure (Harz)	1,0
	Weingeist 95 proz.	30,0
	Eau de Cologne	30,0
b)	Borax	2,0
	Wasser, dest.	50,0
	Glyzerin	7,0

b) in a) eingießen.

„Lotion".

Weingeist 96 proz.	640,0
Glyzerin	10,0
Extraitöl nach Wahl	10,0
Wasser	340,0

(Zur Parfümierung verwendet man am besten fertige Kompositionen, die die einschlägigen Firmen in großer Auswahl vorrätig halten.)

Gesichtswasser, adstringierend.
(Toiletteessig)

Weingeist 96 proz.	630,0
Glyzerin	10,0
Essigsäure	40,0
Kölnischwasseröl	10,0
Wasser	340,0

Zitronenöl	
Bergamottöl	aa 2,0
Lavendelöl	1,0
Essigsäure	30,0
Rosenwasser	100,0
Weingeist 96 proz.	300,0

Acidum aceticum	2,5
Spiritus 96 proz.	50,0
Spiritus camphoratus	10,0
Extractum Hamamelidis destill.	ad 100,0

Gesichtswasser, kampferhaltig.

Kampfer	25,0
Weingeist	850,0
Glyzerin	25,0
Wasser	1600,0

Das Wasser ist der Glyzerin-Weingeist-Kampfer-Lösung in kleinen Teilmengen zugegeben.

Kampferwasser.

Kampfer	5,0
Weingeist 95 proz.	15 ccm
Wasser	5000,0

Die Kampferweingeistlösung langsam mit Wasser mischen, bis zur Lösung schütteln, wenn nötig filtrieren.

Camphora	10,0
Aether	25,0
Wasser	475,0

Die ätherische Kampferlösung mit dem Wasser längere Zeit schütteln, dann filtrieren.

Kampferspiritus	100,0
Weingeist 96 proz.	600,0
Kölnischwasseröl	5,0
Glyzerin	10,0
Essigsäure	10,0
Wasser	375,0

Zitronen-Kampfer-Wasser.

a) Borax	100,0
Wasser	1600,0
Zitronensaft, frisch filtra,	200,0
b) Spiritus Lavandulae	100,0
Spiritus camphoratus	50,0
Spiritus 96 proz.	500,0

a) und b) mischen.

Schwefel-Kampfer-Gesichtswasser.

Schwefelpräzipitat	4,0
Glyzerin	24,0
Kampferspiritus	8,0
Kölnischwasser	40,0
Wasser (Rosenwasser)	200,0

Reihenfolge innehalten.

Kampfermilch.

a) Spiritus camphoratus	20,0
Glycerinum	5,0
Spiritus saponatus	5,0
Spiritus 96 proz.	20,0
b) Aqua dest.	50,0

a) mischen, b) nach und nach unter heftigem Schütteln zugeben.

Spiritus camphoratus	10,0
Glycerinum	
Aqua dest.	aa 20,0

Unter kräftigem Schütteln mischen.

a) Spiritus camphoratus	50,0
Spiritus 95/6 proz.	500,0
Glycerinum	50,0
Spiritus Lavandulae	100,0
b) Borax	25,0
Aqua dest.	1200,0
Succus Citri recens	200,0

b) unter Rühren in a) eintragen, nach dem Absetzen durch Mull seihen. Das Wasserquantum kann auch erhöht werden, wodurch die Trübung verstärkt wird.

Gesichts- und Teintwässer.

Kampfermilch (Fortsetzung).
a) Spiritus camphoratus 15,0
Glycerinum 60,0
Spiritus coloniensis 300,0
b) Kalium carbonicum 4,0
Aqua Rosae 700,0
b) langsam in a) eintragen, gut rühren.

Adeps Lanae anhydr. 15,0
Sapo medicatus 1,0
Borax 1,5
Aqua Rosae 170,0
Spiritus camphoratus 1,5
Borax und Seife werden in etwa 50,0 Rosenwasser gelöst und damit der Kampferspiritus angeschüttelt. Das Wollfett wird seschmolzen, mit Rosenwasser zur Emulgion verschüttelt und dann das Ganze gemischt.

Glyzerinmilch.
a) Semen Cydoniae contus. 15,0
Solut. Acidi borici 4 proz. 500,0
b) Glycerinum 500,0
Tinctura Benzoes 15,0
Vanillin 0,25
Oleum Bergamottae 2,0
a) 24 Stunden mazerieren, ohne Pressung durch Mull seihen, b) zufügen, gut mischen, nach 24 Std. nochmals durch Mull gießen.

---

a) Semen Lini
Carrageen aa 25,0
Aqua dest. 750,0
b) Borax 50,0
Glycerinum 150,0
c) Tinctura Myrrhae
Tinctura Benzoes aa 45,0
Oleum Geranii gtt. XXV
d) Aqua dest. q. s. ad 1000,0
Leinsamen und Carrageen mit kochendem Wasser übergießen, 24 Stunden mazerieren, ohne Druck abseihen. Die Lösung b), dann c) unter Schütteln, wenn nötig d) zugeben.

---

a) Tragacantha 20,0
Spiritus coloniensis 100,0
b) Glycerinum 1000,0
Aqua Rosae 1000,0
a) aufschlämmen, von b) ein Viertel in einem Guß zugeben, kräftig schütteln, den Rest von b) langsam zugeben.

---

a) Tragacantha 4,0
Spiritus 15,0
b) Mentholum 2,0
Glycerinum 120,0
Aqua dest. ad 300,0
Bereitung wie bei voriger Vorschrift.

---

a) Carrageen 20,0
Wasser 600,0
b) Borsäure 12,0
Glyzerin 120,0
a) 24 Stunden mazerieren, dann 4 Stunden im Dampfbad erhitzen, kolieren, b) zusetzen, nach Wunsch parfümieren.

Parfüm z. B.

Spiritus coloniensis 15,0
Tinctura Vanillae 1,5

---

a) Semen Cydoniae 15,0
Aqua dest. 300,0
b) Tragacantha 4,0
Zincum oxydatum crd. 10,0
Glycerinum 375,0
c) Parfüm nach Wunsch.
Aus a) einen Schleim kalt bereiten, b) gut angerieben zugeben. Durch Mull pressen, parfümieren.

Albumen ovi Nr. 1
Zincum oxydatum 3,0
Glycerinum 70,0
Aqua dest. ad 100,0
Parfüm q. s.

Mandel-Haut-Milch.
a) Amygdalae amarae 10,0
Aqua Rosae 100,0
b) Borax 4,0
Tinctura Benzoes 10,0
Aus a) eine Emulsion bereiten, Borax darin lösen (kalt!), mit der Benzoetinktur zusammenschütteln, durch Mull gießen.

Glyzerin-Mandelmilch.
Amygdalae dulces 30,0
Spiritus 40,0
Glycerinum 150,0
Acidum boricum 2,0
Tragacantha 2,4
Aqua Rosae ad 500,0

Gesichts- und Teintwässer.

Aus Glyzerin, Traganth und einem Teil des Rosenwassers wird ein Schleim bereitet, mit dem die Mandeln emulgiert werden. Dem ohne Druck durch Mull kolierten Gemisch wird die Mischung des Weingeistes mit der Lösung der Borsäure in dem Rest Rosenwasser zugegeben.

Gurkenmilch.

Gurkensaft	800,0
Rosenwasser	200,0
Benzoetinktur	200,0
Glyzerin	400,0
Quillajatinktur	50,0
Parfüm nach Belieben.	

Gurkensaft wird durch Auspressen frischer zerkleinerter Gurken erhalten. Der Preßsaft wird mit 25 proz. Weingeist versetzt und nach dem Absetzen filtriert.

a) Gurkensamenemulsion	50,0 : 600,0
Glyzerin	200,0
b) Vanillin	0,01
Jonon	gtt. I
Terpineol	gtt. II
Linalool	gtt. II
Ylang-Ylang-Öl	gtt. II
Geraniol	gtt. II
Hydroxyzitronellal	gtt. X
Phenyläthylalkohol	gtt. III
Zitronellöl	gtt. VI
Bergamottöl	gtt. V
Neroliöl	gtt. III
Zitronenöl	gtt. III
Spiritus 96 proz.	200,0

b) lösen, zu a) zufügen.
Signa: Umschütteln.

Sapo medicatus	10,0
Cera alba	10,0
Cetaceum	10,0
Oleum Olivarum	10,0
Aqua dest.	250,0
Gurkenpreßsaft	500,0
Glycerinum	50,0
Borax	5,0
Kalium carbonicum	4,0
Amygdalae	80,0

Seife, Pottasche und Borax werden in 150,0 g Wasser gelöst und diese angewärmte Lösung wird in die Wachs-Walrat-Öl-Schmelze eingerührt. Aus den Mandeln und 100,0 g Wasser wird eine Emulsion lege artis bereitet. Die Emulsion wird durchgeseiht und zusammen mit Glyzerin und Gurkensaft in die zuerst bereitete Wachs-Seifen-Emulsion eingearbeitet. Kaltrühren. Parfüm nach Wahl.

Lanolin-Hautmilch.

Wasserfreies Wollfett	25,0
Medizinische Seife	1,25
Benzoetinktur	5,0
Wasser	ad 500,0

Das Lanolin wird auf dem Wasserbade mit 50,0 warmem Wasser emulgiert, dann wird die Lösung der Seife in 50 g Wasser zugegeben und unter Erwärmen (etwa 60°) langsam der Rest des Wassers, zuletzt die Benzoetinktur zugerührt. Dann wird bis zum Erkalten gerührt.

Wollfett, wasserfrei	25,0
Med. Seife	1,25
Borax	5,0
Vanillin	0,3
Rosenwasser	ad 500,0

Bereitung siehe vorhergehende Vorschrift.

Adeps Lanae anhydr.	50,0
Paraffin. liquid.	25,0
Borax	8,0
Sapo medicatus	25,0
Aqua dest.	80,0
Aqua Rosae	400,0
Aqua Florum Aurantii	400,0
Oleum Bergamottae	
Tinctura Moschi artif.	aa 0,3

Wollfett und Paraffin zusammenschmelzen, mit der warmen Seifenlösung in Wasser anreiben, Rosen- und Orangenblütenwasser mit darin gelöstem Borax warm zugeben (etwa 40—50°) zum Schluß Bergamottöl und Moschustinktur. Bis zum Erkalten rühren.

Toilette-Essig.

Spiritus dilutus	250,0
Spiritus e vino	250,0
Acidum aceticum	15,0
Vanillin	1,0
Benzoe	5,0
Oleum Bergamottae	
Oleum Citri	aa 2,0
Oleum Rosae	gtt. VIII
Oleum Neroli	gtt. V

Toilette-Essig (Fortsetzung).

Acidum aceticum	100,0
Aqua Rosae	500,0
Aqua Florum Aurantii	4500,0
Spiritus	5000,0
Oleum Bergamottae	
Oleum Citri	aa 24,0
Oleum Portugal	9,0
Oleum Lavandulae	3,0
Oleum Rosmarini	18,0
Oleum Caryophylli	1,0
Spiritus Melissae cps.	400,0
Tinctura Benzoes	
Tinctura Balsam. tolutani	
Tinctura Myrrhae	aa 50,0
Solutio Moschi artif. 1:100	10,0
Aether aceticus	1,0
Aether oenanthicus	gtt. I

Tinctura Benzoes	
Tinctura Balsami tolut.	aa 2,0
Tinctura Moschi	1,0
Acidum aceticum dilut.	30,0
Spiritus coloniensis	80,0
Mixtura oleoso-balsamica	10,0
Spiritus	60,0
Tinctura Ratanhiae	3,0

Mittel zur Reinigung und Pflege der Hände.

Über Hautcremes zur Handpflege siehe unter „Hautcremes".

Händereinigungsmittel (Handwaschseifen).

Sapo kalinus	800,0
Liquor Ammonii caust.	50,0
Oleum Terebinthinae	25,0
Lapis Pumicis plv.	300,0

Leinölkaliseife	100,0
Methylhexalin	24,0
Tetrachlorkohlenstoff	500,0
Bimssteinpulver	1000,0

Kokosöl	480,0
Methylhexalin	50,0
Natronlauge 36/7° Bé	250,0
Bimssteinpulver	190,0
Wasser	30,0

Kokosöl und Methylhexalin werden bei etwa 50° gemischt mit der mit dem Wasser gemischten Natronlauge nach und nach verrührt. Ist Verseifung eingetreten (nach mehrstündigem Stehen, gut bedeckt), so wird der Bimsstein eingerührt. Nimmt man an Stelle der Natronlauge ein Gemisch dieser mit Kalilauge (50° Bé), so entsteht eine pastenartige Seife.

a)	Olein	60,0
	Methylhexalin	4,4
b)	Kalilauge 50° Bé	24,0
	Wasser	90,0
c)	Benzin	100,0
d)	Methylhexalin	7,0

b) wird langsam unter Rühren in a) eingetragen, es bildet sich eine dicke Seife. Stehen lassen bis erkaltet. c) dann d) einrühren, bis zur Klärung weiterrühren.

Kokosölfettsäure	10,0
Olein	5,0
Methylhexalin	2,0
Terpentinöl	3,0
Spiritus	6,0
Kalilauge 50 proz. q. s.	

(etwa 6 g genaue Menge aus der festzustellenden Verseifungszahl der Fettsäuren errechnen).

Wäßrige Boraxlösung 20,0

Die Fettsäuren werden mit dem Methylhexalin gemischt und soweit erwärmt, daß die Masse flüssig wird, dann wird mit der Boraxlösung verdünnte Kalilauge zugegeben, unter Rühren bis auf etwa 80° erhitzt. Nach dem von selbst erfolgten Erkalten werden die übrigen Bestandteile beigegeben.

Sandseife.

Talgkernseife	
Kokosseife	aa 250,0
Quarzsand	500,0

Die Seifen werden im Wasserbade auf wenig heißem Wasser geschmolzen und mit dem Sand vermengt.

Seife, flüssig.

a)	Kokosöl	50 kg
	Kalilauge 50° Bé	26,5 kg
	Wasser	13 kg
b)	Zucker	50 kg
	Pottasche	5 kg
	Kaliumchlorid	5 kg
	Wasser	250 kg

Das Kokosöl wird auf 50° erwärmt und die ebenso warme Kalilauge-Wasser-Mischung in Anteilen eingerührt. Nach gutem Durchrühren wird mit einem Deckel bedeckt und der Kessel in alte Säcke, Decken usw. eingewickelt. Nach einigen Stunden, wenn die Seife als gleichmäßige Masse im Kessel liegt, wird nochmals gut durchgerührt, wobei die Gleichmäßigkeit der Seife festgestellt werden muß. Dann wird die erwärmte Lösung b) (ca. 40°) nach und nach eingearbeitet. Absetzen lassen, abgießen, parfümieren, abfüllen.

a) Kokosnußöl	100,0
Baumwollsamenöl	400,0
b) Ätzkali	
Ätznatron	aa 40,0
Wasser dest.	250,0
Weingeist	250,0
c) Wasser dest.	ad 2500,0

a) wird auf etwa 40° erwärmt. b) die Ätzalkalien werden in dem Wasser gelöst und nach einigem Abkühlen wird der Weingeist zugegeben. Die Temperatur soll bei 30—40° liegen. a) und b) in mehreren Portionen einrühren. Weiter rühren, bis eine gleichmäßige Masse entstanden ist, die in dest. Wasser (1 + 2) klar löslich ist. c) zugeben. Parfümieren.

Sapo kalinus	400,0
Wasser	
Weingeist 96 proz.	aa 200,0
Glyzerin	300,0
Parfüm nach Wunsch.	

Flüssige Seife für Seifenspender.

Ätznatron	
Ätzkali	aa 40,0
Cottonöl	500 ccm
Alkohol (90 proz.)	250 ccm
Aqua q. s.	ad 2500 ccm

Man löst die Ätzalkalien in 250 ccm Wasser, gibt den Weingeist und unter Schütteln in mehreren Portionen das Öl zu. Nach eingetretener Verseifung wird mit Wasser aufgefüllt. Man läßt einige Tage bis Wochen lagern, zieht klar ab und parfümiert dann.

Meerwasserseife.

Als Meerwasserseife wird Kokosölseife (kaltgerührte) verwendet, da Kokosölseifen, besonders Mischseifen (unter Verwendung von Gemischen von Kali- und Natronlauge — etwa 10 + 90 — hergestellt) auch in Gegenwart von Salzen in Wasser noch schäumen. (Sie lassen sich ja bei Siedeprozeß mit Salz nicht aussalzen).

Kombinierte Händereinigung und Pflege.
1. Schmutzige Hände mit Vaselinöl einreiben.
2. Eingefettete Hände mit Bimssteinpulver abreiben.
3. Hände mit etwas gepulverter Seife und wenig Wasser einzuschäumen versuchen. Dann mit mehr Seife und Wasser richtig waschen.

Die Hände werden so gut gereinigt. Gleichzeitig bleibt eine genügende Menge Vaselinöl auf der Haut zum Weichhalten zurück.

Seifenfett.

Adeps benzoatus	100,0
Sapo medicatus plv.	10,0

Auf die zu reinigende Haut (Hände) auftragen, nach 10—15 Minuten mit Wasser abwaschen. Auf der Haut bleibt eine leichte Fettschicht zurück.

Händeschutzcreme (für Arbeiten mit Alkalien).

Wollfett, wasserfrei	140,0
Vaseline, gelb	80,0
Zeresin	20,0
Hamameliswasser	260,0

Mittel zur Handpflege.
(Verhütung und Heilung „aufgesprungener Haut")

Mentholum	1,0
Phenylum salicylicum	2,0
Oleum Olivarum	15,0
Adeps Lanae cum aqua	45,0

Sapo kalinus	1,0
Tinctura Benzoes	4,0
Glycerinum	8,0
Aqua Rosae	16,0

Tinctura Benzoes	0,5
Spiritus	
Aqua Rosae	aa 7,5
Glycerinum	ad 30,0

Mittel zur Handpflege (Fortsetzung).
Adeps Lanae anhydricus 30,0
Succus Citri recens 20,0

a) Flores Arnicae 10,0
Spiritus dilutus 90,0
b) Glycerinum 90,0
a) 10 Tage mazerieren, abpressen, filtrieren, b) zugeben.
Zum Einreiben gegen aufgesprungene Hände.

Tragacantha 27,0
Glycerinum 190,0
Oleum Amygdalarum 48,0
Spiritus 120,0
Tinctura Benzoes 24,0
Oleum Neroli artific. 1,0
Oleum Bergamottae 1,0
Oleum Geranii 2,0
Aqua dest. ad 1000,0

Aus Traganth, Mandelöl und Wasser erst lege artis eine Emulsion bereiten. in diese dann die Benzoetinktur — in dem Weingeist gelöst und mit dem ätherischen Öle versetzt — und danach die anderen Bestandteile (Glyzerin und restliches Wasser) einarbeiten.

Wachspaste nach Schleich.
Weich.
Cera flava 1000,0
Liquor Ammonii caust. 100,0
Aqua dest. 4000,0

Fest.
Cera flava 1000,0
Liquor Ammonii caust. 100,0
Aqua dest. 2000,0

Das Wachs wird geschmolzen und der Salmiakgeist unter Rühren langsam zugesetzt. Dann wird das auf etwa 50° erwärmte Wasser langsam eingerührt. Kaltrühren.

Mittel zur Nagelpflege.

Badeflüssigkeit für brüchige Nägel.
Alumen 10,0
Aqua oder
Aqua Rosae ad 100,0

Nagelwasser zum Entfernen der Nagelhaut.
Wasserstoffsuperoxydlösung
3 proz. 600,0
Rosenwasser 300,0
Weinsteinsäure 30,0

Borax 40,0
Salizylsäure 20,0
Wasser, heiß 1000,0

Kalilauge (D. A. B.) 100,0
Glyzerin 200,0
Wasser 700,0
Vorsicht!
Man betupft die Nagelhaut mit einem auf ein Holzstäbchen gewickelten Wattebausch bis Brennen fühlbar wird, spült mit Wasser und fettet leicht mit Hautcreme ein.

Nagellack.
Trockene farblose Zelluloidabfälle 20,0
Azeton 200,0
Amylazetat 780,0
Rizinusöl 20,0

Man färbt auf Wunsch schwach rosa mit einer azetonlöslichen Farbe (Eosin) und klärt durch Absetzenlassen.

Farbloses Zelluloid 60,0
Kampfer 60,0
Äther 100,0
Isopropylalkohol 780,0
Eosin q. s.

Zelluloid, farblos 30,0
Amylazetat
Amylalkohol aa 360,0
Azeton 180,0
Alkohol 60,0
Rizinusöl 10,0
Eosin q. s.

a) Benzoe, Siam 100,0
Alkohol (Isopropyl) 300,0
b) Amylazetat 700,0
Kollodiumwolle 50,0
c) Eosin 0,5
Alkohol 50,0

a) warm lösen, filtrieren. b) kalt lösen, a) + b) + c) mischen. Gibt beim Polieren mit Woll- oder Lederlappen Hochglanz.

Nagellack (Fortsetzung).

Kopal	40,0
Schellack	10,0
Benzoe	5,0
Azeton	100,0
Spiritus 96 proz.	30,0
Parfüm nach Belieben.	

Resina Guajaci	1,0
Azeton	10,0

Nagellackentferner.

Azeton	200,0
Amylazetat	800,0

Nagelpolierpaste.

Pariserrot	10,0—20,0
Wachs, gelb	10,0
Walrat	5,0
Vaseline, gelb	75,0
Parfüm nach Wunsch.	

Nagelpolierpulver bzw. -stein.

Zinnoxyd, geschlämmt	1000,0
Talcum	400,0
Karmin	10,0
Rosenöl, künstl.	5,0
Bergamottöl	3,0

Kann auch als Nagelpolierstein durch Komprimieren hergestellt werden.

Fett-Hautcremes.
„Skin Foods", „Haut-Nährcremes".

Oleum Cacao	150,0
Cetaceum	300,0
Cera alba	80,0
Acidum benzoicum e resina	20,0
Oleum olivarum	550,0
Vaseline alba	150,0

Zusammenschmelzen, kaltrühren, kurz vor dem Erkalten parfümieren.

Oleum Cacao	20,0
Cera alba	16,0
Adeps Lanae anhydr.	40,0
Paraffinum solid.	48,0
Paraffinum liquid.	180,0
Acidum benzoicum e resina	5,0
Parfüm nach Wunsch.	

Cera alba	
Cetaceum	aa 15,0
Oleum Amygdalarum	60,0
Oleum Cacao	
Adeps Lanae anhydr.	
Aqua Florum Aurantii	aa 30,0
Tinctura Benzoes	0,5

Cleansing Creams (Cold Cremes).
(Reinigungscremes).

Paraffinum liq.	61,0
Cera alba	18,0
Aqua Rosae	20,0
Borax	1,0
Parfüm q. s.	

Paraffin mit Wachs zusammenschmelzen, angewärmte Boraxlösung zugeben, kaltrühren, parfümieren [1].

Parfüm z. B.:

Geraniumöl	40,0
Phenyläthylalkohol	20,0
Patschuliöl	20,0
Moschus(synth.)-Tinktur	10,0
Vetiveröl	10,0

10—15 g auf 1 kg Cream.

a) Walrat	
Wachs, weiß	aa 8,0
Erdnußöl	55,0
b) Rosenwasser	5,0
Wasser	20,0
c) Parfüm q. s.	

a) bei etwa 55° zusammenschmelzen, b) auf etwa 55° erwärmt zugeben, kaltrühren, parfümieren [1].

a) Walrat	50,0
Wachs, weiß	40,0
Stearin	
Wollfett	aa 5,0
Erdnußöl	320,0
b) Borax	5,0
Wasser, kochend	200,0
c) Parfüm q. s.	

a) zusammenschmelzen, b) zusetzen, kaltrühren, parfümieren [1].

---

[1] Man kann bei der Herstellung auch so vorgehen, daß man das Fettkörpergemisch zunächst für sich zusammenschmilzt und erkalten läßt. Dann reibt man es ab, läßt es einmal die Salbenmühle passieren und

10   Fett-Hautcremes.

Cleansing Creams (Fortsetung).

Cera alba	10,0
Paraffinum liq.	50,0
Aqua	20,0
Borax	0,4
Parfüm nach Belieben.	

Der Wachs-Paraffinschmelze wird die Boraxlösung warm beigemengt. Kaltrühren, parfümieren[1].

Mitinum purum	1000,0
Aqua Rosae	600,0—800,0
Aubépine	5,0
Oleum Rosae artific.	0,5

Vaselin-Coldcream.

Vaseline alba	270,0
Cetaceum	30,0
Oleum Amygdalarum	60,0
Aqua Rosae	120,0
Borsäure	1,0
Glyzerin	4,0
Wasser	12,5
Paraffin, hart	25,0
Paraffin, flüssig	50,0
Wollfett	7,5
Bergamottöl	
Zitronenöl	aa 0,5

Fettkörper schmelzen, Lösung einrühren, kaltrühren, parfümieren, 24 Std. stehen lassen, nochmals agitieren.

Boroglyzerin-Lanolincreme.

Acidum boricum	10,0
Aqua dest.	25,0
Glycerinum	40,0
Oleum Olivarum	60,0
Adeps Lanae anhydricus	200,0
Oleum Bergamottae	
Oleum Citri	aa gtt. XII

Borsäure in der Glyzerin-Wassermischung lösen und dem vorher bereiteten Gemisch von Olivenöl und Wollfett einverleiben.

gibt es dann in eine Salbenmischmaschine, in der man die wässerige, nur leicht angewärmte Lösung einverleibt. Schließlich kann man der fertigen Salbe durch Schlagen mit einem Schneebesen oder mittels eines rasch laufenden Rührwerks ein schaumiges, schlagsahnartiges Äußere erteilen.
[1] Vgl. Fußnote Seite 9.

Lanolincremes.

Adeps Lanae anhydricus	200,0
Paraffinum liquidum	50,0
Aqua Florum Aurantii	100,0
Oleum Bergamottae	
Oleum Citri	aa gtt. XV

Adeps Lanae anhydr.	1000,0
Aqua Rosae	1200,0
Oleum Geranii	5,0
Eugenol	1,0
Anisaldehyd	5,0
Linalylazetat	2,0

a) Cera alba	20,0
Adeps Lanae anhydr.	
Oleum Amygdalar.	aa 100,0
b) Aqua Rosae	100,0
c) Terpineol	
Vanillin	aa 2,0
Oleum Amygdalar	10,0

a) schmelzen, bei etwa 50° b) einrühren, c) warm lösen, zufügen, kaltrühren.

Adeps Lanae anhydr.	225,0
Vaseline	225,0
Paraffinum liq.	37,5
Aqua dest.	450,0
Glycerinum	75,0
Oleum Geranii	gtt. XXX
Terpineol	gtt. XXXX

Massagecremes.

Vaseline alba	30,0
Cera alba	6,0
Lanolinum	7,5
Oleum Persicar.	4,0

Vaseline alba	100,0
Oleum Wintergreen	3,0—5,0

Lanolinum	15,0
Vaseline alba	21,5
Vaseline flava	25,0
Paraffinum solid.	4,0
Paraffinum liquid.	15,0

Lanolinum	15,0
Vaseline alba	60,0
Vaseline flava	80,0
Extractum Hamam. fld.	50,0
Paraffinum solid.	5,0

Parfümierung nach Belieben, z. B. Neroliöl und die Etikettierung etwa: „Orange-Haut-Nährcreme".

Fett-Hautcremes.

Massagecremes (Fortsetzung).
Vaseline alba	90,0
Acidum stearinic.	6,0
Cera alba	4,0
Borax	1,0
Aqua	22,5

Bei mäßiger Wärme schmelzen, Boraxlösung eingießen, kaltrühren.

Vaseline alba	65,0
Acidum stearinic.	7,5
Cera alba	7,5
Paraffinum solid.	6,0
Paraffinum liq.	9,0
Natrium carb.	
Borax	aa 0,5
Aqua	35,0

Die Mischung der Fette ist zu schmelzen und die Lösung einzugießen, dann muß bis zum völligen Aufhören der Kohlensäureentwicklung unter Erhitzen gerührt werden. Darauf kaltrühren und parfümieren.

Vaseline alba	15,0
Paraffinum liquid.	15,0
Cera alba	7,5
Paraffinum solid.	3,5
Borax	0,5
Aqua	15,0

Fettkörper zusammenschmelzen, warme Boraxlösung einrühren. Kaltrühren. Parfümieren.

Weiche Massagecreme
Cera alba	22,5
Paraffinum solid.	7,5
Paraffinum liquid.	75,0
Borax	2,0
Aqua	60,0

Herstellung siehe vorhergehende Vorschrift.

Hautbleichcreme.
a) Cera alba	25,0
Paraffinum solid.	25,0
Oleum Amygdalar.	100,0
b) Natrium perboricum	1,0
Hydrogenium peroxydatum solutum	5,0
Aqua dest.	33,0

a) bei möglichst niedriger Temperatur schmelzen, b) einrühren, kaltrühren, parfümieren.

Zitronen-Hautcreme.
Adeps Lanae anhydricus	60,0
Paraffinum liquidum	20,0
Succus Citri recens	50,0

a) Cetaceum	20,0
Vaseline flava	60,0
Adeps Lanae anhydricus	80,0
b) Aqua dest.	100,0
c) Oleum Citri	1,0

a) schmelzen, b) angewärmt zugeben, kaltrühren, parfümieren [1].

Creme Simon-Art.
Zincum oxydatum	
Amylum	aa 4,0
Glycerinum	20,0
Lanolinum anhydric.	
Oleum Amygdalar.	aa 10,0
Oleum Violar.	0,8
Spiritus odoratus	2,6

Zincum oxydatum	
Talcum	aa 10,0
Unguentum leniens	80,0
Tuberosen-Extrait	3,0

Creme des Indes.
Cera alba	3,0
Cetaceum	2,0
Oleum Olivarum	20,0
Oleum Lavandulae	
Tinctura Ambrae	aa gtt. V
Alcanninum q. s.	

Orangenblütencreme.
Wachs, weiß	45,0
Walrat	45,0
Kokosöl	30,0
Wollfett	30,0
Mandelöl	60,0
Orangenblütenwasser	30,0
Benzoetinktur	3,0

Myrrhen-Hautcreme.
Tinctura Benzoes	
Tinctura Myrrhae	aa 1,0
Unguentum leniens	20,0
Adeps Lanae cum aqua	30,0

---
[1] Vgl. Fußnote Seite 9.

Fett-Hautcremes.

Eucerin-Hautcreme.

Eucerin anhydric.	500,0
Aqua Rosae	600,0
Parfüm q. s.	

Eucerin anhydric.	
Oleum Amygdalar. aa	100,0
Cera alba	20,0
Aqua Rosae	100,0
Terpineol	3,0

Die Fettstoffe schmelzen, Rosenwasser warm einrühren, kaltrühren, parfümieren.

Lecithin-Hautnahrung.

a) Lecithin	5,0
Oleum Olivarum	20,0
b) Cetaceum	5,0
Cera alba	4,0
Stearinum	2,0
Adeps Lanae	1,0
Oleum Olivarum	20,0
c) Aqua dest.	20,0
Borax	0,5
d) Parfüm q. s.	

a) bei leichter Wärme lösen, b) bei möglichst niedriger Temperatur schmelzen, a) und b) vereinigen, c) auf 40° erwärmen, in einem Gusse zufügen, unter kräftigem Schlagen kaltrühren, parfümieren [1].

Hautcremes, schwach fettend.

Oleum Cacao	10.0
Stearinum	100,0
Natrium carbonicum	50,0
Borax	30,0
Glycerinum	80,0
Aqua	800,0
Spiritus	50,0
Benzaldehyd	5,0
Oleum Rosae artificialis	5,0

Stearin und Kakaoöl auf der Hälfte des Wassers schmelzen, Lösung von Borax und Soda in der anderen Hälfte des Wassers zugeben, erhitzen bis die Kohlensäureentwicklung beendet ist, Kaltrühren, Glycerin und die im Weingeist gelösten ätherischen Öle zufügen.

[1] Vgl. Fußnote Seite 9.

a) Stearin	27,0
Kaliumkarbonat	2,7
Glyzerin	127,5
Rosenwasser	240,0
b) Zinkweiß	100,0
Vaselinöl weiß	40,0

a) auf dem Wasserbade unter Rühren bis zum Aufhören der CO_2-Entwicklung erwärmen, kaltrühren, von b) jeden Bestandteil einzeln unter Agitieren zugeben.

Fett-Hautcreme, nicht glänzend.

a) Tegin	110,0
Wachs, weiß	15,0
Zeresin	25,0
Paraffin, flüssig	40,0
b) Glyzerin	60,0
Wasser	750,0

a) bei 75° schmelzen, b) auf 75° erwärmen einrühren, kaltrühren, parfümieren.

Mandel-Honigcreme.

a) Amygdalae amarae	65,0
Mel depur.	60,0
Aqua Rosae	1000,0
b) Oleum Amygdalarum	
Cera alba	
Cetaceum	
Sapo medicatus aa	65,0
Aqua Rosae	400,0
c) Stearinum	45,0
Kalium carbonicum	4,5
Glycerinum	75,0
Aqua ad	500,0
d) Benzaldehyd	15,0
Oleum Bergamottae	35,0
Oleum Citri	15,0
Aqua Rosae	2600,0
e) Acidum benzoicum	25,0
Spiritus	100,0

a) emulgieren, b) im Wasserbade schmelzen und die Seifenlösung warm zusetzen, a) und b) vereinigen, agitieren; c) für sich verarbeiten (siehe folgende Vorschrift), zu a + b zugeben. Rühren, auf etwa 40—50° abkühlen, d) nach und nach zugeben, gut rühren, bei etwa 40—50° die ganze Masse durch ein Seidensieb gießen, e) zugeben, kaltrühren.

Nicht fettende Hautcremes.
("Vanishing Creams".)

Zur Beachtung: Die Bezeichnung „Mattcreme" steht unter Wortschutz.

Grundformel.

Stearinsäure	200,0
Kaliumkarbonat	15,0—20,0
od. Ätzkali (Arzneibuchw.)	10,0—20,0
od. Natriumkarbonat krist.	35,0·50,0
Glyzerin	0—100,0—300,0
Wasser	ad 2000,0
Parfüm nach Belieben 1—2 Prozent.	

Diese Grundformel zeigt bereits zahlreiche Variationsmöglichkeiten, die noch durch die Möglichkeit an Fettzusätzen usw. gesteigert werden.

Die Fettstoffe werden auf dem größten Teil des Wassers geschmolzen, die Alkalilösungen werden zugegeben, es wird erst heiß bis zur Bildung einer gleichmäßigen dünnen Masse gerührt (falls mit Karbonaten gearbeitet wird bis zum völligen Aufhören der anfangs stürmischen Kohlendioxydentwicklung — sehr geräumige Kessel verwenden, Karbonatlösungen langsam zugeben —), dann wird kaltgerührt und zuletzt parfümiert.

Besonders matt.

Stearinsäure	180,0
Kaliumkarbonat	18,0
Glyzerin 28° Bé	300,0
Wollfett	40,0
Wachs, weißes	10,0
Wasser	1600,0
Parfüm q. s.	

Stearin in einem mindestens 6—7 l fassenden Kessel auf 400 g Wasser schmelzen, die Lösung des Kaliumkarbonats in 400 g Wasser langsam zugeben, rühren bis CO_2-Entwicklung aufhört, Wollfett, Wachs, Glyzerin, Wasserrest zugeben, bis nahe an 100° erhitzen, kaltrühren, parfümieren, nach 24 Stunden nochmals rühren.

Mit Perlmutterglanz.

Stearinsäure	200,0
Ölsäure (Olein)	40,0
Ätzkali	10,0
Wasser	800,0
Parfüm q. s.	

Fettsäuren schmelzen, Kalilauge heiß zusetzen. Rühren, auf etwa 35—40° abkühlen, parfümieren, über Nacht warm (etwa 30°) stehen lassen, wenn nötig nochmals schwach anwärmen, nach völligem Erkalten zeigt sich die Perlmutterglanzbildung.

Besonders durchscheinend.

Stearinsäure	200,0
Rizinusöl	50,0
Kalium carbonicum	20,0
Glyzerin	150,0
Wasser	ad 2000,0
Parfüm nach Wunsch.	

Leicht fettend.

Stearinsäure	100,0
Natrium carbonic.	30,0
Oleum Cacao	50,0
Spiritus	50,0
Glyzerin	80,0
Borax	30,0
Aqua dest.	800,0
Benzaldehyd	2,5
Oleum Rosae artificial.	6,0

Massagecreme.

Stearinsäure	180,0
Pottasche	18,0
Wasser	1600,0
Wachs, weiß	10,0
Wollfett, wasserfrei	40,0
Glyzerin	300,0
Eukalyptusöl	12,0
Fichtennadelöl	10,0
Kölnischwasseröl	16,0
Kampfer	2,0

Hamamelis-Hautcremes (Hautschnee).

Acidum stearinic.	10,0
Kalium carbonic.	0,75
Adeps lanae	2,50
Paraffinum liq.	1,50
Glycerinum	5,0
Aqua Hamamelid.	50,0
Aqua dest.	ad 100,0

Stearinsäure	60,0
Glyzerin	7,0
Natriumkarbonat, krist.	15,0
Wasser	300,0
Aqua Hamamelidis dest.	300,0

Stearinsäure auf Glyzerin und etwas Wasser schmelzen, Alkalilösung zugeben, erhitzen bis zur Bildung eines glatten Seifenleims. Hamameliswasser zugeben, kaltrühren, schaumig schlagen.

Fettfreie Hautcremes.

(Glyzerin-Hautcremes.)

Tragantheremes [1].

Gelanthumähnlich.

a) Traganth plv. sbt.   6,6
    Gummi arab. plv. sbt.   1,8
    Gelatine   7,2
    Aqua dest.   300,0
b) Glyzerin   15 ccm
    Aqua Thymoli q. s.   ad 360 ccm

a) Traganth mit etwas Weingeist anschütteln, Gummi-Gelatine-Lösung zugeben, 4 Stunden im Dampfbad erhitzen, durch Mull pressen, Glyzerin zusetzen, nochmals 1 Stunde im Dampfbad erhitzen mit Thymolwasser auf 360 ccm bringen.

Tragacantha plv. sbt.   3,0
Spiritus odoratus (90 proz.)   7,0
Glycerinum   41,0
Aqua Rosae   49,0

Tragacantha plv. sbt.   3,0
Spiritus odoratus (90 proz.)   5,0
Tinctura Benzoes   2,0
Glycerinum   41,0
Aqua Rosae   49,0

Tragacantha plv. sbt.   3,0
Spiritus odoratus (90 proz.)   7,0
Glycerinum   41,0
Aqua Hamamelidis dest.   40,0
Aqua Rosae   9,0

Gelatinecremes [1].

Honiggelee (Honey-Jelly).
    Gelatine   2,5
    Honig   10,0
    Glyzerin   60,0
    Rosenwasser   27,5

Man läßt die Gelatine in dem Rosenwasser quellen, erhitzt, fügt Honig und Glyzerin zu, rührt, und läßt dann ohne Rühren erkalten.

---

[1] Zur Haltbarmachung empfiehlt sich ein Nipaginzusatz s. S. 117/118.

Gelatine   7,0
Trauben-(Stärke-)Zucker   30,0
Glyzerin   200,0
Wasser   100,0
Parfüm (Rose + Honigaroma) q. s.

Gelatina albissima   2,0
Aqua Rosae   54,0
Glycerinum   44,0
Acidum salicylicum   0,5

Stärkecremes [1].

Arrowroot   20,0
Glycerinum   130,0
Aqua   30,0

Mischen, bis auf 140° unter ständigem Rühren erhitzen, bis eine durchscheinende Masse entstanden ist.

90 Teile dieser Masse nach mehrtägigem Stehen mit
    5 Zinkoxyd
    5 Spiritus odoratus
versetzen.

Creme Iris.
    Borax   0,5
    Talcum   2,0
    Zincum oxydatum crudum   10,0
    Unguentum Glycerini   ad 100,0
    Tuberosen-Extrait   1,0—2,0

a) Quittensamen   9,0
    Wasser   140,0
b) Borsäure   2,0
    Glyzerin   50,0
c) Spiritus coloniensis   150,0
    Acidum salicylicum   1,0

a) 15 Minuten kochen, durchseihen, b) zusetzen, dann c); agitieren.

a) Quittensamen   60,0
    Rosenwasser   480,0
b) Glyzerin   240,0
    Benzoetinktur   60,0

a) 24 Stunden mazerieren, Schleim abseihen ohne zu pressen, b) zufügen.

Parfüms für Glyzerin-Hautcremes.
Rose.
    Rosenöl, kstl.   60,0
    Honigaroma, konz.   25,0
    Spirituöse Xylol-
       Moschuslösung   15,0

Parfüms für Glyzerin-Hautcremes (Fortsetzung).

Rosengeraniumöl	70,0
Patchouliöl	15,0
Gesättigte spirituöse Xylol-Moschuslösung	15,0

0,5 bis 1,0 proz. anwenden.

Veilchen.

Jonon	52,5
Bergamottöl	17,5
Terpineol	14,0
Heliotropin	9,0
Benzylazetat	3,5
Xylolmoschus	3,5

Nach mehrmonatiger Lagerung verwenden. 0,5 bis 0,6 proz.

Flieder.

Balsamum peruv.		
Benzylazetat	aa	1,0
Terpineol		8,0
Hydroxyzitronellal		2,0

0,4 bis 0,5 proz. anwenden.

Puder.
(mit Ausnahme der Schweißpuder).

Pudergrundlagen.

Amylum Oryzae	420,0
Zincum oxydatum crudum	230,0
Talcum	300,0
Magnesium carbonicum	50,0

Talcum		100,0
Bolus alba steril.		30,0
Magnesium carbonicum		
Zincum stearinicum	aa	10,0

Fettpuder.

Adeps Lanae anhydr.	20,0
Talcum	630,0
Zincum oxydatum crud.	ad 1000,0

Adeps Lanae schmelzen, mit etwas Talkum fein verreiben. So viel Talkum zusetzen, bis die Masse krümlig wird, durch ein Sieb drücken, mit dem Rest der Pulver fein vermengen, nochmals sieben.

Puderfarben.

Für rosa und rot:

Eosin	2,5
Spiritus dilutus	100,0

Für 1 kg Puder 20—30—50 ccm Lösung. Für gelbliche Töne etwas Seifengelb zusetzen, etwa 25 Proz. vom verwendeten Eosin. An Stelle von Eosinlösung kann man auch Karmin verwenden und zwar etwa 0,1 Prozent.

Für gelb: 30—50 g Goldocker.

Für fleischfarben: etwa je 15 g Eosinlösung und Goldocker.

Als Puderfarben können auch die unter Fettschminken S. 17 angegebenen Farbkombinationen Verwendung finden.

Kompaktpuder, Pudersteine.

Man stellt einen Puder nach einer der vorstehenden Vorschriften, am besten als Fettpuder her, dann komprimiert man auf einer geeigneten Tablettenpresse.

Puderparfüm.

Oleum Rosae artific.
Oleum Bergamottae
Tinctura Moschi artific. aa

Für bessere (teurere) Sorten Puder benutze man von Spezialfabriken fertig bezogene Parfümkompositionen.

Gesichtspuder (gegen Hautglanz).

Lykopodium		25,0
Borsäure, plv.		50,0
Talkum		125,0
Magnesiumkarbonat		
Veilchenwurzelpulver	aa	200
Reisstärke		300,0

Gesichtspuder, flüssig.

Zincum oxydatum crud.		100,0
Talcum		20,0
Aqua coloniensis		
Aqua Rosae	aa	150,0

Zincum oxydatum crud.	100,0
Glycerinum	100,0
Aqua Rosae	
Aqua Aurantii flor.	50,0

Bismutum carbonicum	100,0
Talcum	200,0
Aqua Rosae (oder Aurantii florum)	ad 1000,0

Lilienmilch.

Talcum	8,0
Zincum oxydatum crud.	8,0
Glycerinum	6,0
Aqua Rosae	ad 100,0

Pulvis inspersorius lanolinatus.

Amylum Tritici	45,0
Talcum	50,0
Adeps Lanae anhydr.	
Vaseline flava	aa 2,5

Herstellung siehe oben bei Fettpuder.

Benzoe-Fettpuder.

Bolus alba	
Talcum	aa 65,0
Rhizoma Iridis	
Magnesium carbonicum	
Zincum oxydatum	
Lycopodium	aa 20,0
Acidum boricum	4,0
Adeps Lanae anhydric.	4,0
Tinctura Benzoes	20,0

Man schmilzt das Wollfett, verreibt es mit einem Teile des Talks und reibt durch ein Sieb. Die Benzoetinktur wird mit dem Iriswurzelpulver und wenn nötig einem Teil des Bolus verrieben und bei gelinder Wärme der Weingeist verdunstet. Dann mischt man alles und siebt mehrmals.

Hamamelis-Fettpuder.

Talcum	150,0
Zincum oxydatum	150,0
Cetaceum	40,0
Oleum Olivarum	10,0
Extractum Hamamelidis dest.	15,0
Parfüm nach Wunsch.	

Walrat und Olivenöl zusammenschmelzen mit Talkum verreiben, Zinkoxyd zugeben, durchsieben, Hamameliswasser einverleiben, nochmals sieben.

Adeps Lanae anhydr.	50,0
Extractum Hamamelid. dest.	25,0
Acidum boricum	125,0
Talcum	500,0
Amylum	300,0
Parfüm q. s.	

Streupuder.

Rhizoma Iridis	100,0
Zincum oxydatum crudum	250,0
Talcum	650,0

nach Hebra

Rhizoma Iridis	5,0
Talcum	5,0
Zincum oxydatum crudum	6,0
Amylum Tritici	84,0

Boluspuder Unna.

Zincum oxydatum crud.	
Bolus rubra	
Bolus alba	aa 2,0
Magnesium carbonicum	3,0
Amylum Oryzae	10,0

Kinderpuder.

Acidum boricum plv.	50,0
Talcum	700,0
Bolus alba steril.	250,0

Aluminium acetico-tartaricum	2,0
Talcum pulv. sbt.	60,0
Amylum Tritici	38,0
Lanolin	5,0

Adeps Lanae anhydr.	4,0
Balsamum peruvianum	2,0
Talcum	60,0
Amylum Oryzae	34,0

Zincum oxyd. crd.	
Rhizoma Iridis	aa 20,0
Terra silicea	25,0
Talcum	75,0

Zincum oxydatum	15,0
Amylum Tritici	
Talcum	aa 50,0
Oleum Amygdalarum	2,0
Oleum Bergamottae	gtt. V

Acidum boricum	10,0
Zincum oxydatum	90,0
Lycopodium	40,0
Magnesium carbonic.	200,0
Amylum Oryzae	160,0
Talcum	500,0

Kinderpuder (Fortsetzung).
a) Cera alba 10,0
Adeps Lanae anhydr. 40,0
Vaseline alba 100,0
b) Formaldehyd solut. 10,0
Aqua dest. 40,0
c) Zincum oxydat. crd. 200,0
Terra silicea
Talcum
Amylum ad 1000,0
a) schmelzen, b) einrühren, kaltrühren.
Mit c) zum Puder verarbeiten.

Zincum oleinicum.
Als Zusatz zu Wundpudern.
a) Sapo medicatus 20,0
Aqua dest. 500,0
b) Zincum sulfuricum 20,0
Aqua dest. 500,0
Die Lösungen sind warm zu vereinigen, der Niederschlag wird dekantiert, mit kaltem Wasser gewaschen und bei gelinder Wärme getrocknet.

Zincum stearinicum.
a) Stearinsäure 57,0
Wasser 1000,0
b) Natriumkarbonat, krist. 23,0
Wasser 2000,0
c) Zinksulfat, krist. 28,5
Wasser 1000,0
a) wird auf etwa 70° erhitzt, dann b) nach und nach zugegeben. Der Kessel muß etwa 15 l fassen; starke Kohlendioxydentwicklung. Weiter erhitzen, bis die Kohlendioxydentwicklung völlig aufgehört hat, auf etwa 50° abkühlen lassen, c) auf etwa 50° erwärmt einrühren. Kräftig rühren, absetzen lassen, mit kaltem Wasser dekantieren, absaugen, mit kaltem Wasser auswaschen, bei gelinder Wärme trocknen, pulvern.

Fettschminken.

Fettgrundlagen.
Paraffinum liq. 70,0
Paraffinum solid. 25,0
Adeps Lanae anhydr. 5,0

Paraffinum liq. 60,0
Paraffinum solid. 25,0
Adeps benzoat. 15,0

Oleum Cacao 80,0
Paraffinum solid. 20,0

Oleum Amygdalar. 72,0
Cera alba
Cetaceum aa 14,0

Oleum Cacao 80,0
Paraffin. solid. 14,0
Cera alba 6,0

Weißbase.
Zincum oxydatum 75,0
Calcium carbonicum
  praecipitatum 10,0
Bolus alba 10,0
Talcum 5,0
Man mischt im allgemeinen etwa 40 bis 50 Teile Fettgrundlage mit 60 bis 50 Teilen der Mischung von Weißbase + Farbstoff. Für sehr intensive Farben wird nur etwa ⅓ Farbstoff ohne Weißbase angewendet.

Farbmischungen.
Angaben in Prozenten. Die Prozente beziehen sich auf Weißbase + Farbstoff.

Schwach fleischfarben	0,4 Karmin, 2,4 Goldocker.
Mittel fleischfarben	0,8 Alizarin-Krapp-Lack, 3,2 Goldocker.
Dunkel fleischfarben	10,0 Bolus armeniacus.
Chinesisch gelb	15,0 ungebrannte Sienna.
Japanisch gelb	10,8 Ocker, gelb, 1,2 Bolus armeniacus.
Braun	(ohne Weißbase) gebrannte Sienna, gebrannte Umbra, Gelbocker aa.
Indisch braun	5,0 Alizarin-Krapp-Lack, 45,0 gelb. Ocker.
Othello (ohne Weißbase)	gebrannte Umbra, gelb. Ocker aa.
Schwarz (ohne Weißbase)	20,0 Lampenschwarz.
Mulatte	5,0 Alizarin-Krapp-Lack, 95,0 Goldocker.
Hellblau	2,0 Ultramarin.
Grau	Weißbase, Lampenschwarz, Ultramarin aa.

Schminkpuder.
Sie werden aufgetragen, nachdem man die Haut mit Hautcreme leicht überstrichen hat.
Weiß.

Talcum	
Amylum Oryzae	aa 25,0
Zincum oxydatum crd.	
Bismutum subnitric.	aa 5,0

Bismutum subnitric.	10,0
Magnesium carbonic.	3,0
Amylum Oryzae	20,0

Farbzusätze siehe S. 17 (sinngemäß).

Mittel gegen Sonnen- usw. Brand.

Mittel zur Verhütung von Sonnenbrand.

Methylumbelliferon	1,0
Natrium carbonicum	2,0
Aqua dest.	15,0
Vaseline	
Adeps Lanae	aa ad 100,0

a) Tragacantha	7,5
Glycerinum	25,0
b) Chininum bisulfuricum	50,0
Acidum citricum	50,0
Spiritus 95 proz.	200,0
Aqua dest.	600,0
c) Glycerinum	75,0

a) anreiben, b) lösen. Zu der Anreibung a) b) in Portionen unter kräftigem Agitieren zugeben, zum Schluß c) zufügen. Parfümierung nach Wunsch.

a) Aeskulin Merck	4,0
Sol. Natr. carbon. 10 proz.	gtt. VIII
Amylum Tritici	10,0
Aqua dest.	100,0
b) Glycerinum	100,0

a) gut anreiben, die Anreibung in das auf 105° erhitzte Glyzerin einrühren, erhitzen bis zur Annahme von Salbenkonsistenz und Eintreten von Durchsichtigkeit.

a) Aeskulin Merck	2,0
Zincum oxydatum crud.	0,5
Glycerinum	7,0
b) Caseinum	14,0
Natrium carbonicum	0,43
Aqua dest.	55,0
c) Vaseline	21,0

b) wird kalt gemischt, 24 Stunden quellen gelassen, dann erhitzt, abgekühlt, mit der Anreibung a) vereinigt und mit c) vermengt.

Tragacantha	3,0
Sol. Eosin. 1 proz.	
Sol. Ichthyol. 1 proz.	aa 1,5
Zincum oxyd.	10,0
Eucerin anhydr.	
Aqua dest.	aa ad 100,0

Tannin	7,5
Menthol	1,5
Adeps Lanae anhydr.	20,0
Vaseline flava	80,0
Kölnischwasseröl	0,2

a) Chininum hydrochloricum	15,0
Goldocker	
Umbrabraun	aa 8,0
b) Adeps Lanae anhydricus	25,0
Aqua dest.	100,0
Sapo medicatus	1,5
c) Tinctura Benzoes	5,0
Aqua dest.	ad 500,0

Wollfett mit 50 g Wasser im Wasserbad anreiben, Seifenlösung zumischen; a) mit b) anreiben, Benzoetinktur einverleiben, mit Wasser auf 500,0 bringen (parfümieren indem man statt Wasser Aqua Rosae und Aqua Florum Aurantii aa verwendet). Als Schüttelmixtur abgeben.

Chininum hydrochlor.	3,0
Zincum oxydatum	
Talcum	
Glycerinum	
Aqua Rosarum	aa ad 50,0

Anreiben.
Auf die Haut aufzupinseln.

Mittel zur Verhütung von Sonnenbrand (Fortsetzung).

Acidum stearinic.	10,0
Natrium carbon.	1,5
Paraffinum liq.	1,5
Chininum basic.	2,5
Spiritus	10,0
Aqua	ad 100,0

Das in Weingeist gelöste Chinin wird zusammen mit dem Parfüm der fertigen Creme (s. S. 13) zugesetzt.

Paraffinum liq.	1,0
Oleum Arachid.	2,0
Adeps Lanae cum Aqua	0,5
Aqua Calcis	3,0
Borax	0,075
Tinctura Benzoes	0,3

Lichtschutzpuder.

Carminum	0,25
Goldocker	5,0
Umbra, dunkel	60,0
Zincum oxydat. crd.	150,0
Talcum	250,0
Magnesium carbon.	25,0
Extrait millefleur.	4,0

Karmin ist gelöst zuzugeben.

Goldocker	1,0
Umbra, dunkelbraun	20,0
Zincum oxydatum crud.	50,0
Talcum	90,0
Magnesium carbonicum	10,0
Parfüm nach Wunsch.	

Magnesiumstearat	
Magnesiumkarbonat	aa 40,0
Kalziumkarbonat	80,0
Braunocker	40,0
Talk	150,0
Bolus	50,0
Parfüm nach Belieben etwa	2,0

Chininum sulfuricum	3,0
Spiritus	10,0
Talcum	30,0
Magnesium stearinicum	67,0

Man reibt das Chininsulfat mit dem Weingeist an, setzt Talkum zu, läßt trocknen, pulvert feinst und mischt dann mit dem Magnesiumstearat.

Mittel zur Heilung von Sonnenbrand.

Soll großer Schmerzen halber eine möglichst weitgehende Kühlwirkung erzielt werden, so sind coldcreameartige Vorschriften mit Wachs und Pflanzenölen am geeignetsten. Wollfett mindert die Kühlwirkung, Paraffinöle heben sie weitgehend auf, auch wenn viel Wasser in der Salbe vorhanden ist.

Cera alba	7,0
Cetaceum	8,0
Oleum Amygdalarum	60,0
Liquor Aluminii acetici	5,0
Aqua dest.	20,0

Die Mischung von essigsaurer Tonerde und Wasser wird der Schmelze der Fettstoffe in einem Gusse zugegeben.

Adeps Lanae anhydric.	175,0
Oleum Olivarum	65,0
Acidum boricum	10,0
Aqua dest.	100,0
Glycerinum	50,0
Acidum picronitricum	2,0
(oder Anaesthesin 20,0)	

Anaesthesin	0,2
Zincum oxydatum	3,0
Liquor Aluminii acetici	2,0
Unguentum cereum	ad 25,0
Parfüm q. s.	

Paraffinum liquidum	
Oleum Persicarum	aa 15,0
Lanolinum	7,5
Parfüm q. s.	

Aqua Calcis	30,0
Borax	1,0
Tinctura Benzoes	2,0

Als Schüttelmixtur frisch bereiten.

Hautbräunungsmittel.

Extractum Hamamelidis fluidum	5,0
Adeps Lanae cum aqua	95,0
Parfüm q. s.	

Zum Einreiben der der Sonne auszusetzenden Hautstellen.

Hautbräunungsmittel (Fortsetzung).

Extractum Tormentillae fluidum	30,0
Vaseline flava	30,0
Adeps Lanae anhydr.	40,0
Oleum Rosae artific.	gtt. III

Extractum Tormentillae fluidum	10,0
Aqua dest.	
Oleum Arachidis	aa 20,0
Adeps Lanae anhydr.	40,0
Goldocker	10,0
Apfeläther	
Kölnischwasseröl	aa gtt. XX

Vaseline	20,0
Paraffinum solid.	15,0
Adeps Lanae	20,0
Cera alba	30,0
Oleum Olivarum	60,0
Umbra-Braun	140,0

Kalium permanganicum	1,0
Aqua dest.	
Adeps Lanae anhydr.	aa 2,0
Vaseline flava	95,0

Das Kaliumpermanganat mit dem Wasser feinst verreiben, dann den Salbenkörper zugeben.

Argentum nitricum	1,0
Aqua dest.	2,0
Adeps Lanae anhydric.	2,0
Vaseline	ad 100,0

Bolus rubra	0,6
Glycerinum	3,0
Pasta Zinci	97,0
Sol. Eosini 1:500	gtt. XX

Bolus mit Glyzerin anreiben, Zinkpaste zugeben, zuletzt die Eosinlösung.

Frische Nußschalen	10,0
Spiritus dilutus	100,0

Einige Tage mazerieren, filtrieren. Zum Bepinseln der zu bräunenden Haut mit der gleichen Menge Spiritus dilutus verdünnt.

Olivenöl (Erdnußöl)	480,0
Vaselinöl, weiß	500,0
Fichtennadelöl	20,0

Mit diesem Öl wird die Haut gesalbt und dann dem Einfluß von Sonne und Luft ausgesetzt.

Siehe auch die Vorschriften für Hautfunktionsöle S. 21/22.

Mittel gegen Sommersprossen.

Zur Verhütung von Sommersprossenbildung können die zur Verhütung von Sonnenbrand geeigneten Mittel (*s. S. 18*) Verwendung finden.

Sommersprossen-Wässer und -Tinkturen.

Tinctura Hellebori albi	
Glycerinum	
Spiritus coloniensis	aa 10,0

Zum Betupfen der befallenen Stellen.

---

a) Semen Cucumeris recens decortic.	10,0
Aqua dest.	20,0
Natrium carbonicum	1,0
Natrium subsulfurosum	3,0
b) Spiritus	5,0
Aqua coloniensis	1,0

a) 3 Tage mazerieren, kolieren, b) zusetzen, nach 3 Tagen filtrieren.
Zum Betupfen der befallenen Stellen.

Zincum sulfocarbolicum	2,0
Glycerinum	25,0
Aqua Rosae	25,0
Spiritus odoratus	5,0

Zum Betupfen der befallenen Stellen.

Zincum sulfocarbolicum	1,0
Glycerinum	20,0
Spiritus	10,0
Aqua Florum Aurantii	5,0
Aqua Rosae	ad 100,0

Zum Betupfen der befallenen Haut.

Sommersprossen-Wässer und
-Tinkturen (Fortsetzung).

Gummi arabicum	2,0
Bismutum subnitricum	
Calomel	aa 1,0
Aqua dest.	50,0
Tinctura Benzoes	5,0

Schüttelmixtur!
Zum Betupfen der befallenen Stellen.

Hydrogenium peroxydatum solutum	30,0
Aqua dest.	ad 100,0

Zum Betupfen der befallenen Stellen.

Natrium perboricum	2,5
Aqua dest.	ad 50,0

Zum Betupfen der befallenen Stellen.

Chininum hydrochlor.	3,0
Zincum oxydatum	
Talcum	
Aqua dest.	
Glycerinum	aa ad 50,0

Zum Betupfen der befallenen Stellen.

Kalium carbonicum	10,0
Borax	5,0
Aqua Rosae	
Aqua Florum Aurantii	aa 40,0
Sirupus simplex	60,0
Glycerinum	25,0

Zu Waschungen.

Sommersprossensalben.

Paraffin. sol.	18,0
Oleum Olivarum	5,0
Lac Sulfuris	2,0
Glycerinum	4,0
Acidum tannicum	1,0
Tinctura Colocynthid.	1,0
Oleum Rosmarini	0,4
Oleum Thymi	0,2

Adeps Lanae anhydricus	
Succus Citri recens	aa

Zincum sulfophenylicum	2,0
Ichthyol	2,0
Aqua dest.	30,0
Adeps Lanae anhydr.	
Vaseline	aa 30,0
Oleum Citri	2,0

Bismutum subnitricum	
Hydrargyrum praecipitatum album	aa 2,5
Unguentum molle	ad 50,0
Parfüm q. s.	

Diese beliebte und wohl auch wirksame Salbe kann nach der derzeitigen Rechtslage (Ende 1930) infolge ihres Quecksilbergehaltes nur unter Verletzung bestehender gesetzlicher Bestimmungen als Sommersprossensalbe abgegeben werden.

Sommersprossen-Kollodium.

Zincum sulfophenylic.	1,5
Spiritus	15,0
Collodium	95,0
Oleum Citri	
Oleum Bergamottae	aa gtt. II
Oleum Geranii	gtt. I

Massagemittel.

Salböle (Hautfunktionsöle) und andre Massageflüssigkeiten.

Salböle (Hautfunktionsöle).

Salbeikraut	4,0
Spiritus	3,0
Olivenöl	40,0

Salbei mit Spiritus durchfeuchten, einige Tage mit dem Öl mazerieren, abpressen, bis zur Verdunstung des Spiritus erwärmen, filtrieren.

Oleum Melissae	
Oleum Rosmarini	aa 2,5
Oleum Terebinthinae	
Oleum Menthae pip.	
Menthol	aa 5,0
Methylum salicylicum	10,0
Camphora	10,0
Oleum Chamomillae infusum	ad 150,0

Vaselinöl	5,0
Olivenöl	90,0
Lezithin	4,0
Rosmarinöl	1,0
Nipagin M	0,2

Das Nipagin ist unter Erwärmen in dem Olivenöl zu lösen.

Massagemittel.

Salböle (Fortsetzung).
Junge Fichtensprossen	1,0
Spiritus	1,0
Erdnußöl	15,0

Darstellung siehe oben (erste Vorschrift).

Oleum Pini sibirici	1,0
Oleum Olivarum	75,0

Oleum Olivarum	50,0
Oleum Pini sibirici	1,5
Oleum Lavandulae	0,1
Chlorophyll öllöslich q. s.	

Olivenöl	100,0
Paraffinöl, weiß	125,0
Parfüm q. s.	

Oleum Olivarum	600,0
Paraffinum liq.	380,0
Oleum Pini sibirici	20,0

Paraffinum liquidum
Parfüm nach Belieben q. s.

Als Parfüme kommen in Betracht 0,5 bis 1—2 Prozent Fichtennadelöl, Methylum salicylicum, Salbeiöl, Thymianöl, Rosmarinöl oder entsprechende Gemische.

Massage-Linimente.
Camphora	20,0
Oleum Papaveris	460,0
Liquor Ammonii caust.	120,0
Tinctura Arnicae	75,0
Oleum Rosmarini	12,5
(Phenolum	12,5)

Das Original (Ellimans Embrocation) soll Phenol enthalten.

Albumen ovi recens	25,0
Acetum pyrolignosum rect.	50,0
Oleum Terebinthinae	50,0
Oleum Arachidis	50,0
Methylum salicylicum	5,0

Massagewässer.
Aqua dest.	90,0
Glycerinum	10,0
Rhizoma Iridis	5,0

3—5 Tage mazerieren, filtrieren.

Aqua Rosae	95,0
Glycerinum	5,0

Kalium jodatum	1,0
Glycerinum	5,0
Aqua Rosae	ad 100,0

Fichtennadelspiritus.
Frische Fichtennadeln	250,0
Spiritus	750,0

2 Tage mazerieren, dann mit Wasserdampf 1000 g abdestillieren.

Fichtennadelöl sibirisch	20,0
Weingeist	980,0
Chlorophyll spritlösl. q. s.	

Franzbranntwein.
Önanthäther	0,75
Tinctura aromatica	
Aether aceticus	aa 4,0
Spiritus Aetheris nitrosi	12,0
Bayöl	gtt. V
Tinctura Ratanhiae	25,0
Spiritus Vini 60 proz.	ad 2000,0

Fichtennadelfranzbranntwein.
Fichtennadelöl, sibir., terpenfrei	10,0
Essigäther	10,0
Latschenkiefernöl	5,0
Weingeist 96 proz.	1300,0
Wasser, kochend	775,0
Chlorophyll spritlöslich q. s.	

Nach 14tägigem Stehen filtrieren.

Vorschrift wie vorstehend, jedoch doppelte Mengen Weingeist und Wasser und außerdem
Spiritus Aetheris nitrosi	15,0
Tinctura Ratanhiae	30,0

zusetzen.

Kräuterfranzbranntwein.
Rhizoma Calami	10,0
Natrium chloratum	2,0
Spiritus Vini gallici	ad 100,0

5 Tage mazerieren, abpressen, filtrieren.

Kräuterfranzbranntwein (Forts.).

a) Flores Chamomillae	20,0
Folia Menthae	40,0
Rhizoma Calami	100,0
Herba Asperulae	60,0
Folia Eucalypti	80,0
Spiritus (96 proz.)	9600,0
b) Tinctura aromatica	240,0
Spiritus Aetheris nitrosi	300,0
Tinctura Ratanhiae	60,0
Oleum Pini sibirici, terpenfrei	50,0
Oleum Pini pumilion.	20,0
Oleum Baccar. Juniperi	20,0
Olea mixta pro Aqua coloniens.	15,0
c) Aqua fervida	8000,0

a) 14 Tage mazerieren, abpressen, zum Mazerat, b) zusetzen. Preßrückstand mit c) übergießen, nach dem Erkalten abpressen, abgepreßte Flüssigkeit mit a) + b) vereinigen, schwach grün färben, 14 Tage kühl stehen lassen, filtrieren.

Fichtennadelbalsam.

Tinctura Gallarum	100,0
Tinctura aromatica	50,0
Spiritus Aetheris nitrosi	50,0
Aether aceticus	20,0
Oleum Pini silvestris	25,0
Oleum Pini pumilionis	50,0
Spiritus 96 proz.	5000,0
Aqua dest.	4500,0
Chlorophyll oder	
Tinctura Sacchari tosti q. s.	

Das Wasser ist heiß dem Gemisch der übrigen Stoffe zuzusetzen. Nach mehrwöchiger Lagerung wird filtriert.

Hautfett für Dauerschwimmer.

Vaseline flava	60,0
Cera flava	10,0
Oleum Olivarum (Arachidis)	30,0
Adeps benzoatus	

Hilfsmittel für das Rasieren.

Rasierseifen.

Rasierseife, flüssig.

Seifentalg Ia	30,0
Kokosöl Cochin	12,0
Kalilauge 50° Bé	18,5
Pottasche	4,0
Wasser	15,0
Glyzerin	35,0
Alkohol 96 proz.	30,0

Die Fette werden in einem Kessel, der gerade die Gesamtmenge der herzustellenden Seife fassen kann, bei 38° geschmolzen und mit der 18° warmen Kalilauge angerührt. Nach Emulsionsbildung gut bedeckt und auch seitlich gegen Wärmeverlust geschützt (durch Einpacken in Decken, Säcke usw.) stehen lassen bis der Kesselinhalt völlig klar geworden ist. Alkohol zugeben, rühren, anwärmen bis zur Bildung einer ganz klaren, honigartigen Masse. Glyzerin (angewärmt), dann Pottaschelösung (4 + 15) zurühren. Zuletzt Parfüm nach Belieben.

Rasierseife, transparent.

Talg	6,0
Stearin	6,0
Kokosöl	16,0
Rizinusöl	7,0
Natronlauge 38° Bé	18,5
Zucker	16,0
Wasser	16,0
Glyzerin	2,0
Weingeist	7,0
Parfüm q. s.	

Betreffs Herstellungsverfahren siehe die Angabe der folgenden Vorschrift, doch fällt das Bearbeiten mit einer Holzkeule fort.

Rasiercremes[1].

Olivenöl	30,0
Schweineschmalz	15,0
Kokosöl	9,0
Kalilauge 50° Bé	23,0
Wasser	8,0—9,0
Spiritus 95 proz.	2,0
Parfüm ad libit.	

[1] Diese Seifencremes sollen beim Rasieren teils an Stelle von Seife mit Wasser und Pinsel zu Schaum verarbeitet, teils

Öl und Fett werden zusammengeschmolzen, auf 40⁰ C abkühlen gelassen, die Mischung der Lauge mit Wasser und Weingeist wird eingerührt. Man rührt so lange, bis die Masse anfängt aufzulegen, d. h. bis man mit der Masse auf der Oberfläche derselben Figuren schreiben kann, ohne daß diese gleich wieder zerlaufen. Dann stellt man das Rühren ein, setzt den Kessel in ein heißes, aber nicht siedendes Wasserbad, deckt den Kessel zu und wartet den „Verband" ab. Die Verseifung ist gewöhnlich nach 2—3 Stunden (manchmal auch schon früher) beendet. Man sorgt dafür, daß die Temperatur des Wasserbades nicht unter 70⁰ sinkt. Ist der Selbstverband eingetreten, so rührt man gründlich durch und prüft mittels Phenolphthalein auf freies Alkali und auf Löslichkeit in destilliertem Wasser. Eine Probe der Seife muß mit der gleichen Menge heißen destillierten Wassers ohne Trübung mischbar sein. Eine mit der doppelten Menge neutralen 90 proz. Weingeistes bereitete Seifenlösung muß Phenolphthaleinlösung (1 ccm) mindestens rosa färben, diese Färbung darf auch bei kurzem Aufkochen der Mischung nicht völlig verschwinden. Tritt eine tiefdunkelrote Färbung ein, so ist die Seife wahrscheinlich zu alkalisch (scharf). Ist die Seife scharf, so setzt man eine geringe evtl. berechnete Menge Stearin zu (Wiederholung des Versuchs mit einer gewogenen Seifenmenge und unter Zugabe von $^1/_{10}$ normal Salzsäure aus einer Bürette; 1 ccm $^1/_{10}$ normal Säure = 28 mg Stearin). Ist die Phenolphthaleinprobe negativ ausgefallen, und löst sich die Seife nicht absolut klar in destilliertem Wasser, so fehlt noch Lauge. Man setzt in diesem Falle eine geringe Menge Kalilauge zu, deckt den Kessel für weitere 30 Minuten zu und wiederholt darauf die obenerwähnten Proben. Hierauf wird die fertige Seife mit einer Holzkeule durchgearbeitet, bis der gewünschte Silberglanz sich zeigt. Das Parfüm wird am Ende der Bearbeitung zugesetzt. Zu beachten ist, daß zur völligen Verseifung stets ein gewisser Alkaliüberschuß erforderlich ist. Eine unvollständig verseifte Seife neigt zum Ranzigwerden. Man muß daher stets mit Alkaliüberschuß arbeiten und diesen dann, wenn nötig, durch Zusatz von Stearin am Ende des Herstellungsprozesses ausgleichen. Bei Herstellung in größerem Maßstabe, ermittle man stets die Verseifungszahl des Fettansatzes und den KOH-Gehalt der Lauge und verwende unter Berücksichtigung des eben Gesagten berechnete Mengen.

---

a) Schweinefett 2250,0
Kokosöl 250,0
Kalilauge 38⁰ Bé 1000,0
Natronlauge 38⁰ Bé 250,0
b) Spiritus 100,0
Benzaldehyd 80,0
Lavendelöl 10,0
Bergamottöl 20,0

Seife a) wie oben bereiten, b) nach dem Erkalten zusetzen.

Stearin 100,0
Glyzerin 100,0
Ätzkali D. A. B. 16,0
Wasser 800,0
Parfüm q. s.

Das Stearin wird auf 400 g Wasser geschmolzen, dann wird die heiße Lösung des Ätzkalis in 100 g Wasser zugerührt, der Rest des Wassers und das Glyzerin werden zugegeben, bis nahe zum Kochen erhitzt, kaltgerührt, parfümiert, nach 24 Std. wird nochmals durchgerührt und in Tuben abgefüllt.

Stearin 300,0
Glyzerin 200,0
Salmiakgeist (0,960) 150,0
Wasser 2350,0

Das Stearin wird auf dem Wasser geschmolzen, der Salmiakgeist zugerührt, Glyzerin zugegeben, kurz auf etwa 80—90⁰ erhitzt und kaltgerührt. Parfüm nach Belieben.

---

aber nur auf die Haut aufgetragen werden, ohne daß Wasser und Pinsel benützt werden. Hierfür sind besonders die Vorschriften nur mit Stearin geeignet. Arbeitet man nach einer der andern Vorschriften, so gibt man am besten der fertigen Seife zum Schluß noch 3—5 Proz. geschmolzenes Stearin zu, und verrührt dieses recht sorgfältig.

Rasiercremes (Fortsetzung).

Stearin	30,0
Erdnußöl	10,0
Kokosöl	14,0
Kalilauge 28° Bé	28,0
Wasser, destilliert	32,0

Fette auf 80° erwärmen. Kalilauge und Wasser mischen, auf 25° erwärmen, in dünnem Strahl eingießen. Rühren bis die Masse dick wird, gut bedecken, einige Stunden stehen lassen. Wenn ein gleichmäßiger flüssiger Leim entstanden ist, Phenolphthaleinprobe auf freies Alkali (in neutralem etwa 50 prozentigem Weingeist) anstellen. Wenn nötig so lange geschmolzenes Stearin einrühren, bis bei neuer Probe nur schwach rosa Farbe sich zeigt. Überfetten mit etwa 3,0 Euzerin oder Physiol, Parfümieren, kaltrühren, 24 Stunden stehen lassen, nochmals durchrühren, in Tuben abfüllen.

Rasierwässer.

Siehe auch unter Hautmilch, Gesichtswasser, Toiletteessig. Gelegentlich versteht man unter Rasierwasser auch eine Seifenlösung, die an Stelle von Rasierseife auf die Haut aufzutragen ist und nach deren Aufbringung ohne weitere Behandlung rasiert werden soll. Vorschrift etwa

Rasierseifenabfälle	5,0
Kalzinierte Soda	2,0
Pottasche	4,0
Wasser	990,0
Parfüm q. s.	

Man löst heiß, läßt erkalten und parfümiert.

Zum Nachwaschen nach dem Rasieren verwendet man
Spiritus 50—60 proz.
Parfüm ad libitum
(z. B. auch Franzbranntwein)
Kölnischwasser mit 60 proz. Weingeist oder einen der nachbeschriebenen Rasieressige.

Rasieressig.

Glycerinum	50,0
Spiritus 95 proz.	400,0
Spiritus coloniensis	100,0
Tinctura Arnicae	50,0
Acidum aceticum	17,5
Aqua dest.	1000,0
Farbe q. s.	

Nach 3 tägigem Stehen filtrieren.

Spiritus	1000,0
Essigsäure	100,0
Isoeugenol	1,5
Zitronenöl	5,0
Bergamottöl	13,0
Neroliöl, kstl.	1,0
Wasser	300,0
Essigäther	16,0

a) Acidum aceticum dilut.	450,0
Aqua dest.	1200,0
b) Tinctura Benzoes	2,0
Tinctura Balsam. tolut.	2,0
Oleum Bergamottae	
Oleum Citri	aa 0,5
Oleum Geranii	
Oleum Neroli artific.	aa 0,1
Oleum Lavandulae	0,05
Tinctura Moschi artific.	1,0
Spiritus	50,0

a) und b) werden gemischt.

a) Benzoe plv.	10,0
Aqua Rosae	
Acidum aceticum dil.	aa 50,0
b) Oleum Menthae pip.	
Oleum Bergamottae	
Oleum Cinnamomi	aa 1,0
Oleum Neroli artific.	0,2
Spiritus Melissae	10,0
Spiritus	250,0
Acidum aceticum dil.	30,0

a) einen Tag digerieren. Filtrat mit b) mischen, nach einwöchiger Lagerung filtrieren.

Rasiersteine.

Rasiersteine sind Alaunstücke, mit denen die feuchte Haut nach dem Rasieren überrieben werden soll. Die vielfach verbreitete Ansicht, daß diese Manipulation desinfizierend wirke, ist irrig, lediglich ein gewisser blutstillender Effekt ist vorhanden.

Die Herstellung von Rasiersteinen kann nur in der Weise erfolgen, daß man große Mengen konzentrierter Alaunlösung (gegebenenfalls nach Zusatz von etwas Teerfarbstoff) der Kristallisation überläßt. Die dabei entstehenden großen Kristallblöcke werden dann mittels geeigneter Sägen in passende Stücke geschnitten und auf rotierenden Filzscheiben mit Alaunpulver abgeschliffen und poliert.

Da Alaun in seinem Kristallwasser schmilzt, hat man versucht, unter einer Vaselineöldecke (zur Verhütung des Verdunstens) geschmolzenen Alaun in Formen zu gießen und die so gewonnenen Stücke zu schleifen und zu polieren. Klar durchsichtige einheitliche Steine können auf diesem Wege nicht hergestellt werden.

Rasierklingen desinfizieren.

Man taucht die Rasierklingen in eine etwa 0,5 prozentige Chloraminlösung, beläßt sie einige Minuten darin und trocknet dann.

Blutstillstifte.

Zincum oxydatum	0,5
Formaldehyd solutus	1,0
Glycerinum	5,0
Borax	1,0
Ferrum chloratum	1,0
Alumen crist.	91,5

Im Wasserbad schmelzen und in Stiftformen gießen.

Aluminium sulfuricum crist.	375,0
Alumen crist.	225,0
Aqua	70,0
Kalium chloricum	5,0

Aluminiumsulfat, Alaun und Wasser werden in der Emailleschale geschmolzen, vom Feuer genommen, mit dem Kaliumchlorat versetzt und warm in gefettete Messingformen gegossen.

Mund- und Zahnwässer.

Spiritus	75,0
Oleum Cinnamomi	
Oleum Macidis	aa 0,25
Oleum Caryophylli	
Oleum Citri	aa 0,5
Oleum Menthae pip.	1,0
Carmin	0,5

Acidum lacticum	40,0
Coccionella	1,0
Oleum Menthae pip.	30,0
Oleum Caryophylli	3,0
Oleum Cinnamomi	6,0
Aqua dest.	400,0
Spiritus	1600,0

Chinosol	30,0
Glyzerin	100,0
Rosenwasser	900,0
Carmin q. s.	

Radix Angelicae	25,0
Fructus Anisi	30,0
Cortex Cinnamomi	6,0
Semen Myristicae	3,0
Flores Caryophylli	10,0
Spiritus	1000,0
Vanillin	1,0
Oleum Menthae pip.	8,0
Tinctura Coccionellae q. s.	

Eau dentifrice du Dr. Pierre-Art.

Fructus Anisi stellati	15,0
Oleum Menthae pip.	
Oleum Anisi stellati aa gtt. LX	
Spiritus	200,0
Alcannin q. s.	

Die Fructus Anisi werden für sich mit dem Weingeist 3 Tage mazeriert und dem Filtrat die andern Bestandteile zugesetzt.

Eau dentifrice du Dr. Forell-Art.

Semen Anisi stellati	
Flores Caryophylli	
Cortex Cinnamomi	aa 18,0
Spiritus	800,0
Aqua dest.	400,0
Oleum Menthae pip.	
Tinctura Benzoes	aa 12,0
Spiritus Cochleariae	70,0

Die Drogen werden mit der Weingeist-Wasser-Mischung 8 Tage mazeriert, dem Mazerat werden die in dem Cochlearia-Spiritus gelösten Öle zugesetzt. Filtrieren!

Eau de Botot-Art.

Semen Anisi stellati	
Flores Caryophylli	
Rhizoma Galangae	
Cortex Cinnamomi	aa 50,0
Radix Pyrethri	
Radix Ratanhiae	aa 30,0
Coccionella	
Rhizoma Iridis	aa 20,0
Gallae	10,0
Oleum Menthae pip.	100,0
Oleum Rosae artific.	2,0
Oleum Neroli artific.	1,0
Balsamum peruv.	10,0
Spiritus	2000 ccm

Mund- und Zahnwässer.

Eau de Botot-Art (Fortsetzung).
a) Fructus Anisi stellati
  Flores Caryophylli   aa 250,0
  Radix Pyrethri
  Radix Ratanhiae
  Folia Salviae   aa 150,0
  Rhizoma Iridis
  Rhizoma Galangae   aa 100,0
  Myrrha   50,0
  Cortex Cinnamomi Cassiae   200,0
  Coccionella plv.   100,0
  Spiritus 95 proz.   12,5 l
b) Oleum Menthae Mitcham   475,0
  Oleum Rosae artific.   10,0
  Oleum Neroli artific.   5,0
  Balsamum peruvianum   10,0
c) Aqua dest.   500,0

a) 14 Tage mazerieren, auspressen, kolieren, in der Kolatur b) lösen, c) in kleinen Anteilen heiß zufügen, nach mehrwöchiger Lagerung filtrieren.

Semen Anisi   80,0
Flores Caryophylli   20,0
Cortex Cinnamomi   20,0
Coccionella   5,0
Spiritus   800,0
Aqua Rosarum   200,0
Tinctura Ambrae   1,0
Oleum Menthae pip.   10,0

Ambratinktur und Pfefferminzöl werden der Kolatur zugesetzt, nachdem man die Drogen mit Weingeist und Rosenwasser 8 Tage mazeriert hat. Klar filtrieren!

Eukalyptus-Mundwässer.
Eucalyptolum   125,0
Oleum Menthae pip.   25,0
Oleum Rosae   gtt. XXV
Tinctura Benzoes   200,0
Tinctura Ratanhiae   800,0
Methylum salicylicum   10,0
Benzaldehyd   1,0
Tinctura Coccionellae   50,0
Aqua dest.   1340,0
Spiritus   2500,0

Acidum benzoicum empyr.   3,0
Tinctura Eucalypti   15,0
Oleum Menthae pip.   0,75
Spiritus   1000,0

Eucalyptolum   25,0
Oleum Menthae pip.   5,0
Oleum Geranii   1,0
Coccionella   5,0
Acidum benzoicum   25,0
Methylum salicylic.   2,0
Benzaldehyd   gtt. V
Spiritus   940,0

Sauerstoff-Mundwässer.
Thymol
Menthol   aa 0,5
Spiritus 96 proz.   50,0
Tinctura Ratanhiae   30,0
Hydrogenium peroxydatum
  sol.   120,0

Vanillin   0,25
Saccharin   0,25
Phenylum salicylicum   9,5
Menthol   15,0
Tinctura Coccionellae   25,0
Spiritus   850,0
Hydrogenium peroxydatum
  solutum concentratum   100,0

Wasserstoffsuperoxyd   100,0
Pfefferminzspiritus   1,0

Salol-Mundwässer.
Salol   6,0
Saccharin   0,2
Oleum Menthae pip.   6,0
Oleum Anisi
Oleum Foenicul.   aa 0,5
Oleum Caryophylli   0,2
Ol. um Cinnamomi   0,1
Tinctura Benzoes   1,0
Spiritus   250,0

Phenylum salicylicum   3,0
Oleum Menthae pip.   1,0
Oleum Caryophylli
Oleum Cinnamomi
Oleum Anisi stellati   aa 0,5
Spiritus   ad 200,0

Thymol-Mundwässer.
a) Coccionella plv.   3,0
  Tartarus dep.   3,0
  Spiritus   1000,0
b) Thymol   10,0
  Oleum Menthae pip.   5,0

a) wird 24 Stunden lang mazeriert und dann filtriert. In Filtrat wird b) gelöst.

Thymol-Mundwässer (Fortsetzung).

Thymol	0,5
Borax	5,0
Spiritus Menthae pip.	15,0
Aqua Rosae	200,0
Aqua dest.	300,0

a) Thymolum		0,3
Phenolum		0,5
Oleum Ligni Sassafras		
Oleum Rosae artific. aa	gtt.	XV
Oleum Eucalypti	gtt.	VI
Oleum Calami	gtt.	X
Oleum Pini pumil.	gtt.	V
Spiritus 95/6 proz.		160,0
b) Sapo medic.		16,0
Glycerinum		120,0
Aqua dest.		700,0

a) und b) getrennt lösen, mischen.

Kinder-Mundwässer.

Borax	48,0
Natrium bicarbonic.	16,0
Thymol	1,0
Glycerinum	250,0
Aqua Anisi	ad 1000,0

Borsäure	50,0
Borax	5,0
Gewürznelkentinktur	25,0
Wasser	4000,0

Zahnpasten, Zahnseifen.

Vorbemerkungen: Gemische von Kalzium- und Magnesiumkarbonat führen infolge von Umsetzungen leicht zu Verhärtungen der Masse. Bei seifenhaltigen Massen ist Magnesiumkarbonat ganz zu vermeiden. Glyzerin soll nicht unverdünnt verwendet werden (Wasser, Weingeist), aber auch nicht zu verdünnt. Ein Glyzeringehalt von etwa 25 Proz. der Gesamtmasse ist das richtige Verhältnis. Bei seifenhaltigen Pasten sei er höher als bei seifefreien. Die Verwendung von Schleimen zum Anstoßen von Zahnpasten ohne Glyzerinzusatz kann nicht empfohlen werden, besonders nicht für seifenhaltige Pasten und auch nicht für Grundkörper-Gemische, die Magnesiumkarbonat enthalten. Mengenangaben für Wasser und Glyzerin sind stets ungenau, sie hängen von der Marke des verwendeten Kalziumkarbonats ab und müssen stets im Selbstversuch ermittelt werden. Der Herstellungsgang werde in 2 Phasen zerlegt: 1. Mischen der Pastengrundlage (feinst gesiebte Pulver) mit Glyzerinwasser auf der Reibmaschine. 2. Nach mehrtägiger Lagerung erneutes Mischen und Zugabe der Aromatica auf der Mischmaschine. Verwendung feinster Pulver und Verarbeitung auf einer gut wirkenden Reibmaschine sind unerläßlich, um handelsfähige Waren zu erhalten. Von der Verwendung zinnplattierter Bleituben ist abzuraten; die Pasten werden in ihnen sehr leicht unansehnlich.

Calcium carbonicum praec.	330,0
Sapo med.	150,0
Glycerinum	500,0
Oleum Cassiae	
Oleum Menthae pip.	aa 2,0
Carmin q. s.	
Aqua q. s.	

Kalziumkarbonat, feinst	1000,0
Magnesiumsuperoxyd	100,0
Seifenpulver [1]	20,0
Menthol	
Anethol	aa 1,0
Bergamottöl	5,0
Glyzerin	
Aqua q. s.	

Sapo medic.	33,0
Calcium carbonic. praec.	25,0
Alcohol absol.	20,0
Glycerinum	15,0
Acidum benzoicum	3,0
Oleum Eucalypti	
Oleum Menthae pip.	aa 2,0
Saccharin	0,5
Thymol	0,25

Calcium carbon. praecip.	500,0
Calcium phosphor. tribasic.	400,0
Saccharin. solub.	0,5
Sapo medicatus plv. [1]	100,0
Oleum Menthae pip.	
Oleum Menthae crispae	aa 1,0
Methylum salicylic.	2,0
Mel depur.	
Glycerinum q. s.	
Aqua q. s.	

---

[1] Die Seife kann auch fortgelassen und durch eine entsprechende Menge Kalzium-

Tragacantha	3,0
Glycerinum	120,0
Calcium carbonicum levissimum	400,0
Aqua dest.	20,0
Carminum q. s.	
Parfüm nach Wunsch	

Man reibt den Traganth mit etwa 6,0 Glyzerin an, gibt das Wasser in einem Guß zu und verdünnt nach mehrstündigem Stehen mit dem übrigen Glyzerin. Mit der Mischung wird das Kalziumkarbonat angerieben.

Decoctum Carrageen	10,0 : 250,0
Glycerinum	500,0
Calcium carbonicum praecip.	1400,0
Oleum Menthae pip.	15,0
Oleum Anisi	10,0
Oleum Caryophylli	3,0
Oleum Cinnamomi	0,4

Der Carrageenschleim ist vor der Weiterverarbeitung durch ein Haarsieb zu treiben. Dann mischt man mit dem Glyzerin und verarbeitet zur Paste.

Karlsbader Salz	25,0
Calcium carbonic. praec.	25,0
Rhizoma Iridis	10,0
Sapo medicatus [1]	15,0
Oleum Menthae pip.	
Oleum Citri	aa 1,0
Glycerinum q. s.	
Aqua q. s.	

a) Kalium chloricum	3,0
Sapo medicatus [1]	25,0
Glycerinum	25,0
Aqua dest.	3,0—5,0
b) Calcium carbonicum praec.	25,0
Rhizoma Iridis	25,0
Oleum Menthae pip.	2,0

a) Kali chloricum und Wasser für sich anreiben, ebenso Sapo und Glyzerin, beide Verreibungen mischen, dann b) einarbeiten.

karbonat ersetzt werden. Oder man ersetzt die Seife durch ein Gemisch gleicher Teile Kalziumkarbonat und Iriswurzelpulver. Läßt man die Seife fort, so kann man den Glyzeringehalt auch etwas herabsetzen und mehr Wasser verwenden (s. d. Vorbemerkung).

a) Kalium chloricum	100,0
Sapo medicatus [1]	220,0
Glycerinum	275,0
Aqua dest.	75,0
b) Rhizoma Iridis	100,0
Calcium carbonicum praec.	400,0
Oleum Menthae pip.	10,0
Oleum Anisi	
Oleum Caryophylli	aa 2,5

Herstellung siehe vorige Vorschrift.

a) Sapo oleacus	100,0
Aqua dest.	250,0
Glycerinum	350,0
b) Calcium carbonicum praec. levissimum	300,0
c) Oleum Menthae pip.	7,0
Oleum Anisi	
Oleum Caryophylli	aa 5,0
Oleum Cinnamomi	1,0
Oleum Carvi	0,1

a) heiß lösen auf etwa 70° abkühlen, b) unter Rühren zugeben, bei 70° halten; Masse durch ein Haarsieb gießen, unter Rühren auf etwa 30° abkühlen, parfümieren, erkalten lassen.

Zahnseife.

Calcium carbonicum	80,0
Sapo oleacus	18,0
Rhizoma Iridis plv.	2,0
Oleum Menthae pip.	2,0
Oleum Eucalypti	1,0
Oleum Anisi	1,0
Oleum Caryophylli	0,8
Oleum Carvi	0,1
Saccharin	0,125
Seifenrot, in Wasser gelöst, q. s.	

Entweder mit etwas Glyzerinwasser von Hand anstoßen und in Porzellandosen eindrücken oder mit einer Dreiwalzenmühle nach Art einer p.lierten Toiletteseife derart verarbeiten, daß man das vorbereitete Gemisch der Pulver und ätherischen Öle in die zuvor mehrmals durch die Walzen geschickte Seife (Sapo oleacus in Stücken nicht in Pulverform) einarbeitet. Aus dieser Masse werden dann mit einer Seifenstrangpresse geeignete Stücke geformt, die in einer Seifenstanzpresse die endgültige Form erhalten.

---

[1] Vgl. Fußnote Seite 28/29.

Zahnpulver.

Magnesium peroxydatum [1]	10,0
Magnesium carbonicum	5,0
Sapo medicatus	15,0
Calcium carbonicum	4000,0
Oleum Menthae pip.	gtt. XXX

Kalziumkarbonat, gefällt	1200,0
Magnesiumkarbonat	500,0
Kieselgur, geschlämmt	300,0
Magnesiumsuperoxyd [1]	100,0
Anisöl	16,0
Eukalyptusöl	5,0
Nelkenöl	2,0
Menthol	2,0

Sauerstoff-Zahnpulver.

Natriumperborat	85,0
Magnesiumsuperoxyd	15,0
Magnesiumkarbonat	150,0
Medizin. Seife	25,0
Pfefferminzöl	7,0
Anisöl	1,0
Kalziumkarbonat, gefällt	ad 1000,0

Chinarinden-Zahnpulver.

Calcium carbonicum praec.	400,0
Magnesium carbonicum leviss.	240,0
Rhizoma Iridis plv.	
Terra silicea	aa 40,0
Cortex Chinae plv.	150,0
Saccharum Lactis	100,0
Saccharinum	0,2
Oleum Menthae pip.	10,0
Oleum Anisi	
Oleum Caryophylli	aa 2,0

Kampfer-Zahnpulver.

Calcium carbonicum praec.	600,0
Magnesium carbonicum leviss.	300,0
Sapo medicatus	100,0
Camphora	8,0
Oleum Menthae pip.	5,0
Vanillin	
Oleum Rosae artific.	aa 0,5

---

[1] Magnesiumsuperoxyd kann auch, falls Sauerstoffwirkung unerwünscht ist, durch Magnesiumkarbonat ersetzt werden.

Kohle-Zahnpulver.

Calcium carbonicum praec.	
Magnesium carbonicum leviss.	aa 500,0
Carbo Tiliae	2000,0
Oleum Menthae pip.	15,0
Oleum Anisi	
Oleum Caryophyllorum	aa 5,0
Oleum Cinnamomi	1,0

Myrrhen-Zahnpulver.

Calcium carbonicum praec.	600,0
Magnesium carbonic. leviss.	300,0
Rhizoma Iridis plv.	100,0
Borax	150,0
Myrrha plv.	100,0
Saccharum Lactis	50,0
Oleum Menthae pip.	3,0

Mittel zur Haarpflege.

Haarspiritus.

Spiritus 96 proz.	6000,0
Aqua dest.	300,0
Bergamottöl	12,0
Geraniumöl	12,0
Isoeugenol	1,0
Vanillin	0,5
Irisöl, konkret	2,0
Rizinusöl	130,0
Krokustinktur q. s.	

Spiritus	1200,0
Glyzerin	100,0
Kapsikumtinktur	50,0
Bergamottöl	10,0
Lavendelöl	1,0
Zitronenöl	5,0
Neroliöl, kstl.	3,0
Pomeranzenöl, bitter	1,5
Kanangaöl	5,0
Wasser	300,0

Haarspiritus, schäumend.

Weingeist	1000,0
Pomeranzenöl, süß	6,0
Zitronenöl	2,0
Bergamottöl	2,0
Neroliöl, kstl.	1,0
Rosenöl, kstl.	1,0
Hydroxyzitronellal	0,1
Quillajatinktur	100,0
Wasser	300,0
Salmiakgeist	5,0

8 Tage kühl stehen lassen, filtrieren.

Haarspiritus-Parfüm[1].

Flieder:

Terpineol	10,0
Geraniumöl	
Rosenöl, kstl.	
Jasminextrait, kstl.	aa 2,0
Neroliöl, kstl.	
Aubépine	aa 0,5

für 1,5—2 l 70 proz. Weingeist.

Rose ambrée:

Rosenöl, echt	0,35
Rosenöl, kstl.	3,5
Geraniumöl	1,8
Ambra, kstl.	1,5
Bourbonal	0,9
Keton-Moschus	1,0

auf 1,5—2,0 l 70 proz. Weingeist.

Phantasie:

Heliotropin	
Aubépine	
Zibeth	aa 0,02
Rosenöl, kstl.	
Neroliöl, kstl.	aa 2,0
Geraniumöl	1,0
Methylsalizylat	1,0
Bergamottöl	3,2
Zitronenöl	
Lavendelöl	
Ylang-Ylang-Öl	aa gtt. V
Vetiveröl	
Irisöl, konkret	
Ceylonzimtöl	aa 0,1
Spiritus 96 proz.	100,0

Falls natürl. Zibeth genommen wird, ist es mit etwas Glyzerin fein zu zerreiben und dann zuzugeben. Künstliches Zibeth ist meist glatt löslich in Alkohol.
50,0 für 1 Liter Haarspiritus.

---

[1] Wenn man das Parfüm möglichst fein entwickeln will, so löst man die Öle in der erforderlichen Menge 96 proz. Weingeist, gibt soviel kochendes Wasser hinzu, daß eine eben bestehen bleibende Trübung sich bildet, und läßt die Mischung, nach Fortnahme der Trübung, durch Zugabe von wenig Weingeist (96 proz.) in nicht voll gefüllten Flaschen unter öfterem Schütteln einige Zeit an einem hellen, warmen Ort lagern. Dann wird kühl gelagert und nach einer Woche filtriert.

Bayrum.

Bayöl	5,0
Rumessenz	20,0
Weingeist	700,0
Wasser	275,0
Spiritus 96 proz.	9000,0
Bayöl	50,0
Cachaçaessenz	20,0
Seifenwurzelabkochung (1:10)	4000,0
Pottasche	150,0
Glyzerin	200,0
Wasser	7500,0

Nach mehrtägigem Stehen blank filtrieren.

Oleum Pimentae acris	12,0
Oleum Macidis	
Oleum Aurantii dulc.	aa 1,0
Oleum Caryophylli	
Oleum Citri	aa 1,5
Rumessenz	80,0
Spiritus 95 proz.	2250,0
Aqua dest.	2250,0
Ammonium carbonicum	25,0
Tinctura Sacchari tost. q. s.	

Nach mehrtägigem Stehen blank filtrieren.

Eisbayrum.

Menthol	15,0
Bayöl	5,0
Rumessenz	20,0
Weingeist	700,0
Wasser	275,0

Eisbayrum, schäumend.

a)	Bayöl	25,0
	Menthol	80,0
	Spiritus 96 proz.	6000,0
b)	Natriumbikarbonat	100,0
	Salmiakgeist (0,960)	80,0
	Wasser	6000,0

a) und b) mischen, wenn erwünscht färben.

Eiskopfwasser, schäumend.

Ammonium carbonicum	2,0
Spiritus	1500,0
Zitronenöl	
Bergamottöl	aa 10,0
Petitgrainöl	
Poleyöl	aa 5,0
Menthol	30,0
Wasser	500,0

Mittel zur Haarpflege.

Brennesselhaarwasser.

Balsamum peruvianum	
Chloralhydrat	
Tinctura Quillajae	aa 10,0
Spiritus coloniensis	100,0
Aether aceticus	0,5
Spiritus Aether. nitros.	2,5
Tinctura Urticae ex herba recent. 1 : 10 mit Spiritus 90 proz.	ad 1000,0

Chloralhydrat kann auch fortbleiben.

Brennesselauszug	750,0
Wasser	250,0
Perubalsam	2,5
Bergamottöl	
Kanangaöl	aa 1,75
Rosenöl, kstl.	0,25
Moschustinktur	1,0

Brennessel-Auszug für Haarwässer. Frisches Brennesselkraut wird durch einen Fleischwolf gedreht und die zerkleinerte Masse einschl. etwa ablaufender Flüssigkeit mit der doppelten Gewichtsmenge Weingeist von 96 Proz. übergossen. Nach 8 tägiger Mazeration wird abgegossen und die Krautmasse scharf abgepreßt. Die vereinigten Flüssigkeiten werden filtriert.

Birkenwasser.

Glyzerin	1000,0
Birkenknospenöl	80,0
Bergamottöl	10,0
Geraniumöl	15,0
Vanillin	3,0
Anisaldehyd	5,0
Spiritus 50 proz.	ad 10000,0

Birkenknospenöl	40,0
Bergamottöl	30,0
Geraniumöl	5,0
Kantharidentinktur	25,0
Salizylsäure	25,0
Glyzerin	100,0
Wasser	500,0
Spiritus 95 proz.	2000,0

Alkoholarm.

Birkensaft	3000,0
Rosenwasser	4000,0
Orangenblütenwasser	4000,0
Borax	40,0
Kapsikumtinktur	100,0
Spiritus 95 proz.	1200,0

Der frische Birkensaft wird mit dem Weingeist und der Kapsikumtinktur gemischt etwa eine Woche stehen gelassen. Dann wird filtriert und mit den übrigen Bestandteilen versetzt. Wenn nötig, nochmals filtrieren.

Klettenwurzelhaaressenz.

Radix Bardanae	50,0
Spiritus Vini gallici	250,0
Oleum Bergamottae	gtt. X

Man mazeriert 8 Tage, preßt ab und setzt dem Filtrate das ätherische Öl zu.

China-Haarwasser (Eau de Quinine).

a)	Radix Anchusae	10,0
	Rhizoma Curcumae	1,0
	Cortex Quillajae	20,0
	Spiritus Vini gallici	2500,0
b)	Tinctura Chinae	500,0
	Aqua coloniensis	250,0
	Rum	100,0
	Spiritus 96 proz.	150,0
	Tinctura Cantharidum	25,0
	Oleum Ricini	15,0
	Balsamum peruvianum	
	Oleum Bergamottae	aa 10,0
	Oleum Geranii	3,0
	Oleum Aurantii florum	5,0

a) 1 Woche mazerieren, abpressen, b) zur Kolatur zugeben, das ganze Gemisch erst 1 Woche warm, dann eine Woche kühl lagern, filtrieren.

Chininum sulfuricum	0,2
Tinctura Cantharidum	2,0
Balsamum peruvianum	1,0
Glycerinum	15,0
Tinctura Ratanhiae	1,5
Spiritus Lavandulae	10,0
Spiritus	ad 100,0

Alkoholarm.

Spiritus	3000,0
Chinatinktur	300,0
Geraniumöl	22,0
Bergamottöl	5,0
Terpineol	10,0
Vanillin	1,0
Glyzerin	20,0
Rosenwasser	4500,0
Cochenille q. s.	

Mittel zur Haarpflege.

Floridawasser.

Oleum Bergamottae	1,0
Oleum Lavandulae	0,5
Oleum Caryophylli	0,15
Tinctura Zibethi	0,5
Oleum Amomi	0,1
Spiritus 95 proz.	570,0
Aqua dest.	140,0

Kamillenhaarwasser.

Flores Chamomillae	200,0
Aqua dest.	
Spiritus 95 proz.	aa 1250,0
Spiritus coloniensis	50,0—250,0

8 Tage mazerieren, der filtrierten Kolatur den Spirit. colon. zusetzen.

Spiritus 95 proz.	2000,0
Oleum Chamomillae	1,0
Oleum Salviae	10,0
Oleum Melissae citrat.	6,0
Glycerinum	75,0
Acidum tartaricum	20,0
Acidum salicylicum	25,0
Aqua dest.	500,0

Spiritus	1000,0
Extractum Chamomillae	20,0
Oleum Chamomillae citratum	18,0
Oleum Geranii	3,0
Jonon	0,2
Oleum Caryophyllorum	1,0
Oleum Bergamottae	10,0
Aqua Aurantii florum	300,0

Kamillenextrakt für Haarwässer.

Flores Chamomillae	2000,0
Spiritus 96 proz.	6 l
Wasser	9 l

Die Kamillen werden durch Stampfen in Grusform verwandelt und dann mit ⅔ des Menstruums 4 Tage mazeriert, ohne starke Pressung abkoliert und mit dem Rest des Lösungsmittels im Perkolator ausgezogen. Die Auszüge werden zu einem dicken Extrakt eingedampft. Ausbeute etwa 25 proz. der angewendeten Kamille. An Stelle von 2000,0 Flores Chamomillae kann man auch ein Gemenge von 1500,0 Flores Chamomillae und 500,0 Flores Chamomillae romanae verwenden.

Lilienlotion.

Heliotropin	0,7
Kanangaöl	
Maiglöckchen-Basis, synth.	
Anisaldehyd	
Neroliöl, kstl.	
Jasmin-Basis, synth.	aa 0,04
Rosenwasser	56,0
Spiritus 96 proz.	112,0

Peru-Tannin-Haarwasser.

Spiritus (95 proz.)	1900,0
Balsamum peruvianum	60,0
Acidum tannicum	25,0
Aqua Rosae	200,0
Glycerinum	125,0
Heliotropinum	5,0
Extrait Ylang-Ylang	50,0

Portugal-Haarwasser.

Portugalöl	3,0
Zitronenöl	1,0
Bergamottöl	1,0
Neroliöl	0,5
Weingeist	600 ccm
Wasser	400 ccm
Safrantinktur q. s.	

Portugalöl	8,0
Rosenöl, kstl.	0,5
Zitronenöl	1,0
Bergamottöl	1,5
Lavendelöl	0,5
Vanillin	0,5
Kumarin	0,1
Moschustinktur	3,0
Weingeist 96 proz.	560,0
Wasser	300,0

Portugalöl	65,0
Zitronenöl	9,0
Bergamottöl	10,0
Neroliöl, kstl.	5,0
Rosenöl, kstl.	0,8
Vanillin	0,1
Hydroxyzitronellal	0,1
Weingeist 96 proz.	4800,0
Wasser	4000,0
Safrantinktur q. s.	

Cholesterin-Haarwasser.

Cholesterin	0,5
Weingeist	90,0
Eau de Cologne	10,0
Rizinusöl	0,25

Mittel zur Haarpflege.

Cholesterin-Haarwasser (Fortsetzung).

Cholesterin	0,5
Glyzerin	3,0
Spiritus 95 proz.	90,0
Parfüm q. s.	
Aqua dest.	ad 100,0

Isopropylalkohol (absolut)	66,0
Glyzerin	2,5
Cholesterin	0,5
Wasser, dest.	30,0
Parfüm	1,0
Farbe q. s.	

Cholesterin	0,25
Eigelblezithin	0,1
Glyzerin	3,0
Tetrachlorkohlenstoff	3,0
Aqua dest.	15,0
Parfüm q. s.	
Spiritus 95 proz.	ad 100,0

Cholesterin und Lezithin werden mit Tetrachlorkohlenstoff angerieben und dann in dem Weingeist gelöst.

a) Adeps Lanae		10,0
Aqua		20,0
b) Sapo medicatus		0,5
Aqua		20,0
c) Aqua Rosae		125,0
Aqua Florum Aurantii		100,0
Tinctura Benzoes		1,0

a) mischen, b) lösen, beide im Mörser vereinigen, c) (leicht angewärmt) langsam einarbeiten.

Haarmilch.

a) Borax		8,0
Aqua Rosae		
Aqua Florum Aurantii	aa	400,0
b) Eucerinum purum		50,0
Oleum Cocois		25,0
c) Sapo medicatus		25,0
Aqua dest.		80,0

a) wird kalt gelöst. b) wird im Wasserbade in einer geräumigen Schale geschmolzen. c) wird heiß angerieben und heiß gelöst. Die heiße Lösung c) wird in die Schmelze von b) eingearbeitet, dann vom Dampf genommen und a) langsam unter stetem Rühren zugegeben. Falls es erwünscht ist, kann noch mit etwa 0,3 g Eau de Cologne-Öl, in wenig Weingeist gelöst, oder mit einem Gemisch aus je 5 Tropfen Moschustinktur und Bergamottöl nachparfümiert werden. Man kann an Stelle von Eucerinum anhydric. auch Adeps Lanae anhydricum verwenden, doch dürfte die Verarbeitung dann mehr Mühe verursachen.

Petroleum-Haarwasser.

Oleum Petrae album	100,0
Oleum Citronellae	10,0—20,0
Oleum Ricini	50,0
Spiritus 95 proz.	500,0
Aqua dest.	750,0

Vor dem Gebrauch gut umschütteln.

Petroleum, amerik., bestes	500,0
Brennesseltinktur, grüne	1000,0
Glyzerin	500,0
Weingeist 95 proz.	4800,0
Wasser	4000,0
Parfümöle	200,0

Kopfwasser gegen Schuppen.

Liquor Carbonis detergens	5,0
Spiritus dilutus	ad 200,0

Resorcinum		
Tinctura Cantharidum		
Extractum Jaborandi fld.	aa	20,0
Oleum Bergamottae		2,0—6,0
Glycerinum		120,0
Spiritus 95 proz.		
Aqua Rosae	aa ad	1000,0

Chinosol-Schwefelhaarwasser.

a) Menthol		
Camphora	aa	1,0
Chinosol		2,0
Oleum Ricini		5,0
Glycerinum		25,0
Spiritus 96 proz.		670,0
b) Sulfur praecip.		28,0
Aqua		250,0

a) und b) vereinigen.

Haarwasser gegen Haarausfall.

Resorcin		4,0
β-Naphthol		2,0
Chloralhydrat		8,0
Tinctura Canthariḋ.		15,0
Tinctura Capsici		
Oleum Ricini	aa	4,0
Spiritus odoratus		120,0
Bayrum	ad	500,0

Mittel zur Haarpflege.

Haarwuchs fördernder Haarspiritus.

Önanthäther	0,75
Tinctura aromatica	
Aether aceticus	aa 4,0
Spiritus Aetheris nitrosi	12,0
Tinctura Ratanhiae	25,0
Bayöl	2,0
Spiritus saponatus	
Glycerinum	aa 60,0
Chininum hydrochloricum	
Acidum salicylicum	aa 1,0
Balsamum peruvianum	5,0
Spiritus 60 proz.	ad 2000,0

Spiritus gegen Haarausfall.

β-Naphtholum	0,3
Acidum salicylicum	0,2
Mentholum	0,25
Chloralum hydratum	8,0
Pilocarpinum hydrochlor.	0,1
Spiritus	75,0
Aqua dest.	ad 200,0
Mixtura oleoso-bals.	20,0

Abends in die Kopfhaut einreiben.

Haarwasser Prof. Galewsky gegen Haarausfall.

Euresol pro capillis	10,0
Tinctura Arnicae	
Tinctura Formicarum	aa 5,0
Anthrasol	2,0
Chininum hydrochlor.	2,0
Spiritus dilutus	
Aqua dest.	aa 125,0

Lassarsche Haarkur.

a) Hydrargyrum bichloratum	0,5
Aqua Rosae	ad 300,0
b) Naphthol oder Thymol	0,1
Spiritus	ad 100,0
c) Acidum salicylicum	1,0
Tinctura Benzoes	2,0
Oleum Olivarum	ad 50,0

Die Kopfhaut mit a) einreiben, dann b) auftragen, schließlich mit c) ölen.

Lotio crinalis Unna.

Vasolimentum liquid.	5,0
Liquor Ammonii caust.	2,5
Glycerinum	1,0
Oleum Rosae	gtt. I
Aqua Chamomillae	100,0

Schwefel, kolloider (für Haarwässer).

a) Natriumsulfid, krist.	5,0
Wasser	45,0
b) Natriumsulfit	2,6
Wasser	50,0
c) Albumina ovi rec.	Nr. II
d) Salzsäure	9,0
Wasser	13,5
e) Wasser	75,0

a), b), c) vereinigen, 10 Minuten kräftig schütteln, d) langsam, nach und nach zugeben, dann ebenfalls nach und nach e). Zur Haarwasserherstellung mit der gleichen Raummenge 96 proz. Alkohols, in dem die anderen etwaigen Zusätze gelöst sind, vermischen.

Haar- und Kopf-Waschwässer[1]**.**

Kalium carbonicum	2,0
Aqua dest.	ad 100,0
a) Kaliseife	20,0
Pottasche	10,0
Salmiakgeist	30,0
Natriumbikarbonat	20,0
Glyzerin	50,0
Wasser	2400,0
b) Bergamottöl	20,0
Geraniumöl	15,0
Pomeranzenöl, süß	25,0
Weingeist 95 proz.	2400,0

a) und b) mischen, nach etwa 14tägiger Lagerung filtrieren, färben.

Flüssige Kopfwaschseifen[1]**.**

Grundseife, stark schäumend.

a) Kokosöl	100,0
Baumwollsaatöl	400,0
b) Ätzkali	
Ätznatron	aa 40,0
Wasser, dest.	250,0
Weingeist	500,0
c) Wasser, dest.	ad 2000,0

a) bei etwa 40° schmelzen, b) Ätzalkalien in Wasser lösen, abkühlen lassen, Weingeist zusetzen, Mischung langsam in a) einrühren, rühren bis klare, honigartige Masse erhalten wird. c) zugeben. Prüfung siehe folgende Vorschrift.

---

[1] Um die die Haare stumpf machenden letzten Alkalireste nach dem Waschen der Haare mit Seife zu entfernen, spült man die Haare mit Lösungen sogenannter

Mittel zur Haarpflege.

Grundseife.

Oleum Ricini	1000,0
Oleum Olivar.[1]	2250,0
Spiritus	1450,0
Liquor Kali caust.	1025,0
Aqua dest.	1275,0

Kalilauge frisch bereiten. Gut durchschütteln, mehrere Tage stehen lassen. Diese Grundseife muß sich mit der doppelten Menge Aqua dest. klar mischen. Die Grundseife muß auf Zugabe eines halben Kubikzentimeters Phenolphthaleinlösung (weingeistiger) mindestens rosa gefärbt werden. Andernfalls muß mehr Kalilauge zugegeben werden und die Proben müssen nach eintägigem Stehen wiederholt werden.

Teerseife.

Grundseife	1000,0
Anthrasol	50,0
Aqua dest.	200,0
Parfüm	1,0

Formaldehydseife.

Grundseife	1000,0
Aqua dest.	400,0
Formaldehyd solut.	240,0
Oleum Citronellae	5,0
Oleum Eucalypti	0,25

Kamillenseife.

Grundseife	1000,0
Infusum Chamomillae 1:10	400,0
Oleum Chamomillae citratum	0,2

"Haarglanzpulver" (Bezeichnung ist geschützt!). Als solches gibt man ab mit der Vorschrift „In 1 Liter Wasser gelöst zum Nachspülen der Haare":

Acidum boricum	10,0—20,0 g

oder

Tartarus depuratus Acidum tartaricum	aa 5,0

[1] An Stelle von Olivenöl kann auch ein anderes Pflanzenöl genommen werden, z. B. Maisöl, Cottonöl, Leinöl, Sesamöl, von den beiden letzten Ölen am besten nur etwa ⅓ als Verschnitt für Olivenöl. Das gilt auch für Erdnußöl.

Kamillen-Haarwaschseife[1].

Sapo kalinus	200,0
Kalium carbonicum	20,0
Spiritus	160,0
Extractum Chamomillae	40,0
(für Haarwässer s. S. 33)	
Glycerinum	40,0
Aqua dest.	340,0

Nach mehrwöchiger Lagerung filtrieren. Als Parfüm ad 0,5 Oleum Chamomillae citrat. in dem zu verwendenden Spiritus lösen.

Teerseife, flüssig[1].

Pix liquida	75,0
Oleum Lini	810,0
Kali causticum	180,0
Spiritus	90,0
Aqua dest.	ad 2000,0

Man erwärmt Teer und Leinöl auf etwa 60°, gibt den Spiritus und dann die Lösung des Ätzkali in etwa 1000,0 Wasser derart zu, daß unter ständigem Erhitzen bis nahe zum Sieden die Lauge portionsweise eingerührt wird. Dann wird zum Sieden erhitzt und so lange darin erhalten, bis eine Probe der Masse, auf eine Glasplatte gebracht, zu einem durchsichtigen Seifenklümpchen erstarrt, ohne zu zerlaufen oder Wasser auszuscheiden. Dann wird mit Wasser auf 2000,0 verdünnt.

Sapo kalinus	120,0
Kalium carbonicum	20,0
Oleum Rusci	0,6—1,2
Spiritus	160,0
Aqua	ad 640,0

Nach mehrtägiger Lagerung filtrieren.

Pix liquida	200,0
Oleinum redest.	400,0
Kali causticum q. s.	
Spiritus	200,0
Glycerinum	ad 1000,0

Man digeriert den Teer mit dem Olein, filtriert, bestimmt an einer Probe die Verseifungszahl des Filtrats, verseift dann mit der errechneten Menge Ätzkali, gelöst in dem Weingeist unter schwachem Erwärmen und bringt mit Glyzerin auf 1000 g.

[1] Vgl. Fußnote Seite 35.

Mittel zur Haarpflege.

Teerseife, flüssig (Fortsetzung).
Farblos.
Sapo kalinus	140,0
Glycerinum	30,0
Anthrasol	30,0
Spiritus 96 proz.	200,0
Aqua dest.	600,0

Die Seife wird in dem Wasser g löst, Glyzerin und dann langsam die Lösung des Anthrasols in dem Weingeist zugegeben. Man lagert einige Wochen im Keller und filtriert.

Shampoon-Präparate[1].
Borax	100,0
Sapo medicatus	900,0
Parfüm ad libitum.	

Borax	
Ammonium carbonicum	aa 50,0
Sapo medicatus	900,0
Parfüm ad libitum.	

Natrium bicarbonic.	50,0
Ammonium carbonic.	15,0
Sapo medicatus	800,0
Oleum Pimentae	6,0
Oleum Neroli artific.	0,6

a) Albumen ovi sicc.	90,0
Natrum causticum	20,0
Aqua dest.	50,0
b) Sapo plv.	500,0
Acidum stearinicum	10,0
Amylum	10,0
Natrium bicarbonicum	250,0
Kalium carbonicum	100,0

a) bis zur Lösung stehen lassen, zur Trockne verdampfen, pulvern, b) zumischen, parfümieren.

Kamillenshampoon.
a) Borax	100,0
Extractum Chamomillae	
(für Haarwässer s. S. 33)	25,0
b) Sapo medicatus	900,0
Oleum Chamomillae citrat.	0,3

a) verreiben, bei gelinder Wärme trocknen, pulvern, mit b) mischen, sieben.

---

[1] Vgl. Fußnote Seite 35.

Borax	100,0
Sapo medic.	200,0
Ammonium carbonic.	50,0
Natrium bicarbon.	4650,0
Oleum Chamomillae aeth.	gtt. X

Teershampoon.
Borax	100,0
Anthrasol	15,0
Sapo medicatus	200,0
Ammonium carbonicum	50,0
Natrium bicarbonicum ad	5000,0

Sauerstoffshampoon.
Seife, gepulvert	400,0
Natriumbikarbonat	100,0
Ammoniumkarbonat	50,0
Borax	50,0
Natriumperborat	30,0
Parfüm nach Belieben.	

In gut schließenden Beuteln vor Feuchtigkeit geschützt abzugeben.

Eisshampoon.
Natrium bicarbonicum	1000,0
Acidum tartaricum	400,0
Borax	20,0
Tartarus depur.	30,0
Ammonium carbonicum	200,0
Menthol	10,0
Parfüm nach Belieben.	

Shampoon flüssig.
a) Drei Eier	
Rosenwasser	850,0
b) Pottasche	10,0
Seifenspiritus	50,0
Salmiakgeist	10,0
Kumarin	0,1
Rosenöl, kstl.	3 Tropfen
Bergamottöl	2 „
Benzaldehyd	1 „
Weingeist	ad 1000,0

a) gut verquirlen, b) zusetzen, gut durchschütteln.

Haarentfettungspulver.
Talcum	1000,0
Borax	50,0
Acidum boricum	10,0
Menthol	2,0

Haaröle, Pomaden und andere Haarfixiermittel.

Haarentfettungspulver (Fortsetzung).

Acidum boric.	300,0
Amylum Tritici	250,0
Barium sulfuricum praecipitatum	200,0
Rhizoma Iridis	150,0
Magnesium carbonicum	
Calcium carbonicum	aa 50,0

Die Stoffe sind fein gepulvert zu mischen.

Borsäure	3,0
Weizenstärke	2,5
Veilchenwurzelpulver	1,5
Schwefelpräzipitat	0,5
Weizenkleie	2,5

Parfüm nach Belieben.

Haaröle, Pomaden und andere Haarfixiermittel.

Haaröle.

Als „*Grundöl*" für Haarölkompositionen wird folgendes Gemisch vorgeschlagen

Olivenöl	2,0
Sesamöl	
Erdnußöl	aa 1,0

Das Öl wird mit den Parfümölen (nicht weingeisthaltigen Extraits) versetzt, mit öllöslichen Farben gefärbt und blank filtriert.

Fettes Senföl	5000,0
Paraffinum liquid.	1000,0
Palmarosaöl	80,0
Isoeugenol	20,0
Geraniumöl	40,0
Orgeol	5,0

---

sog. **Huile antique**.

a) Tinctura Benzoes	
Tinctura Balsam. tolutan.	aa 12,5
Oleum Arachidis (oder „Grundöl")	1000,0
b) Oleum Neroli artific.	0,5
Oleum Rosae artific.	1,5
Aubépine	0,5

a) erwärmen bis zur Verdampfung des Weingeists, b) zusetzen, filtrieren.

Klettenwurzelöl.

a) Radix Bardanae	10,0
Spiritus q. s.	
b) Oleum Olivarum (oder „Grundöl")	50,0
c) Oleum Rosae artific.	0,15
Vanillin	
Heliotropin	aa 0,2

a) die klein geschnittene Droge mit Weingeist gut durchfeuchten, einige Stunden mazerieren, b) zugeben, etwa 24 Stunden bei 50—70° digerieren, erhitzen bis Alkohol verdunstet ist, filtrieren, parfümieren.

Arnika-Haaröl.

Flores Arnicae	100,0
Spiritus 95 proz.	100,0
Oleum Arachidis	1000,0
Chlorophyll q. s.	

Man mazeriert die Blüten mit dem Weingeist etwa 24 Stunden, gibt das Öl zu, erhitzt im Wasserbade, bis der Weingeist verdunstet ist, preßt ab, filtriert und färbt.

Oleum florum Arnicae	gtt. I
Oleum Olivarum	30,0
Chlorophyll q. s.	

Brillantinen.

Flüssig klar.

Rizinusöl	500,0
Spiritus 95 proz.	500,0
Benzoetinktur	20,0
Parfüm nach Wunsch	10,0
Chlorophyll spritlöslich q. s.	

Oleum Ricini	100,0
Spiritus 96 proz.	100,0
Oleum Rosae	gtt. I
Oleum Geranii	gtt. II
Oleum Bergamottae	gtt. III
Tinctura Croci q. s.	

Rizinusöl	1,0
Spiritus 95 proz.	5,0
Parfüm nach Wunsch.	

Kristallbrillantine.

Acidum stearinicum	25,0
Paraffinum liquidum	80,0
Parfüm q. s.	

In vorgewärmte Gefäße warm ausgießen, ganz langsam erkalten lassen.

Haaröle, Pomaden und andere Haarfixiermittel.

Vaseline wird geschmolzen, klar filtriert, parfümiert und in geeignete Gläser halbflüssig ausgegossen. Für langsames Erstarren ist Sorge zu tragen.

Schüttelbrillantine.

Öl	60,0—75,0
Spirituöse Parfümlösung	40,0—25,0

Als Öl dient Oleum Olivarum rein oder in Mischung mit Paraffinum liquidum, die Parfümlösung soll aus mindestens 90 prozentigem Spiritus und äth. Ölen bereitet sein.

Paraffinum liquid.	
Oleum Olivarum	aa 50,0
Eau de Cologneöl	1,25
Spiritus 96 proz.	100,0

Stangenbrillantine.

Die Fettkomposition wird geschmolzen und so weit abgekühlt, daß sie dicklich zu werden beginnt. Dann wird unter Rühren parfümiert und nun rasch in Stangenformen ausgegossen. Bei zu heißem Ausgießen erstarrt die Masse langsam und unter Bildung trichterförmiger Vertiefungen an der Oberfläche. Zum Ausgießen eignet sich eine Emaillemensur mit Ausguß, deren Schnauze man vor dem Gießen einige Male durch die Flamme des Bunsenbrenners zieht. Auf diese Weise kann man noch halbflüssige Massen ausgießen.

Cetaceum	500,0
Oleum Ricini	500,0
Adeps suillus benzoat.	200,0
Oleum Rosae	1,0
Oleum Geranii	4,0
Oleum Petitgrain	5,0

Brillantine, fest.

Ceresin, weiß	1000,0
Vaselinöl, weiß	3500,0
Geraniumöl	15,0
Rosenöl, künstlich	25,0
Aubépine	5,0
Vanillin	5,0

Vanillin ist, um sicher Lösung zu erzielen, mit etwas heißer Brillantine anzureiben.

Adeps Lanae anhydr.	1000,0
Ceresin, weiß	500,0
Vaselinöl, weiß	3000,0
Parfüm wie oben.	

Halbfest.

Ceresinum	
Adeps Lanae anhydric.	aa 10,0
Oleum Vaselini album	80,0
Parfüm wie oben.	

Haarpomaden.

Stangenform.

Über das Ausgießen von Haarpomaden in Stangenformen siehe auch das bei Stangenbrillantine Gesagte. Man kann die Pomaden mit öllöslichen Farbstoffen färben und nach Wunsch mit alkoholfreien Gemischen von Riechstoffen parfümieren. Man kann auch zu ihrer Herstellung von Riechstoffabriken Enfleuragefette beziehen und an Stelle von Adeps mitverwenden.

Oleum Olivarum	190,0
Cetaceum	80,0
Sebum benzoatum	80,0
Cera flava	150,0

Cera flava	
Oleum Olivarum	aa 140,0
Colophonium	20,0

Elemi	50,0
Terebinthina venet.	150,0
Adeps benzoatus	300,0
Cera flava	500,0

Cera flava	55,0
Oleum Ricini	15,0
Terebinthina venet.	30,0

Haarpomade zum Fetten des Haarbodens.

Sebum benzoatum	60,0
Oleum Amygdalarum	8,0
Balsamum peruv.	4,0
Tinctura Benzoes	2,0

Haaröle, Pomaden und andere Haarfixiermittel.

Chinosol-Schuppenpomade.

a) Wollfett 700,0
Vaseline, gelb 250,0
b) Perubalsam 20,0
c) Chinosol 5,0
Wasser 45,0
d) Kölnischwasseröl 15,0

a) schmelzen, b) unter gutem Rühren dann c) einverleiben. Bis zur beginnenden Dickflüssigkeit rühren, d) zusetzen, in geeignete Dosen ausgießen.

Parfüms für Stangenpomaden und Brillantine.

In Mengen von etwa 2 Proz. anzuwenden.

Citronellöl Java 100,0
Kassiaöl
Nelkenöl
Bergamottöl aa 50,0

Balsamum peruvianum 4,0
Oleum Lavandulae
Oleum Caryophylli
Oleum Cinnamomi
Oleum Thymi
Oleum Citri
Oleum Myristici aa 1,0

Oleum Bergamottae 6,0
Oleum Citronellae 1,0

Farben für Stangenpomaden.

Nigrosin fettlöslich
oder Lampenschwarz } schwarz
Ocker blond
Umbra braun
Chlorophyll grün

Scheitelcreme.

a) Sapo venet. 700,0
Aqua dest. 1500,0
b) Gummi arabicum 700,0
Aqua dest. 1500,0
c) Cera japonica 500,0
d) Sebum 1500,0
Glycerinum 300,0
e) Acidum salicylicum 10,0
Spiritus 100,0
f) Oleum Geranii 50,0
Oleum Portugal 70,0
Trefol 10,0
Extractum Alcannae q. s.

a) und b) für sich lösen, a) heiß; beide mischen, auf dem Dampfbade auf etwa 80° erhitzen, c) zugeben, gut mischen, d) zugeben, weiter erhitzen, mischen, etwas abkühlen, e) einrühren, färben, weiter abkühlen lassen, parfümieren und kaltrühren.

Haarfixiermittel, fettfreie.

a) Quittenschleim (1 : 50) 2000,0
Traganthschleim (1 : 50) 500,0
b) Irisöl, konkret 3,0
Bergamottöl 5,0
Canangaöl 1,0
Rosenöl, kstl. 1,0
Rosenrottinktur 10,0—15,0
Spiritus 95 proz. 50,0

a) und b) werden vereinigt und gut durchgearbeitet.
Der Quittenschleim wird kalt durch Mazeration bereitet. Der fertige Schleim wird von der Droge durch Absiehen durch Mull getrennt, wobei nicht gepreßt werden darf. Sonst wird der Schleim leicht durch Drogenbestandteile verunreinigt. Traganthschleim wird bereitet, indem man 1 Teil Traganthpulver mit 2 Teilen Weingeist übergießt, verreibt und nun das Wasser in einem Gusse zufügt.

Dauerwellenfixativ.

Borax 4,0
Aqua dest. ad 100,0
Farbe nach Wunsch.
Die Farbe muß alkalifest sein.

Quittenkerne 25,0
Rosenwasser 1250,0
Borsäure 1,5
Weingeist 60,0

Quittenkerne 2 Stunden mit Rosenwasser mazerieren, kolieren ohne zu pressen, Borsäure und Weingeist zusetzen. Statt Weingeist evtl. Spiritus coloniensis verwenden. Auf Wunsch mit Tinctura Croci färben.

Gummi arabicum 5,0
Natrium bicarbonicum 23,0
Natrium benzoicum 1,0
Aqua dest. 300,0
Parfüm nach Belieben.
Farbe nach Belieben.

Dauerwellenfixativ (Fortsetzung).
Tragacanth. plv. sbt. 4,0
Oleum Rosae artif. gtt. VII
Extrait triple Veilchen 1,0
Spiritus 8,0
Glycerinum 4,0
Aqua ad 160,0

Man mischt den Traganth in einer trockenen Flasche mit Spiritus, Glyzerin und dem Parfüm, schüttelt, gießt das Wasser in einem Guß zu und schüttelt kräftig durch.

Bandoline.
a) Agar Agar 3,0
Wasser 700,0
Glyzerin 300,0
Nipagin 1,0
b) Jasmin-Extrait 10,0
Rosenöl, kstl. 0,1
Neroliöl, kstl. 0,1
Moschustinktur 0,1

a) heiß lösen, b) zugeben, wenn nötig heiß filtrieren.

Haarwuchsförderndes Haarbefestigungsmittel.
Tragacantha 3,0
Resorcinum 4,0
Zincum oxydatum 10,0
Eucerin anhydricum
Aqua dest. aa ad 100,0

Traganth mit etwa 5 g Spiritus und dann mit dem Wasser versetzen, in dem das Resorzin gelöst ist. Eucerin schmelzen, den Schleim einarbeiten und dann mit der Mischung das Zinkoxyd anreiben.

Haarkräuselessenz (Dauerwellenfixativ).
Tinctura Benzoes 200,0
Spiritus 120,0
Terebinthina laricina 5,0
Parfüm nach Belieben.

Benzoe Siam 50,0
Alkohol 96 proz. 800,0
Wasser 200,0

Die Benzoe wird mit dem Weingeist 8 Tage mazeriert, nach dem Abgießen wird das Wasser vorsichtig so weit zugegeben, daß keine bleibende Trübung entsteht.

Terebinthina laricina 5,0
Tinctura Benzoes 200,0

Colophonium 50,0
Spiritus 95 proz. 500,0
Parfüm q. s.

Parfüm für Haarkräuselessenz.
Geraniumöl 15,0
Rosenöl, kstl. 25,0
Aubépine 5,0
Vanillin 5,0

Weitere Parfümvorschriften s. a. S. 40.

Bartwasser.
Dextrin 4,0
Acidum salicylic. 0,2
Spiritus 6,0
Aqua Rosae 90,0

An Stelle von Dextrin auch Extractum Malti 5,0.

Quittenschleim (1:5) 200,0
Rosenwasser 50,0
Borsäure 0,3
Spiritus 8,0
Geraniumöl 0,5
Vanillin 0,1
Zuckercouleur q. s.

Haarfärbemittel.

Wismut-Haarfarben.

Diese Farben geben für sich nur allmählich dunkle und dann höchstens dunkelbraune Töne. Für schwarz sind Kombinationen (z. B. mit Pyrogallol) erforderlich.

a) Bismutum aceticum 15,0
Acidum aceticum dil. 10,0
Glycerinum 250,0
Aqua Rosae 3450,0

Das Wismutsalz wird erst mit der Essigsäure angerieben, dann werden Glyzerin und Wasser zugegeben.

b) Sulfur praecipitatum 20,0
Glycerinum 250,0

a) und b) werden gemischt. Umschütteln!

Wismutsubnitrat 5,0
Wasser 85,0
Natriumthiosulfat 10,0

Haarfärbemittel.

Wismut-Haarfarben (Fortsetzung).
a) Wismutsubnitrat	50,0
Weinstein	100,0
Wasser	500,0
b) Wasser	400,0
c) Natronlauge q. s.	
d) Glyzerin	50 ccm
Rosenwasser	ad 1000 ccm

a) 30 Minuten lang kochen, Flüssigkeit abgießen, Rückstand mit b) kochen, abgießen, Dekantate vereinigen, Natronlauge bis zur schwach alkalischen Reaktion zugeben. Dann etwas Glyzerin zufügen (50 ccm) zum Schluß mit Aqua Rosae oder Aurantii Florum auf 1000 ccm auffüllen.

Wismut-Silber-Haarfarben.
	hell	mittel	dunkel
Wismutnitrat	50,0	100,0	100,0
Silbernitrat	50,0	50,0	100,0
Glyzerin			100 ccm
Glyzerinwasser			ad 1000 ccm

Die Salze werden mit 100 ccm Glyzerin verrieben und dann vorsichtig mit Glyzerinwasser (100 ccm Glyzerin + 100 ccm Wasser) zur Lösung gebracht und auf 1000 ccm aufgefüllt. Setzt man Glyzerinwasser zu rasch zu, so entstehen leicht Fällungen.

Man setzt der Wismutfarbe (z. B. nach einer obenstehenden Vorschrift) 10 Proz. folgender Lösung zu:
Silbernitrat	2,0
Wasser	90,0
Ammoniakflüssigkeit	10,0

Wismut-Pyrogallol-Farbe.
Pyrogallol	1,0
Spiritus 95 proz.	60,0
Aqua dest.	9,0

Zur Vorbehandlung des Haares, dann mit Wismuthaarfarbe weiterbehandeln.

Wismut-Haarpomade.
Bismutum subnitricum	10,0
Adeps Lanae c. aqua	ad 100,0
Sulfur praecip.	0,5

Silber-Haarfarben.
I.	a) Silbernitrat	30,0
	Wasser	100,0
	b) Ammoniakflüssigkeit q. s.	
	c) Wasser auf	1000,0

Zu a) wird Salmiakgeist in kleinen Mengen zugesetzt, bis der ausfallende Niederschlag sich eben wieder löst, dann wird mit Wasser aufgefüllt.
II. Natriumthiosulfat	25,0
Wasser	625,0
Spiritus 96 proz.	ad 1000,0

Kurz vor dem Gebrauch gleiche Teile I. und II. mischen.

Pyrogallol-Silber-Haarfarben.
	braun	blond
I. Spiritus 96 proz.	100,0	100,0
Aqua	250,0	250,0
Pyrogallol	8,5	8,0
II. Aqua	150,0	200,0
Argentum nitricum	18,0	5,0
Liquor Ammonii caustici	30,0	20,0

Lösungen nicht mischen, sondern erst I. und nach dem Trocknen II. auftragen.

Schwarz.
I. Pyrogallol	0,5
Salmiakgeist	4,5
Wasser	26,0
II. Silbernitrat	2,5
Salmiakgeist	7,5
Wasser	22,0
III. Natriumthiosulfat	0,3
Wasser	20,0

I. auftragen, 5 Minuten trocknen lassen, II. auftragen, 10 Minuten trocknen lassen, III. auftragen, nach 3 Stunden gut waschen. Läßt man III. fort, so entsteht nur schwarzbraune Färbung.

Pyrogallol-Haarfarbe.

Vorsicht bei Anwendung! Pyrogallol ist nicht immer unschädlich.
Pyrogallol	50,0
Spiritus 95 proz.	200,0
Rosenwasser	500,0
Natronlauge (35 proz.)	15,0

Mischung eine Woche in offenem Gefäß stehen lassen, dann abfüllen. Die Lösung ist mittels Schwamm aufzutragen.

Kupfer-Haarfarben.

Betreffs Zulässigkeit im Hinblick auf das Farbengesetz siehe Erlaß des Reichsinnenministers vom 17. Januar 1928 (Pharm. Ztg. 1928 Nr. 22).

Schwarz.

Kupferchlorid	7,5
Eisenchlorid	20,0
Pyrogallol	20,0
Wasser	ad 1000,0

Braun.

Kupferchlorid	10,0
Eisenchlorid	5,0
Pyrogallol	15,0
Wasser	ad 1000,0

Blond.

Kupferchlorid	10,0
Pyrogallol	10,0
Wasser	ad 1000,0

Eisen-Haarfarbe.

a) Ferrum sulfuricum	0,6
Glycerinum	32,0
Aqua dest.	ad 500,0
b) Acidum gallicum	0,25
Aqua dest.	50,0

Haare waschen, trocknen, a) an 3 Tagen hintereinander je einmal auftragen, dann mit b) behandeln.

Kobalt-Haarfarbe.

a) Kobaltnitrat	50,0
Wasser	1000,0
b) Kaliumsulfid	50,0
Wasser	1000,0
c) Pyrogallol	5,0
Wasser	1000,0

Erst a), dann b) auftragen, trocknen lassen, Haar waschen, c) auftragen, wieder trocknen lassen, nochmals waschen.

Kobalt-Nickel-Silber-Haarfarbe.
(Nach Redgrove.)

	dunkelbraun	mittelbraun	hellbraun
a) Silbernitrat	1,0	0,5	—
Kobaltnitrat	5,0	5,0	5,0
Nickelnitrat	—	0,5	1,0
Salmiakgeist	9,5	9,5	9,5
Wasser	ad 100,0	ad 100,0	ad 100,0

Salmiakgeist wird bis zur Wiederlösung des Niederschlages zugesetzt.

b) Pyrogallol	3,0
Wasser	ad 100,0

Haare entfetten. Mit a) vorbehandeln, mit b) Farbe entwickeln, gut waschen, trocknen.

Henna-Haarfarben.

Reng	80,0
Henna	40,0

Für braune Farbe; für hellere weniger Reng verwenden. 90—120 g der Mischung mit ½ l Wasser (lauwarm) aufschwemmen, auftragen und nach etwa 2—3 Stunden wieder abwaschen.

Henna als Haarfärbemittel wird entweder rein gebraucht, um hellere Töne zu erzeugen, oder mit Reng zusammen, um auch dunkle bis schwarze Färbungen zu erzeugen. Zur Schwärzung der Haare verfährt man in folgender Weise. Eine mit Wasser hergestellte ziemlich steife Hennapaste wird auf die gut entfetteten und gewaschenen Haare gebracht und eine Stunde zur Einwirkung darauf gelassen. Dann wird mit reinem Wasser abgespült und eine in derselben Weise bereitete Rengpaste ebenso verwendet. Mit folgender Paste kann man auch hellere Nuancen erzielen: Fol. Hennae. plv. sbt. 10 g, Hb. Indigo plv. sbt. 30 g, Aqua q. s. M. f. past. moll. Nach einstündiger Einwirkung dieser Paste wird das Haar hellbraun, nach eineinhalbstündiger dunkelbraun. Henna ist unbegrenzt haltbar. Reng muß vor Feuchtigkeit geschützt werden. Farbflecke werden durch Säuren, wenn nicht gänzlich entfernt, so doch wenigstens aufgehellt. Wird der Zeitraum des Nachfärbens vergrößert, oder dasselbe gar nicht mehr vorgenommen, so nimmt das Haar nach und nach eine blauviolette Färbung an, es wird unansehnlich. — Blonde oder rötliche Töne erhält man durch ¼—1stündige Einwirkung einer wäßrigen Hennapaste.

Nußpomade.

Extractum nucum Juglandis	8,0
(als dickes Extrakt aus grünen Nußschalen mit Spir. dil. bereitet)	
Cera flava	6,0
Vaseline flava	60,0
Oleum Bergamottae	1,0

Haar-Bleichmittel.
Für lebendes Haar.
1. Haare entfetten (Seifenwasser mit 0,5 proz. Sodazusatz), gut spülen, trocknen.
2. Mit Kaliumpermanganatlösung (5 bis 10 proz.), warm, benetzen (Zahnbürste), trocknen lassen.
3. Mit Natriumthiosulfatlösung gleicher Stärke benetzen.
4. Salzsäure 1,0
   Wasser 4,0
Auftragen.
Tüchtig mit Wasser spülen, trocknen, Haare und Haarboden einfetten. Wöchentlich einmal anzuwenden.

Wasserstoffsuperoxydlösung 99,5
Salzsäure 0,5
Haare entfetten, spülen, trocknen, Bleichlösung auftragen, gut durchkämmen, nochmals gründlich (!) spülen. Verfahren öfters wiederholen.

Für totes Haar.
Die gleichen Methoden wie die vorigen, außerdem
Wasserstoffsuperoxydlösung
(30 proz.) 200,0
Wasser 800,0
Salmiakgeist 0,910 80,0
Es ist mit Essigwasser nachzuspülen und das Haar zu fetten.

Zitronensäure 1,0
Natriumsulfit 5,0
Wasser 94,0
Haare mit der Lösung durchfeuchten, nach Eintritt der Bleichung gut in reinem Wasser spülen.

Ammoniumpersulfat 15,0
Wasser dest. 85,0
Haare mit der Lösung durchfeuchten, nach Eintritt der Bleichwirkung gut in Wasser spülen, trocknen, leicht einfetten.

Depilatorien.

(Cave die sehr gefährlichen Thalliumpräparate!)

Hydrogenium peroxydatum
sol. conc. 9,0
Adeps Lanae anhydric. ad 30,0

Dick auftragen, nach einiger Zeit abwischen, mit Wasser und Seife nachwaschen, gut spülen, Hautcreme auftragen.

Bariumsulfid 30,0
Reisstärke 30,0
Kieselgur 40,0
Terpineol q. s.[1]
Das Pulver wird mit Wasser mittels eines Holzstäbchens zum Teig angerührt, aufgetragen und etwa 5—10 Min. liegen gelassen.
Nach dem Gebrauch erst mit Wasser, dann mit Essigwasser nachwaschen.

Strontiumsulfid 45,0
Zinkoxyd 15,0
Stärkemehl 14,0
Menthol 1,0
Glyzerin 75,0
Parfüm nach Belieben[1].
Fiat pasta. Zum Gebrauch auf die mit Wasser befeuchtete Haut auftragen. Nach dem Gebrauch mit Essigwasser nachwaschen.

a) Stärke 20,0
   Wasser 120,0
b) Schwefelnatrium 34,0
   Schwefelkalzium 30,0
   Wasser 180,0
c) Palmöl 36,0
   Glyzerin 21,0
Bergamottöl q. s.[1]
Aus a) einen Kleister kochen, b) lösen, in den Kleister einrühren, c) zusetzen, kaltrühren.
Nach dem Gebrauch mit Wasser und Essigwasser nachwaschen.

Liquor Calcii hydrosulf. 20,0
Unguentum Glycerini
Amylum aa 10,0
Oleum Citri[1] 0,5
Anwendung siehe oben.

---

[1] Vielfach gibt man Depilatorien unparfümiert ab, da der Schwefelwasserstoffgeruch doch nicht zu verdecken ist. Dagegen empfiehlt es sich, zum Nachwaschen Toiletteessig (Rasieressig) zu verwenden, der stark parfümiert ist.

Badezusätze.

Künstliches Seesalz-Badesalz.

Kalium jodatum	0,011
Kalium bromatum	0,022
Kalium chloratum	0,14
Magnesium chloratum	2,0
Magnesium sulfuricum siccatum	2,0
Calcium chloratum siccatum	1,0
Natrium sulfuricum siccatum	4,0
Natrium chloratum	12,0

Gut mischen und trocken halten. Für ein Bad sind 30 g zu nehmen.

Kalium jodatum	0,3
Kalium bromatum	0,9
Natrium sulfuricum	28,0
Magnesium sulfuricum	56,0
Natrium chloratum	340,0

Parfümierte Badesalze.

Salzgrundlage:
  Steinsalz, grob gemahlen
  Borax
  Kochsalz
  Glaubersalz, kleine Kristalle
  Natriumthiosulfat, kleine Kristalle
  Soda, kleine Kristalle.

Farben:
  Lavendel, zartblau oder gelblich,
  Fichtennadel, grünlich (Fluoreszein)
  Flieder, violett
  Rose, rosa
  Zitrone, grünlichgelb
  Mandarine, rötlichgelb
  Veilchen, grünlich
  Kölnisch Wasser, schwach grün.

Man benetzt die Salze mit geeigneten Farbstofflösungen (verschieden konzentriert je nach Aufnahmefähigkeit und gewolltem Effekt) und trocknet ohne Wärmeanwendung. Dann wird parfümiert mit 15—20 g Parfümmischung je 1 kg Salz.

Parfümmischungen (nach Winter).

Fichtennadel:
Edeltannenöl	200 g
Kumarin	10 g
Zitronenöl	20 g
Lavendelöl	30 g

Lavendel:
Lavendelöl, franz.	450 g
Spiköl	350 g
Kumarin	2 g
Bergamottöl	50 g
Linalool	30 g
Rosenöl, künstlich	20 g

Flieder:
Heiko-Flieder Nr. 830	400 g
Alkohol	600 g
Heliotropin	4 g
Rosenöl, künstlich	6 g

Rose:
Rosenöl, künstlich	40 g
Alkohol	60 g

Zitrone:
Zitronenöl	120 g
Portugalöl	30 g
Neroliöl	1 g

Kölnisch Wasser:
Bergamottöl	150 g
Zitronenöl	50 g
Portugalöl	25 g
Lavendelöl	40 g
Rosmarinöl	30 g
Petitgrainöl	30 g
Neroliöl, künstlich	50 g

Veilchen:
Heiko-Veilchen	100 g
Anisaldehyd	3 g
Phenyläthylalkohol	5 g
Solution Iris	5 g
Heiko-Jasmin	3 g
Ketonmoschuslösung	4 g

Mandarine:
Portugalöl	120 g
Neroliöl, künstlich	30 g
Anthranilsäuremethylester	3 g
Mandarinöl	200 g
Zitronenöl	20 g

Sauerstoffbad.

Natrium carbonicum anhydricum (Ammoniaksoda)	500,0
Hydrogenium peroxydatum solutum	100,0

Sauerstoffbad (Fortsetzung).

Man mischt rasch und schüttet die halbflüssige Mischung auf eine Blechplatte, worauf die Masse binnen kurzer Zeit zu einem harten Kuchen erstarrt, der zerschlagen und dann gepulvert wird. Parfüm nach Belieben.

Katalysatoren für Sauerstoffbäder.

Natriumperborat	300,0
Manganborat	30,0
Mangansulfat	6,0
Kaliumbitartrat	9,0
Hepin	5,0

Kohlensäure-Bäder.

500 g Natriumbikarbonat werden umgesetzt mit 720,0 g Natriumbisulfat oder mit 670,0 g Aluminiumsulfat, kristallisiert. Man verpackt also die genannten Mengen der Salze getrennt mit der Anweisung, das saure Salz im Badewasser zu lösen und dann das Natriumbikarbonatpulver einzuschütten.

Brausendes Badesalz.

Natrium bicarb.	85,0
Acidum tartaric.	71,0
Amylum solubile	114,0
Oleum Citri	0,65
Jonon	0,06

Die Masse wird vermittels Äther granuliert, der in 100 g das Ätherlösliche von 5 g Benzoe enthält. Man formt Preßlinge von etwa 30 g. Andere Parfümzusätze nach Belieben.

Badetabletten, brausende.

Borax		400,0
Natrium sulfuricum sicc.		200,0
Natrium bicarbonicum		300,0
Acidum tartaricum		225,0
Saccharum Lactis		50,0
Talcum		25,0
Oleum Pini silvestris		
Oleum Pini pumilionis	aa	15,0
Aether q. s.		

Die gut lufttrocknen Pulver mischen, mit den Ölen versetzen, mit Äther granulieren, durch ein Sieb pressen, zuletzt auf einer Tablettenpresse zu etwa 30 g schweren Tabletten pressen.

Fichtennadelbadetabletten.

Natrium bicarbonicum		
oder		
Natrium chloratum		20,0—30,0
Oleum Pini pumilionis		1,0—2,5
Fluoreszein		0,07

Man mischt sorgfältig und preßt daraus 1 Tab'ette.
An Stelle von Oleum Pini pumilionis kann man auch Oleum Pini silvestris oder Gemische beider Öle nehmen, der Ersatz eines Teils des Öls durch Bornylazetat liefert weniger fein duftende Bäder.

Fichtennadelbadesalz.

Natrium chloratum		38,0
Oleum Pini pumilionis		
Oleum Pini silvestris	aa	0,85
Oleum Lavandulae		0,3

Für ein Bad.

Fichtennadelbadeessenz.

Oleum Pini silvestris	20,0
Oleum Pini pumilionis	20,0
Oleum Lavandulae	5,0
Aether	50,0
Spiritus 96 proz.	450,0
Aether aceticus	5,0

40—50 ccm auf 1 Vollbad.

Spiritus	500,0
Oleum Pini silvestris	50,0
Tinctura Benzoes	100,0

Etwa 2 Eßlöffel auf 1 Vollbad.

Tinctura Benzoes		
Oleum Pini pumil.	aa	10,0
Oleum Pini sibiric.		30,0
Oleum Lavandul.		6,0
Oleum Rosmarini		3,0
Fluoreszein		1,0
Spiritus saponatus		40,0
Spiritus 96 proz.		700,0
Aqua dest.		200,0

25—50 g auf ein Vollbad.

Fichtennadelbademilch.

Adeps Lanae anhydric.	64,0
Glycerinum	80,0
Aqua	120,0
Tinctura Benzoes	40,0
Mucilago Gummi arab.	40,0
Oleum Pini silvestris	4,0—6,0
Oleum Eucalypti	1,0

Badezusätze.

Fichtennadelbademilch (Fortsetzung).
Das Wollfett wird auf dem Wasser und Glyzerin geschmolzen, die Schmelze wird kräftig geschüttelt und unter weiterem Schütteln wird erst der Gummischleim und dann die Mischung der Benzoetinktur mit den Ölen zugegeben. Schütteln bis zum Erkalten.

a) Sapo kalinus	385,0
Glycerinum	160,0
Spiritus 96 proz.	55,0
b) Oleum Pini piceae	308,0
Oleum Aurantii dulc.	77,0
Tinctura Vanillae	15,0
Oleum Cardamomi	0,3
c) Fluoreszein	5,0
Liquor Ammonii caust.	10,0

a) wird gelöst, die Lösung wird mit der Mischung b) zusammengeschüttelt und schließlich c) zugesetzt.
Man nimmt 5—10—15 ccm auf 1 Vollbad.

a) Tragacantha	0,5—1,0
Sapo medicatus	0,5
Spiritus 96 proz.	10,0
b) Olea aetherea mixta (Oleum Pini silvestris, pumilionis usw.)	5,0
Spiritus 96 proz.	15,0
c) Aqua dest.	ad 100,0

a) in einer 200 g Flasche zusammenschütteln bis die Seife gelöst ist, b) zugeben, erneut schütteln. Schließlich Wasser von 30° in kleineren Portionen unter starkem Schütteln zusetzen.
Etwa 50 g für 1 Vollbad.

a) Adeps Lanae anhydric.	15,0
Glycerinum	15,0
Aqua dest.	60,0
b) Tragacantha	2,0
Spiritus	5,0
Aqua dest.	20,0
c) Mucilago Gummi arab.	20,0
d) Oleum Pini silvestris Oleum Pini pumilion.	aa 7,5
Tinctura Benzoes	5,0
Spiritus	5,0
e) Aqua dest.	ad 200,0

a) wird auf dem Wasserbade bis zur Verflüssigung erhitzt. Aus b) wird ein Schleim hergestellt. a) + b) + c) in einer Flasche oder mit dem Rührwerk homogenisieren. d) und nach weiterem Schütteln bzw. Rühren e) zugeben. Gut durcharbeiten, 1—2 Tage stehen lassen, nochmals durcharbeiten. Etwa 30 g auf 1 Vollbad.

Fichtennadelbad, zusammengesetztes.

a) Kamillen	20,0
Pfefferminzblätter	40,0
Kalmuswurzel	100,0
Waldmeisterkraut	60,0
Eukalyptusblätter	80,0
Weingeist 96 proz.	4800,0
b) Tinctura aromatica	120,0
Fichtennadelöl, terpenfrei	50,0
Latschenkieferöl	20,0
Wacholderbeeröl	20,0
Kölnischwasseröl	15,0
Glyzerin	275,0
c) Wasser, kochend	4000,0

a) 10 Tage mazerieren, abpressen. Kolatur mit b) versetzen, Preßrückstand mit c) übergießen, erneut abpressen, a) + b) mit der wäßrigen Kolatur vereinigen, 8—14 Tage kühl lagern lassen, filtrieren.

Lohtannin-Badezusätze.

Tannin   25—50 g je Vollbad.

Tannin	40,0
Borax	40,0

Flüssig.

Tannin	50,0
Wasser	200,0
Birkenteeröl (oder Sassafrasöl)	0,5
Weingeist	10,0

Kohlensäurekompresse.

Ein kleines Stoffbeutelchen mit Weinsäure wird in einen großen Beutel mit einer Holzmehl-Natrium bicarbonicum-Mischung eingebettet. Zum Gebrauch durchfeuchten.

Kölnisch-Wasser, Riechfläschchen u. dgl.

Kölnisch Wasser.

Bergamottöl	10,0
Zitronenöl	5,0
Portugalöl	5,0
Rosmarinöl	3,0
Lavendelöl	2,0
Petitgrainöl	3,0
Neroliöl	2,0
Fixoresin Schimmel	1,5
Weingeist 96 proz.	1275,0
Wasser	195,0

Das Wasser wird heiß zugegeben, gemischt und nach längerer (mindestens 6—8-wöchiger) Lagerung filtriert. Man lagere zuerst an einem warmen Orte im Lichte in nur zu ⅔ gefüllten Flaschen, schüttle häufig durch, lasse durch öfteres Lüften des Stopfens Luft zutreten. Die letzte Woche wird kühl gelagert.

Bergamottöl	80,0
Zitronenöl	40,0
Neroliöl	8,0
Origanumöl	2,0
Orangenblütenwasser	300,0
Weingeist	3020,0

Bereitung siehe vorige Vorschrift.

Eau de Cologne-Öl.

Oleum Bergamottae	20,0
Oleum Citri	
Oleum Aurantii dulc.	aa 10,0
Oleum Lavandulae	7,0
Oleum Rosmarini	3,0
Oleum Petitgrains	6,0
Oleum Aurantii florum	3,0
Jasmin synth.	0,1

6—7 g auf 1 Liter Weingeist. Als Fixiermittel je L. Eau de Cologne 3—5 g Moschustinktur und 3 g Benzoetinktur oder 0,5 g Keton-Moschus.

Lavendelwasser [1].

Oleum Lavandulae	7,5
Oleum Bergamottae	7,5
Tinctura Ambrae	3,75
Moschus	0,12
Spiritus 90 proz.	480,0

---

[1] Bezüglich der Herstellungsmethode siehe Kölnisch Wasser.

Oleum Lavandulae	4,0
Moschus artificial.	0,3
Oleum Bergamottae	20,0
Oleum Rosae artific.	2,0
Oleum Neroli artific.	0,5
Spiritus Aetheris nitrosi	22,0
Aqua Rosae triplex	85,0
Spiritus 96 proz.	570,0

Nach 6 wöchiger warmer Lagerung filtrieren.

Lavendelöl	15,0
Extrait triple Cassia	100,0
Extrait triple Jasmin	50,0
Neroliöl	1,0
Heliotropin	1,0
Ambratinktur	15,0
Moschustinktur	10,0
Rosenwasser	50,0
Weingeist	800,0

Oleum Lavandulae	30,0
Oleum Rosae	0,4
Oleum Rosae artific.	0,4
Oleum Citri	2,4
Oleum Bergamottae	3,6
Oleum Aurantii dulc.	3,0
Spiritus 96 proz.	1500,0
Aqua Florum Aurantii	200,0

Riechfläschchen.

Zur Füllung der Fläschchen verwendet man Faserasbest, Bimssteinstückchen, Tonkugeln, Schwammstückchen, Ammoniumkarbonat, Kaliumbikarbonat, Kaliumsulfat, krist. Natriumsulfat, Glaswolle. Enthält die Salzbasis kein Ammoniumsalz, so muß Ammoniak in der Füllflüssigkeit enthalten sein.

Füllflüssigkeiten.

1.
Bergamottöl	3,0
Lavendelöl	6,0
Mazisöl	3,0
Nelkenöl	3,0
Rosmarinöl	6,0
Ammoniakflüssigkeit, spirituöse	1920,0

2.
Bergamottöl	2,0
Lavendelöl	5,0
Muskatöl	1,0
Nelkenöl	1,0
Rosenöl, kstl.	1,0
Zimtöl	10,0
Weingeist 96 proz.	25,0

Flüssigkeiten für Rauchverzehrer und Zimmerparfümzerstäuber.

Riechfläschchen. Füllflüssigkeiten (Fortsetzung).

3. Lavendelöl 6,0
Bergamottöl 3,0
Geraniumöl 1,0
Nelkenöl
Mazisöl aa gtt. V

4. Lavendelöl 6,0
Bergamottöl 2,0
Rosenöl, kstl. 1,0
Orangenblütenöl gtt. V
Ylangöl gtt. II
Nelkenöl gtt. I
Veilchenwurzelöl gtt. I
Kumarin 0,05
Moschus (Keton) 0,01

2., 3. und 4. zur Füllung solcher Flaschen, die Ammoniumkarbonat enthalten.

5. Eugenol 3,0
Lavendelöl 15,0
Spiritus Dzondii 10,0
Spiritus 80,0

a) Ammonium carbonicum 250,0
b) Spiritus camphor. 25,0
Oleum Caryophylli
Oleum Bergamottae aa 2,0
Oleum Lavandulae 30,0
c) Ammoniakgas q. s.

a) wird mit b) übergossen und in die Mischung Ammoniakgas bis zur Sättigung eingeleitet.

Rosenöl gtt. X
Bergamottöl gtt. XV
Orangenblütenöl gtt. V
Ylang-Ylang-Öl gtt. I
Veilchenwurzelöl gtt. I
Kumarin 0,03
Essigsäure
Essigäther aa 5,0
Natrium aceticum crist. 90,0

Weingeist 5,0
Glyzerin 5,0
Bergamottöl 1,0
Zitronenöl 1,0
Rosenöl 0,5
Kumarin 0,02
Moschus 0,01
Ammoniumchlorid
Ammoniumkarbonat aa 50,0

Brieger, Pharm. Manual.

Die Salze sind grob zerstoßen und staubfrei anzuwenden.

Die Öle der vorletzten Vorschrift können auch ohne Essigsäure, dafür mit Weingeist über das in der letzten Vorschrift erwähnte Salzgemisch gegossen werden.

Flüssigkeiten für Rauchverzehrer und Zimmerparfümzerstäuber.

Zimmerparfüme.

Tinctura Benzoes 3,0
Oleum Pini silvestris (pumilionis) 20,0
Aqua dest. 100,0
Spiritus 96 proz. 500,0

Aqua coloniensis 500,0
Oleum Pini pumilionis 14,0
Oleum Baccarum Juniperi 2,0
Tinctura Styracis 4,0
Aqua dest. 50,0

Oleum Pini silvestris 80,0   80,0
Oleum Juniperi bacc. 10,0   7,5
Oleum Rosmarini 5,0   5,0
Oleum Lavandulae 3,0   5,0
Oleum Citri 2,0   2,5
Spiritus 900,0   900,0

Thymol 1,0
Oleum Eucalypti
Oleum Lavandulae aa 4,0
Spiritus 96 proz. 85,0
Aqua dest. aa 150,0

Oleum Pini silvestris 80,0
Oleum Pini pumilionis 25,0
Oleum Corticis Aurantii 10,0
Cumarin 0,05
Oleum Citri 2,0
Spiritus 100,0
Spiritus coloniensis ad 1000,0

Rauchverzehr-Flüssigkeiten.

Oleum Lavandulae 4,0
Thymolum 0,5
Spiritus 80,0
Aqua dest. 64,0

Flüssigkeiten für Rauchverzehrer und Zimmerparfümzerstäuber.

Rauchverzehr-Flüssigkeiten (Fortsetzung).

Formaldehyd solutus	6,0
Oleum Citri	
Oleum Eucalypti	aa 3,0
Spiritus	ad 40,0

Formaldehyd solutus	10,0
Oleum Pini silvestris	5,0
Spiritus 95 proz.	450,0
Aqua dest.	535,0

Bei Verwendung terpenfreien Fichtennadelöls kommt man mit noch weniger Weingeist aus.

Oleum Pini silvestris	160,0
Oleum Juniperi bacc.	20,0
Oleum Rosmarini	
Oleum Lavandulae	aa 10,0
Oleum Citri	5,0
Spiritus 95 proz.	ad 2000,0

Oleum Pini pumilionis	100,0
Oleum Lavandulae	20,0
Oleum Citri	10,0
Oleum Bergamottae	5,0
Aether aceticus	20,0
Spiritus 90 proz.	1850,0

Man kann auch heißes Wasser bis zur eben beginnenden Trübung, die durch etwas Weingeist wieder fortzunehmen ist, zusetzen, und mit Uranin oder Fluoreszein leicht färben. An Stelle von Spiritus kann Isopropylalkohol treten.

Kumarin	10,0
Eukalyptusöl	10,0
Jonon	20,0
Zitronenöl	50,0
Fichtennadelöl	100,0
Latschenkiefernöl	150,0
Weingeist 96 proz.	4000,0
Wasser	6000,0

Oleum Pini sibirici	80,0
Oleum Juniperi baccar.	20,0
Oleum Rosmarini	5,0
Oleum Lavandulae	3,0
Oleum Citri	2,0
Spiritus	800,0
Aqua dest.	200,0

Aether aceticus	1,0
Cumarin	0,3
Hydroxycitronellal	0,2
Vanillin	2,0
Oleum Citri	0,5
Oleum Bergamottae	1,0
Spiritus 96 proz.	50,0
Acidum aceticum	15,0
Aqua dest.	930,0

Eisessig ist der Lösung der Duftstoffe in dem Weingeist zuzusetzen und das Wasser zuletzt zuzugeben.

Hydroxycitronellal	0,3
Cumarin	0,2
Aether aceticus	1,0
Menthol	2,0
Vanillin	1,5
Spiritus 96 proz.	75,0
Acidum aceticum	25,0
Aqua dest.	895,0

Duftstoffe in Weingeist lösen, Essigsäure zugeben, zuletzt Wasser (angewärmt) zufügen.

Für den Salon der Dame.

Benzaldehyd	0,02
Irisöl	0,18
Ylang-Ylang-Öl, kstl.	2,0
Aubepine	4,0
Heliotropin	2,0
Moschus Ambrette	4,0
Benzylbenzoat	20,0
Rosenöl, kstl.	2,0
Tuberose, kstl.	3,0
Cassie, kstl.	3,0
Jasmin, kstl.	10,0
Benzoetinktur	12,0
Spiritus 96 proz.	1500,0

Der Moschus ist vor Zugabe zu der Mischung in dem Benzylbenzoat zu lösen.

Räucheressenz.

a) Balsamum peruvianum	10,0
Balsamum tolutanum	4,0
Myrrha	8,0
Benzoe	50,0
Moschus	0,4
Spiritus 90 proz.	400,0
b) Oleum Caryophylli	10,0
Oleum Bergamottae	12,0
Oleum Rosae artific.	0,4
Oleum Lavandulae	
Vanillin	aa 4,5
Oleum Ivarancusae	0,5

Mittel gegen Hyperhydrosis.

a) 8—10 Tage mazerieren, klar abgießen, b) zusetzen. Mit dieser Lösung tränkt man entweder Salpeterpapier, das dann angezündet wird (nach dem Trocknen) oder man läßt sie in besonderen Lämpchen mittels eines kleinen Flämmchens verdunsten.

Riechkissenfüllung.

Rhizoma Iridis	
Folia Patchouli	aa 300,0
Radix Ivarancusae	
Lignum santalinum album	aa 30,0
Oleum Rosae artific.	1,5
Oleum Neroli artific.	0,9
Oleum Santali	1,0
Oleum Ivarancusae	1,0
Balsamum tolutan. plv.	5,0
Oleum Citri	2,0

Parfümstifte.

Walrat	2000,0
Hartparaffin	1500,0
Wollfett	100,0
Ätherische Öle	500,0—700,0

Man schmilzt die Fettstoffmasse im Wasserbade bei möglichst niedriger Temperatur, gibt die Duftstoffe zu und rührt, bis die Masse dickflüssig zu werden beginnt, dann wird ausgegossen in Stangenformen.

Abortdesodorans.

Eukalyptusöl	10,0
Hydroxycitronellal	
Zitronenöl	
Wacholderbeeröl	aa 2,0
Fichtennadelöl sibir.	4,0
Weingeist 96 proz.	600,0
Formaldehydseifenlösung	150,0
Wasser	230,0

Trübes Gemisch. Der Weingeist kann denaturiert sein oder man verwendet Isopropylalkohol.

Naphthalin	250,0
Kampfer	25,0
Paradichlorbenzol	20,0
Eukalyptusöl	5,0

Man schmilzt vorsichtig im Wasserbade und zwar zuerst das Naphthalin für sich (F. P. ca. 80°), nimmt vom Wasserbade, gibt die anderen Bestandteile zu, rührt bis zur Lösung und gießt dann in Tafeln. In diese bohrt man mit einem heißen Draht ein oder zwei Löcher zum Aufhängen.

Emulgens für ätherische Öle.

Albumen Ovi siccum	20,0
Tartarus depuratus	80,0

Bei spezifisch leichten Öle 2,5, bei spezifisch schweren 1 g der Mischung auf 100 ccm Öl verwenden. Man schüttelt das Pulver mit dem Öl in einer trocknen Flasche entsprechender Größe durch, setzt dieselbe Menge Wasser (wie Öl) zu und schüttelt kräftig.

Ätherische Öle emulgieren.

Man mischt die Öle mit Türkischrotöl und emulgiert dann mit Wasser. Mengenverhältnisse schwanken im Einzelfalle je nach dem ätherischen Öl, das zu emulgieren ist.

Man tropft die ätherischen Öle unter kräftigem (maschinellem) Rühren in 0,5 proz. Saponinlösungen oder Quittenschleim ein.

Oleum Terebinthinae	12,5
Gummi arab. plv.	2,0
Eidotter	15,0
Tinctura aromatica	15,0
Aqua Cinnamomi	ad 100,0

Mittel gegen Hyperhydrosis.

Allgemeine Hyperhydrosis.

Acidum salicylicum	2,0
Rhizoma Iridis	10,0
Zincum oxydat. crd.	
Bismutum subnitric.	aa 20,0
Talcum venet.	ad 100,0
S. Streupulver	

Acidum boricum	20,0
Tannoform	5,0
Cetaceum	2,0
Thymol	0,1
Talcum	25,0

Walrat wird im Wasserbade geschmolzen und mit Talk zu einem krümeligen Pulver verrieben, das gesiebt und mit den übrigen Bestandteilen vermischt wird.

4*

Allgemeine Hyperhydrosis (Fortsetzung).

Acidum boricum	40,0
Talcum	60,0
Magnesium carbonicum	150,0
Rhizoma Iridis	250,0
Eau de Cologne-Öl	1,0

S. Streupuder

Natrium perboricum	150,0
Zincum superoxydatum	100,0
Talcum	ad 1000,0

Acidum boricum	40,0
Paraformaldehydum	15,0
Adeps Lanae anhydric.	25,0
Rhizoma Iridis	100,0
Talcum	ad 1000,0
Eau de Cologne-Öl	15,0

Paraformaldehyd wird feinst gepulvert mit dem Wollfett angerieben und die Anreibung mit so viel Talkum verarbeitet, daß die Masse krümlig wird. Dann werden die übrigen Bestandteile zusammengemischt, und das Ganze durch ein Sieb geschlagen.

Kopfschweiß.

Spiritus aether.	50,0
Tinctura Benzoes	7,5
Vanillinum	0,05
Heliotropinum	0,15
Oleum Geranii	gtt. I

S. zum Einreiben der Kopfhaut.

Formaldehyd solutus	10,0
Spiritus Vini gallici	ad 100,0

Abends die Kopfhaut abreiben.

Tannin	1,0
Spiritus dilutus	ad 100,0

Zum Abreiben der Kopfhaut.

Kopfhaut kühl (ohne Seife) waschen.
Kalten Salbeitee trinken.

Acidum benzoicum e resina	10,0
Glycerinum	50,0
Spiritus	640,0
Spiritus coloniensis	300,0

Kopfhaut mit lauem Seifenwasser reinigen, abtrocknen, Kopfspiritus leicht aufreiben.

Achselschweiß.

Aqua coloniensis	500,0
Acidum aceticum dil.	140,0

S. Kölnisch Essig zum Betupfen nach vorangegangener Waschung.

Acidum aceticum dil.	60,0
Spiritus Lavand.	1,0
Spiritus Rosmar.	
Spiritus Caryophyll.	aa 0,5
Camphora	8,0

S. Aromat. Essig zum Betupfen der noch feuchten Haut nach vorangegangener Waschung.

a) Carbo medicinalis	1,0
Tinctura Arnicae	30,0
b) Spiritus coloniensis	5,0
c) Borax	5,0
Aqua dest.	60,0

a) schütteln bis zur Entfärbung, filtrieren, b) zugeben, c) unter Schütteln zugeben, nach einigen Tagen blank filtrieren. Zum Betupfen.

Handschweiß.
Pinselungen.

Acidum formicicum	
Chloralhydrat	aa 5,0
Balsamum peruv.	1,0
Spiritus dil.	ad 100,0

S. Zum Pinseln.

β-Naphthol	5,0
Glycerinum	10,0
Spiritus dil.	ad 100,0

S. Zum Pinseln.

Aluminium acetico-tartaricum	7,5
Aqua dest.	12,5
Spiritus coloniensis	10,0
Glycerinum	5,0
Spiritus dilutus	ad 100,0

Waschflüssigkeit.

Spiritus saponatus	200,0
Tinctura Arnicae dest.	250,0
Spiritus 96 proz.	650,0
Acidum acetic.	100,0
Eau de Cologne-Öl	2,0

Tee- bis eßlöffelweise auf eine Schüssel Waschwasser zusetzen.

Salbe.

Paraffinum sol.	20,0
Sapo medicatus	45,0
Adeps Lanae	90,0
Oleum Olivarum	150,0
Sebum salicylatum	400,0
Thymol	5,0

Salbe nachts auflegen. Morgens mit verdünnter Formaldehydlösung (1 + 10) kurz waschen. Pudern.

Puder.

Acidum salicylicum plv. sbt.	150,0
Lycopodium	50,0
Terra silicea alba	200,0
Talcum venet.	600,0
Eau de Cologne-Öl	1,0

Fußschweiß.

Acidum salicyl.	3,0
Bismutum subnitric.	
Talcum venet.	aa ad 100,0

S. Streupulver.

Acidum salicyl.	5,0
Acidum boric.	
Acidum tartaric.	aa 10,0
Zincum oxyd. crd.	
Talcum venet.	aa ad 100,0

S. Streupulver.

Formaldehyd. sol.	2,0
Natr. carb.	2,5
Aqua dest.	ad 100,0

S. zum Pinseln.

Formaldehyd solutus	10,0
Liquor Aluminii acetici	ad 100,0

Zum Pinseln.

Alumen	2,0
Acidum boricum	3,0
Aqua dest.	75,0
Spiritus	20,0

Zum Pinseln.

Tannin	4,0
Spiritus dilutus	ad 100,0

Zum Pinseln.

Chinosol	1,0
Acidum boricum	10,0
Aqua dest.	ad 500,0

Zum Pinseln, auch von wunden Stellen.

Thymol	1,0
Balsamum peruv.	2,0
Spiritus dilutus	ad 100,0

Pinselung.

Salbe gegen Wundsein der Füße.

Mentholum	0,5
Balsamum peruvianum	1,0
Tannoform	2,0
Lanolinum	20,0

Fußbadepulver.

Borax	50,0
Natrium bicarbonicum	45,0
Sapo medicatus	5,0
Oleum Pini silvestris	1,0

Mittel gegen Frostschäden.

Die mit Stern versehenen Mittel sind für offene Frostschäden geeignet.

Badepräparate.

Alumen	50,0

Signa: In 1 Liter heißem Wasser mit Schmierseife zusammen gelöst zum Baden der erfrorenen Stellen.

Cortex Quercus.
1 Eßlöffel zur Abkochung auf ½ l Wasser zum Baden der erfrorenen Stellen.

Tannin	
Borax	aa 15,0
Natrium bicarbonicum	
Alumen	aa 50,0

1 Eßlöffel voll mit heißem Wasser zum Bade lösen.

Einreibungen und Einpinselungen.

*Acidum carbolicum liquefactum	0,25
Linimentum Calcariae	50,0

Bei Bedarf frisch bereiten.

a) Acidum tannicum	1,0
Spiritus camphorat.	200,0
Oleum Bergamottae	2,0
b) Liquor Plumbi subacetici	25,0

a) lösen, b) zugeben.
Zu Umschlägen.

Mittel gegen Frostschäden.

Einreibungen und Einpinselungen (Fortsetzung).

Acidum tannicum	12,5
Spiritus	325,0
Mixtura sulfurica acida	50,0
Spiritus camphoratus	75,0
Mixtura oleoso-balsamica	37,5

Zu Umschlägen oder zum Pinseln.

Acidum tannicum	2,0
Tinctura Benzoes	3,0
Spiritus	15,0
Collodium	20,0

Zum Pinseln.

---

*a) Alumen
 Borax aa 2,5
 Aqua dest. 85,0
b) Tinctura Benzoes 10,0

a) lösen, b) unter kräftigem Schütteln langsam zugeben.
Zu Umschlägen.

Phenolum	0,6
Spiritus camphorat.	
Tinctura Opii crocata	aa 7,5
Spiritus	
Aqua dest.	aa 15,0

Zum Pinseln.

Cantharides	
Camphora	aa 2,0
Semen Erucae plv. gr.	4,0
Oleum Cajeputi	1,0
Oleum Rosmarini	3,0
Radix Alcannae	2,0
Oleum Terebinthinae	80,0

Digera per dies X, filtra.
Zum Pinseln.

Tannin	2,0
Glycerinum	
Spiritus camphoratus	aa 25,0

Zum Pinseln oder Einreiben.

Tannin	5,0
Collodium elasticum	50,0

Zum Pinseln.

Tannobromin	
Spiritus	aa 1,0
Tinctura Benzoes	0,5
Collodium	10,0

Zum Pinseln.

Collodium	
Terebinthina venet.	aa 10,0
Camphora	10,0
Oleum Ricini	30,0

Zum Pinseln.

Balsamum Copaivae	
Oleum Terebinthinae	aa

Zum Pinseln.

Balsamum peruvianum	5,0
Mixtura oleoso-balsamica	
Spiritus coloniensis	aa 30,0

Zum Einreiben oder Pinseln.

Fel Tauri	
Oleum Terebinthinae	aa 60,0
Spiritus	25,0
Tinctura Opii crocata	15,0

Zu Umschlägen oder zum Pinseln.

Tannin	
Tinctura Benzoes	aa 2,0
Spiritus	5,0
Collodium	20,0

Zum Pinseln.

Thymolum	2,5
Tinctura Digitalis	6,0
Spiritus dilutus	
Glycerinum	aa 180,0

Zu Umschlägen.

Oleum Rosmarini	
Oleum camphoratum	
Liquor Plumbi subacetici	aa

D. S. Vor dem Gebrauch stark umschütteln!
Zu Umschlägen.

---

*Zincum chloratum	0,25
Aqua Picis	125,0

Zu Umschlägen.

Anthrasol	5,0
Tinctura Benzoes	5,0
Spiritus	ad 50,0

Zum Pinseln.

Chinosol	1,0
Aqua dest.	97,0
Liquor Plumbi subacetici	2,0

Zu Umschlägen.

Mittel gegen Frostschäden.

Einreibungen und Einpinselungen (Fortsetzung).

*Cycloform	1,0
Ichthyol	9,0

Zum Pinseln. Mit einer Lage Watte bedecken.

Ichthyol	
Oleum Terebinthinae	aa

Zum Pinseln.

Ichthyol	2,0
Oleum Ricini	1,0
Balsamum peruvian.	2,0
Collodium	20,0

Zum Pinseln.

*Ichthyol	
(Thigenol)	
(Thiol. liqu.)	
Aqua dest.	
Glycerinum	
Zincum oxydatum	
Talcum	aa 10,0

Schüttelmixtur zum Pinseln.

Ichthyol	
Oleum Ricini	
Aether	aa 10,0
Spiritus	70,0

Zum Pinseln.

Ichthyol	
Resorcinum	
Acidum tannicum	aa 1,0
Aqua dest.	5,0

D. S. Vor dem Gebrauch umzuschütteln. Zum Pinseln.

Resorcinum	4,0
Mucilago Gummi arabici	6,0
Talcum	1,0
Aqua	3,5

Fiat Linimentum.

*Thiol. liquid.	
Glycerinum	aa

Zum Pinseln.

Euresol	
Oleum Terebinthinae	
Camphora	aa 5,0
Collodium	50,0

Zum Pinseln.

Euresol	
Eucalyptolum	
Oleum Terebinthinae	aa 2,0
Collodium	ad 20,0

Zum Pinseln.

Kalium jodatum	
Camphora	aa 5,0
Spiritus saponatus	80,0
Glycerinum	5,0
Tinctura Benzoes	5,0

Zum Einreiben oder Pinseln.

Jothion	10,0
Tinctura Benzoes	5,0
Spiritus camphoratus	ad 100,0

Zum Einreiben oder Pinseln.

a) Oleum camphoratum	
Aqua Calcis	aa 25,0
b) Tinctura Jodi	5,0

a) zusammenschütteln, b) unter weiterem Schütteln langsam zugeben.

a) Tanninum	1,0
Glycerinum	10,0
b) Tinctura Jodi decolorata	5,0

a) lösen, b) zugeben. Zum Pinseln.

a) Jodum	1,0
Kalium jodatum	3,0
Spiritus	70,0
b) Tanninum	10,0
Glycerinum	120,0
c) Benzinum	15,0

a) und b) für sich lösen, mischen, c) zugeben. D. S. Umschütteln! Zum Einreiben.

Jodum	1,0
Kalium jodatum	1,0
Acidum salicylicum	0,5
Acidum tannicum	5,0
Aqua Cinnamomi	100,0

Zu Umschlägen oder zum Pinseln.

Kalium jodatum	
Tinctura Opii crocata	aa 5,0
Tinctura Chinae	
Tinctura Arnicae	aa 15,0
Spiritus camphoratus	
Glycerinum	aa 30,0

Zum Pinseln oder Einreiben.

Mittel gegen Frostschäden.

Einreibungen und Einpinselungen (Fortsetzung).

Tinctura Gallarum	6,0
Tinctura Jodi	3,0
Glycerinum	6,0

Zum Pinseln.

Tinctura Jodi	10,0
Tanninum	5,0
Collodium	50,0

Tannin mit dem Kollodium anreiben. Sobald Lösung erfolgt ist, Jodtinktur zusetzen.
Zum Pinseln.

Solutio Ammonii jodati	10,0 : 100,0
Spiritus camphoratus	18,0
Tinctura Opii crocata	2,0
Glycerinum	20,0
Kreosot	1,5

D. S. Umschütteln! Zum Einreiben.

Frostsalben.

Calcaria chlorata	1,0
Unguentum Paraffini	9,0

Ichthyol	5,0
Chloroformium	2,0
Unguentum Paraffini	3,0

Acidum salicylicum		
Balsamum peruvianum	aa	5,0
Camphora		10,0
Adeps Lanae		10,0
Paraffinum solidum		30,0
Paraffinum liquidum		40,0
Oleum Bergamottae		1,0

Durch Schmelzen bei gelinder Wärme zu bereiten.

*Lassarsche Frostsalbe.

Phenolum		2,0
Unguentum Plumbi		
Lanolinum	aa	40,0
Oleum Olivarum		20,0
Oleum Lavandulae	gtt.	XXV

Camphora		
Mentholum	aa	1,0
Acidum tannicum		5,0
Glycerinum		10,0
Oleum Olivarum		5,0
Adeps Lanae		25,0

Tannin ist zuvor in Glyzerin zu lösen. Kampfer und Menthol werden warm in dem Olivenöl gelöst.

*Sanguis Draconis	1,0
Balsamum peruvianum	2,0
Terebinthina veneta	18,0
Oleum Olivarum	18,0
Cera flava	12,0

Drachenblut feinst mit Olivenöl anreiben, Anreibung in die Schmelze von Terpentin und Wachs eintragen, zuletzt Perubalsam zugeben.
Auf Leinwand gestrichen auflegen.

*Ichthyol		
Oleum camphoratum	aa	5,0
Lanolinum		20,0

Menthol		0,3
Camphora trita		5,4
Oleum Terebinthinae		
Oleum Petrae	aa	3,6
Unguentum cereum		
Adeps Lanae anhydric.	aa	36,0
Balsamum peruvian.		3,6

Reihenfolge innehalten!

Camphora		
Oleum Terebinthinae	aa	15,0
Vaseline flava		140,0
Terebinthina		
Elemi	aa	23,0
Liquor Ammonii caust.		3,0
Ichthyol		8,0

Kampfer wird in der erwärmten Vaseline gelöst, Terpentin und Elemi darin geschmolzen. Kaltrühren, kurz vor dem Erkalten Terpentinöl, dann Ichthyol, zuletzt Ammoniakflüssigkeit einverleiben.

*Camphora		5,0
Balsamum peruvianum		2,5
Vaseline	ad	50,0

Perubalsam mit der Kampfervaseline anreiben.

*Bromocoll		1,0
Unguentum leniens	aa	10,0

Acidum tannicum	5,0
Aqua dest.	20,0
Unguentum diachylon Hebrae	75,0

Mittel gegen Frostschäden.

Frostsalben (Fortsetzung).
*Acidum boricum	
Camphora	aa 1,0
Unguentum cereum	8,0

Epicarin	3,0
Sapo kalinus	0,5
Unguentum Caseini	ad 30,0

Jothion	10,0
Vaseline flava	ad 50,0

Tinctura Arnicae	
Calcium carbonicum	
Sulfur praecip.	aa 10,0
Unguentum Zinci	ad 100,0

Tinctura Arnicae ist auf dem Wasserbade auf etwa 5,0 einzudampfen, dann mit den Pulverbestandteilen zu verreiben und schließlich die Zinksalbe zuzugeben.

Camphora trita	
Terebinthina venet.	aa 4,0
Unguentum cereum	ad 20,0

Phenolum	2,0
Oleum Amygdalarum	20,0
Vaseline	
Unguentum Plumbi	aa 40,0
Oleum Lavandulae	1,0

Ichthyol	5,0
Resorcinum	3,0
Adeps Lanae anhydr.	25,0
Oleum Olivarum	10,0
Aqua dest.	ad 50,0

Resorzin in Wasser gelöst zugeben.

*Ichthyol	2,0
Unguentum Elemi	
Vaseline.	
Adeps benzoatus	aa 6,0

Ichthyol	
Balsamum peruvianum	aa 10,0
Lanolinum	20,0

Für stark entzündete Frostbeulen.

Alumen	3,0
Plumbum aceticum	9,0
Oleum Cacao	18,0
Unguentum cereum	70,0

Alaun und Bleiazetat sind zuvor bis zur Verflüssigung zu verreiben, dann werden die geschmolzenen Salbenfette zugegeben. Kaltrühren.

Mentholum	1,0
Zincum oxydatum	30,0
Unguentum molle	90,0

Acidum tannicum	
Thymolum	aa 1,5
Tinctura Jodi	2,0
Camphora	5,0
Vaseline	50,0

Die Jodtinktur wird zuletzt der schon fertigen Salbe beigemengt. Thymol und Kampfer werden warm in der Vaseline gelöst, Tannin wird mit der wiedererkalteten Schmelze angerieben.

Thymolum	1,0
Camphora	4,0
Tinctura Jodi	1,5
Extractum Ratanhiae	5,0
Unguentum Paraffini	ad 50,0

Bereitung sinngemäß wie bei obiger Vorschrift.

Thiol liquid.	
Resorcinum	aa 3,0
Adeps Lanae anhydr.	ad 30,0

*Kalium sozojodolicum	3,0
Vaseline	2,0
Lanolinum	20,0

*Acidum tannicum	5,0
Aqua dest.	20,0
Unguentum diachylon	75,0

Tannin, in Wasser gelöst, zusetzen.

Acidum tannicum	
Zincum sulfuricum	aa 3,0
Aqua Rosae	15,0
Unguentum leniens	45,0

Tannin mit wenig Wasser angerieben der Salbe einverleiben, dann die Lösung des Zinksulfats im Rest des Rosenwassers zugeben.

*Ichthyol	5,0
Unguentum Zinci	5,0

Mittel gegen Hautjucken. — Mittel gegen Krätze.

Frostsalben (Fortsetzung).

*Tumenol	4,0
Pasta Zinci	ad 100,0

Fel Tauri inspissatus	10,0
Lanolinum	30,0
Unguentum Rosmarini compositum	10,0

*Zincum sozojodolicum	1,0
Vaselinum	10,0

Mittel gegen Hautjucken.

Menthol	4,0
Spiritus	30,0
Acidum aceticum	150,0
Aqua dest.	60,0

Mit Wasser (etwa 1 : 20) vermischt zu Waschungen.

Ammonium sulfoichthyolicum	5,0
Aqua dest.	50,0

Zum Pinseln.

Mentholum	1,5—2,5
Spiritus dilutus	50,0

Zum Betupfen.

Mentholum	
Camphora	aa 0,5
Oleum Pini pumilion.	1,0
Spiritus dilutus	ad 100,0

Zum Betupfen.

Bismutum subnitricum	20,0
Unguentum leniens	80,0

Talcum venetum	25,0
Magnesium carbonicum	30,0
Bolus alba	10,0
Zincum oxydatum	5,0
Mentholum	
Camphora	
Eau de Cologne-Oel	aa 0,5

Zum Bepudern.

Acidum salicylicum	1,5
Spiritus vini gallici	200,0

Zum Betupfen.

Mentholum	
Guajacolum	aa 0,75
Zincum oxydatum	25,0
Vaseline alba	50,0

Pix liquida	7,5
Zincum oxydatum	
Vaseline flava	
Lanolinum	aa 75,0

Arningsche Salbe gegen Juckreiz.

Tumenol	
Aqua dest.	aa 5,0
Zincum oxydatum crd.	
Amylum	aa 10,0
Vaseline flava	50,0

Mittel gegen Pruritus ani.

Argentum colloidale	5,0
Lanolinum	10,0
Vaseline	20,0

Abends anwenden.

Ichthyol	3,0
Lanolinum	20,0
Vaseline flava	40,0

Morgens anwenden.

Antipruritin.

Balsamum peruvianum	15,0
Phenolum	6,0
Liquor Aluminii acetici	30,0
Unguentum diachylon	100,0
Adeps Lanae anhydric.	150,0

Mittel gegen Krätze.

Sulfur sublimat.	20,0
Rhizoma Veratri	6,0
Kalium nitricum	1,0
Sapo kalinus	20,0
Adeps suillus	60,0

β-Naphthol	5,0
Sulfur praecip.	10,0
Sapo kalinus	10,0
Vaseline flava	ad 100,0

Styrax liquidus	70,0
Balsamum peruv.	10,0
Oleum Rapae	ad 200,0

Mittel zur Beseitigung von Mitessern, Nasenröte, Hornhaut u. dgl.

Mittel gegen Krätze (Fortsetzung).

Balsamum peruvianum	10,0
Styrax liquid.	30,0
Alcohol absol.	20,0
Oleum Ricini	ad 100,0

Hardysche Krätzesalbe.

Sulfur praecipitat.	25,0
Kalium carbonicum	10,0
Vaseline flava	125,0

Hebrasche Krätzesalbe.

Flores Sulfuris		
Oleum cadinum	aa	20,0
Creta alba		2,0
Sapo viridis		
Adeps suillus	aa	40,0

Krätzesalbe für Kinder.

Sulfur sublimatum	40,0
Calcium carbonicum	50,0
Oleum Rusci	40,0
Sapo kalinus	25,0
Adeps suillus	100,0

Oppenheimers Krätzesalbe für Kinder.

Sulfur praecip.		
Creta alba		
Zincum oxydatum	aa	15,0
Vaseline		45,0

Unguentum contra scabiem Helmerich.

Kalium carbonicum		
Aqua dest.		
Sulfur depur.	aa	10,0
Adeps Lanae anhydr.		5,0
Adeps suillus		35,0

Mittel zur Beseitigung von Mitessern, Nasenröte, Hornhaut u. dgl.

Mitesser-Paste.

Cetaceum	50,0
Cera alba	40,0
Stearin. alb.	20,0
Adeps Lanae anhydr.	10,0
Oleum Arachidis	400,0
Borax	5,0
Chinosol	4,0
Aqua dest.	200,0
Bolus sterilisata	10,0
Calcium carbonic. praec.	15,0
Glycerinum	25,0

Die Fette und Wachse werden geschmolzen und bei etwa 75° mit der auf 75° erwärmten Lösung von Borax und Chinosol in 190° Wasser zugerührt. Dann verreibt man die aus Bolus, Kalziumkarbonat, Glyzerin und dem Wasserrest bereitete Anreibung langsam mit der Emulsion und rührt kalt. Parfüm nach Wunsch.

Zincum oxydatum crudum	10,0
Resorcin. plv. sbt.	40,0
Ichthyol	10,0
Unguentum diachylon	20,0
Unguentum molle	40,0
Cignolin	0,5
Pasta Zinci	ad 100,0

Schwach

β-Naphthol	1,0
Sulfur praecip.	5,0
Sapo kalinus	10,0
Lanolin	ad 100,0

Stark

β-Naphthol	2,0
Sulfur praecip.	10,0
Sapo kalinus	15,0
Lanolin	ad 100,0

Unnasche Schälpaste.

Schwach

Pasta Zinci		60,0
Resorcin. plv. sbt.		
Vaseline	aa	20,0

Stark

Resorcin. plv. sbt.		
Pasta Zinci	aa	40,0
Ichthyol		
Vaseline	aa	10,0

Schälpaste nach Lassar.

β-Naphtholum		10,0
Sulfur praecip.		40,0
Vaseline flava		
Sapo kalinus	aa	25,0

Hebrasche Schälpaste.

Hydrargyrum praecipitatum alb.		
Bismutum subnitricum		
Ichthyol	aa	2,0
Vaseline		20,0

Mittel zur Beseitigung von Mitessern, Nasenröte, Hornhaut u. dgl.

Zeisslsche Schälpaste.

Lac Sulfuris	
Glycerinum	
Spiritus	aa 5,0
Acidum aceticum	1,0

S. Abends aufpinseln, morgens abwaschen.

Schälkur.

1. Teerschwefelseife.
2. Acidum salicylic.   0,6
   Spiritus coloniensis   25,0
   Spiritus Vini gallici   20,0
   Spiritus saponatus   5,0
   Glycerinum   ad 60,0
3. Sulfur praecip.
   β-Naphtholum
   Zincum oxydatum   aa 2,5
   Camphora
   Mentholum   aa 0,05
   Sapo kalinus
   Adeps Lanae anhydr.   aa 5,0
   Vaseline flava   ad 50,0

Die Haut wird morgens mit warmem Wasser benetzt, mit der Teerschwefelseife eingeschäumt und der Schaum 10 Minuten einwirken gelassen. Hierauf wird mit einem feuchten Tuche abgerieben und der Salizylspiritus vermittels eines Läppchens oder Wattebausches dünn aufgetragen. Abends wird die Haut durch Waschungen mit warmem Sodawasser entfettet, gut abgetrocknet und die Schälpaste dünn und leicht eingerieben. Die Paste läßt man über Nacht einwirken und verfährt morgens wie bereits angegeben. — Da nach Gebrauch eines der Mittel bei empfindlicher Haut oft Brennen oder starke Rötung auftritt, muß mit der Behandlung ausgesetzt und eine kühlende Salbe (Ungt. leniens oder Lanolin c. aq.) aufgetragen werden. Haben sich die Nebenerscheinungen gelegt, kann mit der Behandlung fortgefahren werden. Nach dem Einreiben des Salizylspiritus' kann die Haut leicht gepudert werden.

Nasenröte beseitigen.

a) Natrium biboracicum   5,0
   Aqua dest.   25,0
   Spiritus coloniensis   70,0

b) Calcium carbonicum praec. 10,0
   Zincum oxydatum   5,0
   Talcum   40,0
   Magnesium carbonic.   25,0
   Ocker q. s. bis zur leichten Gelbfärbung
c) Sulfur praecip.   5,0
   Acidum tannicum
   Camphora   aa 2,0
   Sapo kalinus   10,0
   Adeps Lanae anhydr.   20,0
   Vaseline flava   ad 100,0

Die Nase wird morgens mit lauwarmem Boraxwasser und Seife gewaschen und gut abgetrocknet. Mit Watte trägt man nun die Flüssigkeit a) auf und reibt die Nase unter leichtem Druck und kreisförmigen Bewegungen trocken. Hierauf pudert man mit Puder b). Mittags wird genau so verfahren. Abends wird an Stelle des Puders die Salbe c) mit wenig Druck eingerieben. Starke Temperaturunterschiede — kalt zu warm, warm zu kalt — werden durch leichte Massage ausgeglichen. Dadurch wird der Blutstrom zur Nase geregelt und übermäßige Blutansammlung verhindert. Diese Massage führt man durch leichtes Streichen mit Daumen und Zeigefinger einer Hand aus.

Pillen gegen Nasenröte.

Ichthyol
Ferrum lacticum   aa 10,0
Massa pilul. q. s. ut fiant pilulae Nr. C.
Signa: Dreimal täglich 1—2 Pillen.

Salben gegen rote Nasen.

Sulfur praecip.	1,0
Kalium jodatum	5,0
Zincum oxydatum crd.	2,5
Glycerinum	1,0
Aqua Rosae	2,0
Adeps benzoatus	ad 25,0

Hydrargyrum praecip. alb.	1,5
Sulfur colloidale	3,0
Adeps Lanae anhydr.	
Vaseline	aa 10,0
Unguentum leniens	30,0

Thigenol	0,8
Zincum oxydatum crd.	
Bismutum subnitric.	aa 2,0
Unguentum leniens	
Eucerin anhydric.	aa ad 20,0

Verschiedene Salben und Pasten.

Hühneraugensalbe.

Acidum salicylicum	
Resina Pini	
Balsamum peruv.	aa 4,0
Terebinthina laricina	6,0
Cera flava	24,0
Vaseline flava	8,0

Die Salbe wird durch Schmelzen bereitet. Sie ist täglich einmal auf die Hühneraugen aufzutragen.

Aerugo plv.	3,0
Olibanum	2,0
Cera flava	4,0
Terebinthina	15,0
Oleum Arachidis	ad 50,0

Aerugo wird in etwas Arachisöl angerieben und dann der Schmelze der übrigen Bestandteile einverleibt. Kaltrühren.

a) Cera flava	10,0
Emplastrum Lithargyri	60,0
b) Minium	
Sapo medicatus	aa 5,0
Acidum salicylicum	4,0
Oleum camphoratum forte	9,0
Oleum Olivarum	7,0

a) schmelzen, der halberkalteten Schmelze wird die Anreibung b) einverleibt.

Hühneraugen-Pinselungen.

Acidum salicylicum	
Extractum Cannabis ind.	aa 0,5
Spiritus	1,0
Aether	2,5
Collodium elastic.	5,0
Chlorophyll q. s.	

Acidum salicylicum	
Acidum lacticum	aa 1,0
Collodium	8,0
Chlorophyll q. s.	

Acidum aceticum	0,2
Acidum salicylicum	1,0
Terebinthina	0,5
Collodium	ad 10,0

Warzenentfernungs-Mittel.

Acidum trichloraceticum	100,0
Aqua dest.	10,0
Formaldehyd solutus	100,0

Zum Betupfen der Warzen mittels Holz- oder Glasstäbchen.

Acidum lacticum	2,0
Acidum salicylicum	3,0
Collodium	ad 50,0

Zum Bepinseln.

Gegen Alterswarzen.

Chrysarobin	0,1—0,2
Traumaticinum	ad 10,0

Zum Pinseln.

Tätowierungen entfernen.

Acidum salicylicum
Glycerinum q. s.

Man stellt eine Paste her, legt sie auf die tätowierte Stelle auf oder auf einen Teilbezirk, bedeckt mit einer Kompresse und fixiert mit einem Heftpflasterstreifen. 6—8 Stunden liegen lassen, Verband abnehmen, losgelöste Epidermis abheben. Wundverband. Das Verfahren ist mehrfach, wenn nötig, zu wiederholen.

Pepsinum	5,0
Aqua dest.	25,0
Acidum hydrochlor.	1,0
Glycerinum	75,0

Zum Bepinseln der tätowierten Stellen.

Verschiedene Salben und Pasten.

Trockensalben und -Pinselungen.

Hautfirnis.

Tragacantha	3,0
Zincum oxyd.	10,0
Eucerin anh.	
Aqua dest.	aa ad 100,0

Wachs-Trockensalbe.

Amylum	10,0
Zincum oxyd.	5,0
Cera alb.	0,6
Eucerin. anh.	40,0
Aqua dest. oder	
Liquor Alum. acet. 2 proz.	ad 100,0

Tumenolschüttelmixtur.

Tumenol-Ammonium	10,0
Paraffinum liqu.	4,0
Glycerinum	8,0
Amylum	
Zincum oxyd.	
Aqua dest. oder	
Liquor Alum. acet. 2 proz.	ad 100,0

Verschiedene Salben und Pasten.

Paraffinschüttelmixtur.
Paraffinum liquid.	4,0
Glycerinum	8,0
Amylum	
Zincum oxyd.	
Aqua dest.	aa ad 100,0

An Stelle von Wasser kann auch zur Erzielung einer kühlenden Wirkung eine Mischung von 1 Teil Liq. alum. acet. mit 3 Teilen Wasser Verwendung finden.

Lenigallol-Tumenol-Hautfirnis.
Tragacantha	3,0
Lenigallol	
Tumenol-Amm.	aa 10,0
Zincum oxyd.	10,0
Eucerin anh.	
Aqua dest.	aa ad 100,0

Tumenol-Sulfidal-Wachstrockensalbe.
Sulfidal	
Tumenol-Amm.	
Amylum	aa 10,0
Zincum oxyd.	5,0
Cera alb.	0,6
Eucerin anh.	40,0
Aqua dest.	ad 100,0

Lotio Zinci.
Zincum oxydatum crudum	200,0
(Ferrum oxydatum rubrum	1,0)
Oleum Rosae	gtt. III
Glycerinum	100,0
Aqua dest.	ad 100,0

Ferrum oxydatum rubrum kann auch fortbleiben. Das Zinkoxyd ist feinst zu sieben. An Stelle von Rosenöl und Wasser kann auch Aqua Rosarum genommen werden.

Zincum oxydatum	
Amylum Tritici	
Glycerinum	
Aqua (Aqua Rosarum)	aa

Lotio Zinci spirituosa.
Zincum oxydatum crudum	
Amylum (Talcum)	
Glycerinum	
Spiritus dilutus	aa

Acnesalbe Unna.
Acidum hydrochloricum dil.	0,4
Pepsin	2,0
Sulfur	1,0
Glycerinum	
Eucerinum anhydr.	aa ad 10,0

Unguentum adhaesivum Dr. Dreuw.
Acidum salicylicum	10,0
Pyrogallol	
Liquor Carbonis deterg.	aa 20,0
Zincum oxydatum	20,0
Sapo viridis	
Adeps Lanae anhydr.	aa 25,0

Augensalbe, alkalische.
Borax	1,0
Natrium bicarbonicum	2,0
Aqua dest.	
Adeps Lanae anhydr.	aa 10,0
Vaseline alba	ad 100,0

Augensalbe Dr. Schanz.
1.
Hydrargyrum oxydatum recenter praecipitatum	1,0—3,0
Aqua dest.	10,0
Adeps Lanae	10,0
Vaseline americana alba	ad 100,0

2.
Collargol	0,1—0,2
Aqua dest.	
Adeps Lanae	aa 1,0
Vaseline alba americ.	ad 10,0

Salben gegen Bartflechten.
Cignolin	0,05—0,1
Liquor Carbonis detergens	0,5
Acidum salicylicum	0,5
Adeps Lanae anhydr.	100,0

Acidum salicylicum	2,0
Oleum Rusci	20,0
Cignolin	5,0
Lanolinum	ad 100,0

Ichthyol	
Chrysarobin	aa 5,0
Acidum salicylicum	2,0
Unguentum molle	100,0

Verschiedene Salben und Pasten.

Salben gegen Bartflechten (Fortsetzung).

Ichthyol	3,0
Sulfur praecipitat.	1,5
Acidum tannicum	0,5
Zincum oxydatum	
Amylum Tritici	aa 10,0
Vaseline	ad 50,0

Ichthyol	
Oleum Rusci	
Sapo viridis	aa 5,0
Vaseline	
Adeps Lanae	aa ad 30,0

Hydrargyrum sulfurat. rubr.	0,3
Sulfur depuratum	
Phenolum	
Ichthyol	aa 1,5
Unguentum Zinci	30,0

Ichthyol	
Sapo kalinus	aa 10,0
Acidum salicylicum	3,0
Lanolinum	20,0

Salbeseifen gegen Bartflechte.

Oleum cadinum	5,0
Ichthyol	2,5
Sapo kalinus	20,0

Zum Einschäumen der befallenen Stellen.

Becksche Paste.

1. Bismutum subnitricum	33,0
Vaseline flava	67,0

2. Bismutum subnitricum	30,0
Vaseline flava	60,0
Paraffinum solidum	
Cera alba	aa 5,0

Beinschadensalbe.

Camphora	1,0
Acidum boric.	
Zincum oxydat. crud.	
Bismutum subgallicum	aa 3,0
Adeps Lanae	10,0
Unguentum cereum	60,0
Aqua dest.	20,0

Mittel für Brandwunden.

Resorcinum	1,0
Oleum Eucalypti	2,0
Oleum Olivarum	5,0
Paraffinum solidum	67,0
Paraffinum liq.	25,0

Scharlachrot, med.	2,0
Oleum Eucalypti	2,0
Oleum Olivarum	5,0
Adeps Lanae	4,0
Paraffinum liq.	21,0
Paraffinum solid.	ad 100,0

Brandsalbe.

a) Adeps benzoatus	20,0
Adeps Lanae	40,0
b) Aqua Calcariae	60,0

a) im Wasserbade schmelzen, b) zusetzen, kaltrühren.

Bismutum subnitricum	1,5
Bismutum tribromphenylicum	1,0
Zincum oxydatum crud.	6,0
Adeps Lanae	24,5
Adeps benzoatus	27,0
Aqua Calcariae	40,0

Brooksche (Broeksche) Paste.

Hydrargyrum oleinic. 5 proz.	20,0
Acidum salicylicum	1,0
Ichthyol	1,0
Pasta Zinci	ad 50,0

Flechtensalbe.

Sulfur praecip.	
Bismutum subnitricum	
Zincum oxydatum crud.	aa 5,0
Lanolinum	35,0
Vaseline	50,0

Heil- und Wundsalbe.

Bismutum subgallicum	5,0
Balsamum peruvianum	3,0
Amylum	
Zincum oxydatum	aa 7,5
Vaseline	15,0
Unguentum diachylon	32,0
Unguentum basilicum	30,0

Verschiedene Salben und Pasten.

Kampfer-Eis.

Cetaceum	46,0
Oleum Amygdalarum	24,0
Cera alba	24,0
Camphora	6,0

Der bei möglichst niedriger Temperatur geschmolzenen Fett-Wachsmasse wird der Kampfer zugesetzt. Man rührt bis zur Lösung, wenn möglich im geschlossenen Gefäß, und gießt, wenn die Masse halb erkaltet ist, in Stangenform aus.

Krampfadersalbe.

Peptonum sicc.		
Amylum Tritici		
Zincum oxydatum	aa	15,0
Gummi arab. plv.		
Aqua dest. at	aa	30,0
Liquor Cresoli sapon.		
Oleum Citronellae	aa	0,5

Tinctura Clematid. vitalb.		
homöop. extern		6,0
Unguentum molle	ad	30,0

Camphora		1,0
Acidum boricum		
Zincum oxydatum crud.		
Bismutum subgallic.	aa	3,0
Adeps Lanae		10,0
Unguentum cereum		60,0
Aqua dest.		20,0

Kühlsalbe.

Liquor Plumbi subacetici	10,0
Aqua dest.	40,0
Eucerinum	50,0

Kühlpasten Unna.

Magnesium carbonicum		2,5
Aqua dest.		
Vaseline	aa	5,0

Magnesium carbonicum		2,5
Liquor Aluminii acetici		
Eucerinum anhydric.	aa	5,0

Modifiziert nach Rapp.

Oleum Lini		15,0
Adeps Lanae anhydric.		5,0
Aqua Calcis		20,0
Zincum oxydatum		
Calcium carbonicum	aa	30,0

Zum Gebrauch frisch bereiten.

Lexersche Salbe.

Zincum oxydatum crud.		20,0
Ceresin flavum		12,0
Vaseline flava		
Oleum Vaselini flavum	aa	50,0

Zincum oxydatum crud.	100,0
Adeps Lanae anhydric.	290,0
Aqua dest.	100,0
Vaseline flava	225,0
Oleum Vaselini flavum	225,0
Ceresin flavum	60,0

Miculicz-Pasten.

Airolpaste.

Airol		
Glycerinum		
Mucilago Gummi arab.	aa	10,0
Bolus steril.		20,0

Vioformpaste.

Vioform		
Glycerinum		
Mucilago Gummi arab.	aa	10,0
Bolus steril.		20,0

Xeroformpaste.

Xeroform		
Glycerinum		
Mucilago Gummi arab.	aa	10,0
Bolus steril.		20,0

Zinkpaste.

Zincum oxydatum crud.		
Mucilago Gummi arab.		
Glycerinum	aa	10,0
Bolus		20,0
Sterilisa!		

Salbe für Milchschorf der Kinder.

Calcium chloratum	3,0
Lanolinum	20,0
Oleum Amygdalarum	30,0
Mentholum	0,05

Prophylaktische Salbe.

Hydrargyrum oxycyanatum		0,075
Thymol		1,75
Calomel		25,0
Lanolin		50,0
Vaseline flava	ad	100,0

Unguentum contra Psoriasim.
Liantral

Talcum	aa 5,0
Zincum oxydatum	10,0
Vaseline flava	ad 50,0

Cignolin	1,5
Acidum salicylicum	10,0
Oleum Rusci	2,0
Vaseline flava	ad 100,0

Unguentum contra Psoriasim Dr. Dreuw.

Acidum salicylicum	10,0
Chrysarobin	
Oleum Rusci	aa 20,0
Sapo viridis	
Adeps Lanae anhydr.	aa 25,0

Acidum salicylicum	10,0
Acidum pyrogallicum	
Liquor carbonis detergens	aa 20,0
Zincum oxydatum	20,0
Sapo viridis	
Adeps Lanae anhydricus	aa 25,0

Pasta Resorcini Unna.
Mollis.

Resorcinum	
Vaseline flava	aa 20,0
Zincum oxydatum crud.	10,0
Terra silicea	2,0
Adeps benzoatus	28,0

Dura.

Ichthyol	
Vaseline flava	aa 10,0
Resorcinum	40,0
Terra silicea	2,0
Zincum oxydatum crud.	10,0
Adeps benzoatus	28,0

Unguentum salicylatum compositum.

Acidum salicylicum	100,0
Spiritus 96 proz.	50,0
Glycerinum	50,0
Oleum Arachidis	560,0
Cera flava	240,0

Die Salizylsäure wird mit dem Weingeist und Glyzerin verrieben und die Schmelze von Erdnußöl und Wachs zugegeben.

Nach Bourget (*auch als Unguentum terebinthinatum Bourget*).

Acidum salicylicum	
Oleum Terebinthinae	
Lanolinum	aa 10,0
Adeps suillus	ad 100,0

Unguentum Wilsonii rubrum.

Zincum oxydatum	1,0
Adeps benzoat.	9,0
Carmin q. s. zur hellroten Farbe.	

Universal-Heil- und -Wundsalbe.

Cera alba	125,0
Cera flava	30,0
Terebinthina	30,0
Resina Pini alba	250,0
Cetaceum	30,0
Adeps suillus	500,0
Oleum Olivarum	625,0

Wundsalbe (Baby-Creme).

Pellidol	1,0
Zincum oxydatum	
Amylum Tritici	aa 25,0
Vaseline flava	50,0

Wundsalbe für Kinder.

Acidum boricum	30,0
Zincum oxydatum	
Amylum	aa 150,0
Adeps suillus	300,0
Balsamum peruvianum	30,0

Unguentum Zinci molle.
(Pasta Zinci mollis Unna.)

Calcium carbonicum	
Zincum oxydatum	
Oleum Lini	
Aqua Calcis	aa
Adeps Lanae q. s.	

Vorschrift von Runge.

Calcium carbonic. praec.	
Zincum oxydatum crd.	
Oleum Lini	aa 24,0
Adeps Lanae anhydr.	8,0
Aqua Calcis	20,0

Das Kalkwasser soll möglichst frisch sein und den richtigen Gehalt an $Ca(OH)_2$ aufweisen.
Stets frisch bereiten.

Verschiedene Salben und Pasten.

Pasta Zinci oesypata.
Zincum oxydatum crud.	
Oesypus	
Oleum Vaselini	aa 50,0
Oleum Bergamottae	1,5
Oleum Rosae artific.	gtt. II

Pasta Zinci oesypata mollis.
Oesypus	
Oleum Olivarum	
Amylum	
Zincum oxydatum	aa 100,0
Benzaldehyd	gtt. V
Oleum Melissae citrat.	gtt. VI

Pasta Zinci sulfurata.
Terra silicea	40,0	50,0
Sulfur praecip.	100,0	100,0
Zincum oxydatum crud.	140,0	150,0
Adeps benzoatus	720,0	700,0

Pasta Zinci sulfurata mollis.
Zincum oxydatum crud.	14,0
Sulfur praecip.	10,0
Terra silicea	4,0
Oleum Olivarum benzoinat.	12,0
Adeps benzoinatus	60,0
Cinnabaris	1,0

Pasta Zinci sulfurata Unna.
Zincum oxydatum	6,0
Sulfur praecip.	4,0
Terra silicea	2,0
Adeps benzoatus	28,0

Unguentum Zelleri.
Hydrargyrum praecipitatum album	5,0
Adeps suillus	100,0
Oleum Bergamottae	q. s.
Signa Läusesalbe.	

Flüssiges Heftpflaster.
Collodium elasticum

Collodium	90,0
Oleum Ricini	6,0
Terebinthina laricina	4,0

Schellack, weiß	5,0
Azetanilid	1,0
Spiritus	15,0
Alkannin q. s.	

Terebinthina venet.	15,0
Mastix	12,0
Colophonium	25,0
Resina alba	8,0
Spiritus	180,0

Finksche Klebmasse.
Terebinthina venet.	7,0
Mastix	6,0
Colophonium	12,0
Resina alba	4,0
Spiritus	90,0

Häusners Klebmasse für Extensionsverbände.
Cera flava	
Dammar	
Colophonium	aa 10,0
Terebinthina	1,0
Aether	
Spiritus	
Oleum Terebinthinae	aa 55,0

Mastixlösung von Oettingen.
Terebinthina venet.	15,0
Colophonium	28,0
Mastix	12,0
Resina alba	8,0
Spiritus	180,0
Aether	20,0

Mastix	20,0
Chloroform	50,0
Oleum Lini	gtt. XX

Thujacollodium.
Extr. aeth. ex Summitat. Thujae	1,0
Collodium	9,0

Massa ad Collemplastrum.
Harzöl	30,0
Kopaivabalsam	
Kolophonium	aa 40,0
Lärchenterpentin	20,0
Wachs, gelb	12,0
Blätterkautschuk	100,0
Äther	ad 800,0

Verschiedene Salben und Pasten.

Die Harze und Wachs werden zusammengeschmolzen, in eine Blechflasche geseiht mit 600,0 Äther übergossen und der feingeschnittene Kautschuk zugegeben. In Pausen von 6 Std. rühren bis alles gleichmäßig gequollen ist. Mit Äther auf 800,0 ergänzen. Bald verarbeiten.

Cetylalkohol darstellen.
Für wasserbindende Salben.

a) Cetaceum 100,0
Kalilauge (25 proz.) 500,0
Weingeist q. s.
b) Solutio Natrii chlorati
10 proz. 6000,0

a) wird unter Zusatz von etwas Weingeist verseift, in heiße Natriumchloridlösung eingegossen, das Ausgeschiedene auf einem Tuche gesammelt, mit Wasser chloridfrei gewaschen, abgepreßt und mit 9 Teilen Vaselin gemischt. Die so bereitete Salbe bindet erhebliche Mengen Wasser.

Suppositoria Glycerini.
Oleum Cacao 40,0
Cetaceum 10,0
Glycerinum
Oleum Ricini aa 25,0

Masse schmelzen, durchschütteln, ausgießen.

Sapo stearinatus 10,0
Aqua fervida q. s. ad solut.
Glycerinum 90,0

Bis zum Gewicht von 100 g abdampfen, ausgießen.

Kathetergleitcreme.
Traganth 3,0
Wasser 100,0
Glyzerin 200,0
Quecksilberoxyzyanid 0,246

Der Traganth wird als feines Pulver mit dem Glyzerin angerieben, dann wird die Lösung des Quecksilberoxyzyanids in dem Wasser in einem Gusse zugegeben, gerührt und dabei im Wasserbade leicht angewärmt.
Soll in Metalltuben abgefüllt werden, so müssen diese auf der Innenseite eine indifferente Schutzschicht tragen.

Globuli gelatinosae.
Grundmasse
Gelatina alba 15,0
Aqua dest. 35,0
Glycerinum 40,0

Die Gelatine, deren Menge je nach den Zusätzen vermehrt oder vermindert werden kann (10,0 bis 20,0) wird im Wasser gelöst und dann das Glyzerin zugesetzt. Die Masse kann nach Bedarf auf dem Wasserbade verflüssigt werden. Zur Konservierung kann Nipagin dienen.

Bougiemasse.
Oleum Cacao 50,0
Gummi arab. 25,0
Glycerinum
Aqua dest. aa 12,5

Dem geschmolzenen Kakaoöl wird das Gummipulver zugesetzt, etwa 30 Min. bei etwa 35° gehalten, unter Rühren bis zur Dickflüssigkeit abgekühlt und dann das Glyzerin-Wasser-Gemisch, dem die Arzneistoffe einverleibt sind, eingearbeitet. Die halberstarrte Masse wird in Formen gegossen.

Zum Ausrollen.
Oleum Cacao 80,0
Adeps Lanae anhydric.
Cera flava aa 10,0

Quecksilbergleitpuder.
Hydrargyrum 30,0
Lycopodium 15,0
Amylum Tritici 55,0
Oleum Terebinthinae q. s.
(etwa 5 g)

Hydrargyrum 30,0
Lycopodium 15,0
Oleum Terebinthinae q. s.
Pulvis inspersorius lanolinatus 55,0

Zuerst Quecksilber mit Lycopodium und Terpentinöl verreiben.

Knochenplombe.
Nach Mosetig.
Walrat 40,0
Sesamöl 40,0
Jodoform 40,0—60,0

Bei etwa 80° zusammenschmelzen, gut rühren.

Knochenplombe (Fortsetzung).
Nach Valen und Fantino.
Thymol	1,0
Jodoform	2,0

Bei 75° flüssig, bei 60° erhärtend.

Calotsche Paste.
Jodoform	10,0	5,0
Phenolum crist.	5,0	2,5
Camphora	8,5	4,25
β-Naphtholum	2,0	1,0
Guajacolum	10,0	5,0
Adeps Lanae anhydr.	50,0	50,0
Cetaceum	50,0	50,0

Wollfett und Walrat werden bei niedriger Temperatur geschmolzen, in die Schmelze wird die Anreibung der übrigen Stoffe eingetragen und bis zur Lösung verrührt. Dann wird kaltgerührt.

Naphtholum camphoratum glycerinatum Calot.
Naphtholkampfer	6,0
Glyzerin	16,0

Bei Bedarf zu mischen.

Oleum Creosoti jodoformatum Calot.
(Calotsche Lösung gegen eitrige Mittelohrentzündung.)
Guajacolum	1,0
Kreosotum	5,0
Äther	30,0
Jodoform	10,0
Oleum Olivarum	70,0

Fondant aux quatre liquides Calot.
Naphtholkampfer	
Phenolkampfer	
Phenol-sulforizinat	
Terpentinöl	aa partes

Naphtholkampfer.
β-Naphtholum	1,0
Camphora	2,0

Phenolkampfer.
Phenolum crist.	
Camphora	aa

Phenolsulforizinat.
Phenolum crist.	2,0
Türkischrotöl	8,0

Olivenöl für Injektionen entsäuern.

1. Das Öl wird mit etwa 10 Proz. seines Gewichtes an Spiritus unter Erwärmen auf etwa 40° einige Zeit geschüttelt, dann wird im Scheidetrichter getrennt, das Verfahren noch ein bis zweimal wiederholt und schließlich das Öl im Wasserbade bis zum Verschwinden des Weingeistgeruchs erwärmt. Dann wird bei 120° sterilisiert.

2. 100,0 g Öl werden mit 5,0 g Magnesia usta in einer 250,0 g Flasche unter häufigem Schütteln 5—6 Stunden an einem warmen Orte stehen gelassen. Man filtriert und sterilisiert bei 120°.

3. 100 g Öl werden mit einer aus 2 Teilen Ätznatron und 3 Teilen Wasser bereiteten Natronlauge bei etwa 30—40° mehrmals kräftig geschüttelt. Dann gibt man etwa 5 ccm gesättigte Natriumchloridlösung zu, schüttelt wieder kräftig durch, läßt absetzen, filtriert das Öl durch ein getrocknetes Filter und sterilisiert es bei 120°.

Aufbewahrung vor Licht geschützt in voll gefüllten Glasstopfengläsern.

Gipsverkittungen (und -verbände) lösen.
Mit konzentrierter Bariumchloridlösung tränken.

Dakinsche Lösung.
a) Chlorkalk	200,0
b) Natrium carbonicum siccum	140,0
Aqua dest.	ad 10000,0
c) Borsäure	40,0

Chlorkalk in die Sodalösung einrühren absetzen lassen, klar abgießen, Borsäure zusetzen.

Linimente haltbar machen.
Man löst in dem zu verarbeitenden Öl 1 Proz. eines Gewichtes Stearin in der Wärme auf, dann arbeitet man wie üblich bei der Linimentbereitung.

Antikonzeptionelle Mittel.

Globuli vaginales aus Oleum Cacao, Glyzerin-Gelatine oder Traganth-Zuckermasse, die enthalten:

je 25 proz. Borsäure und Alaun,
oder je Stück 0,25—0,3 g Borsäure und (oder) 0,25—0,4 g Weinsäure,
oder je Stück je 0,03 g Borsäure und salzsaures Chinin,
oder je Stück je 0,03 g Chinosol und Chininsulfat,
oder je Stück 0,05 g Chininsulfat,
oder je Stück je 0,03 g Chininsulfat und Thymol,
oder je Stück 0,03 g Chinosol, 0,035 g Borsäure, 0,013 g Chininsulfat,
oder je Stück 0,012 g Chinosol, 0,015 g Chininhydrochlorid, 0,03 g Borsäure und 0,028 g Weinsäure.

Chinosol	0,1
Aluminiumborotartrat	20,0
Oleum Cacao	ad 100,0
Globuli vaginales je Stück	2,5—3,0 g

Chininum sulfuricum	0,01
Alumen pulv.	0,03
Acidum boricum	0,04
Acidum tartaricum	0,04
Oleum Cacao	2,0
Globuli vaginales	

a) Gelatine 15,0
Aqua dest. 25,0
Glycerinum 50,0
b) Chininum aceticum 2,25
Formaldheyd solutus 2,25

Aus a) wird eine Gelatinelösung bereitet. Man setzt b) zu und gießt Vaginalkugeln aus der Masse.

Salbenform.

Aluminium acetico-tartaric.	7,5
Acidum boricum	2,5
Chinosol	0,3
Acidum aceticum	0,5
Unguentum Glycerini	ad 100,0

Die Masse ist in einer mit einer geeigneten Ansatzkanüle armierten Zinntube abzugeben.

Mittel gegen Verdauungsstörungen.

Tabletten.

Alumen	200,0
Amylum	50,0
Acidum boricum	600,0

Es werden auf einer Tablettenmaschine globuli von 1,5 g Gewicht gepreßt.

Natriumbikarbonat	0,39
Natriumperborat	0,25
Weinsäure	0,1
Borsäure	0,05
Maisstärke	0,15

Natrium bicarbonicum	0,6
Aluminium sulfuricum siccum	0,35
Chinosol	0,03
Natrium perboricum	0,15
Amylum Maidis	0,15

Kann auch unter Fortlassung der Maisstärke als Pulver zum Einblasen mit dem Pulverbläser abgegeben werden.

Borsäure	2,5
Natriumbikarbonat	4,0
Aluminiumazetotartrat	2,0
Chinosol	0,1
Saponin	0,003
Maisstärke q. s.	

Für 10 Tabletten.

Abführmittel.

(Über Abführtees siehe unter Teegemische.)

Paraffinöl-Emulsionen[1].

Paraffinum liq.	30,0
Gummi arabic.	15,0
Tragacantha	1,5
Oleum Cinnamomi	gtt. IV
Saccharin	0,1
Aqua dest.	ad 100,0

---

[1] Es darf nicht übersehen werden, daß die an sich ja altbekannte Anwendung mehrerer Emulgatoren gerade für Paraffinöl in Deutschland unter Patentschutz steht.

Mittel gegen Verdauungsstörungen.

Paraffinöl-Emulsionen (Fortsetzung).
Paraffinum liq. 180,0
Lac condens.
Sirupus simplex aa 90,0
Aqua Cinnamomi
Aqua Calcis aa 120,0
Das Kalkwasser sei frisch und werde der zusammengeschüttelten Mischung zuletzt einverleibt.

Agar-Agar 1,0
Aqua dest.
Paraffinum liquidum aa 70,0
Cera alba 1,0
Saccharin 0,05
Tinctura Aurantii 5,0
(Phenolph.halein) 1,5—2,5
Aus Wasser und Agar-Agar einen Schleim bereiten, Paraffinöl auf 50° erhitzen, Wachs darin schmelzen, heiß emulgieren, abkühlen lassen, Geschmacksstoffe und evtl. das Phenolphthalein zusetzen.

Paraffinöl-Majonnaise.
Ein Eigelb wird mit einem Teelöffel voll Kochsalz und einer Messerspitze Paprika geschlagen. Eine halbe Zitrone wird ausgepreßt und der Saft mit der gleichen Menge Essig gemischt. Von der Mischung setzt man etwas dem Ei zu, schlägt, fügt dann Paraffinöl zu, schlägt wieder und so fort, stets abwechselnd Essig-Zitronensaft und Paraffinöl, bis 500 g Paraffin. liquid. einverleibt sind. Als weiteres Geschmackskorrigens kann noch ein wenig Mostrich zugesetzt werden. Es entsteht eine steife Majonnaise.

Karlsbader Pillen.
Extractum Aloes 10,0
Extractum Cascarae sagr.
 sicc. 5,0
Sal Carolin. fact. 2,0
Radix Liquiritiae 1,0
Oleum Foeniculi gtt. V
Fiant Pilulae C.

Abführpillen.
Rhizoma Rhei 10,0
Aloes 8,0
Sapo medicatus 6,0
Myrrha 6,0
Oleum Menthae pip. gtt. XVI
Glycerinum
Aqua dest. aa q. s.
Für 300 Pillen.

Extractum Rhei 2,5
Extractum Aloes 0,75
Resina Jalapae
Podophyllin aa 0,5
Oleum Menthae 1,0
Fiant Pilulae Nr. 50.

Aloes
Resina Jalapae
Rhizoma Rhei
Sapo medicatus aa 3,0
Spiritus dil. q. s.
Fiant Pilulae Nr. C.

Aloe 10,0
Fungus laricinus 0,05
Rhizoma Rhei
Folia Sennae aa 2,5
Crocus
Fructus Cardamomi
Cubebae
Cortex Cinnamomi
Mastix
Myrrha
Semen Myristicae aa 0,1
Manna 3,0
Fiant Pilulae Nr. C.

Entfettungspillen.
Extractum Fuci vesicul. sicc. 6,0
Extractum Frangulae sicc. 5,0
Extractum Rhamni purshian.
 sicc. 5,0
Extractum Aloes 2,0
Extractum Rhei 1,0
Carrageen plv. 1,0
Fiant Pilulae Nr. 100.

Pulvis laxans Botkin.
Natrium sulfuricum siccum 2,0
Acidum tartaricum 6,0
Natrium bicarbonicum 8,0
Ein Pulver in einem halben Glase Wasser verrührt nach dem Aufbrausen zu trinken.

Pulvis laxans Hohl.
Resina Guajaci 1,0
Herba Violae tricolor. 2,0
Flores Cal ndulae 1,5
Radix Sarsaparillae 1,0
Herba Mill folii 2,0
Stibium sulfuratum aurant. 0,5
Saccharum alb. 12,0
M. divide in partes X.

Mittel gegen Verdauungsstörungen.

Flatulenzpulver.
Carbo medicinalis
Bolus alba   aa 15,0
½ teelöffelweise mehrmals täglich mit Wasser zu geben.

Haemorrhoidalpulver Nottebaum.
Sulfur praecip.
Rhizoma Rhei
Pulvis Liquiritiae cps.
Elaeosacchar. Foeniculi   aa
Teelöffelweise in Wasser zu nehmen.

Pulvis pro infantibus Riegel.
(Riegelsches Kinderpulver)
Cinnabaris	3,0
Calomel	8,0
Resina Jalapae	12,0
Bolus armeniacus	30,0
Saccharum album	33,0

Dosierungen.
Für Kinder vom
Alter	g
2—10 Tage	0,12—0,15
11—14 ,,	0,18—0,21
2— 8 Wochen	0,24—0,27
9—10 ,,	0,3 —0,33
12—17 ,,	0,36—0,42
18—28 ,,	0,45
28—46 ,,	0,5
1— 1½ Jahre	0,7 —0,85
2— 2½ ,,	0,9 —1,1
2½— 3 ,,	1,25—1,4
3— 6 ,,	1,4 —1,6
6—10 ,,	1,7
10—12 ,,	1,8

Berliner Vorschrift.
Cinnabaris	32,0
Magnesia usta	30,0
Phenolphthalein	5,0—10,0
Saccharum album	200,0

Einzeldosis 5 g

Feigensirup.
a)	Feigen, zerschnitten	700,0
	Sennesblätter	300,0
	Wasser, heiß	2500,0
b)	Wasser, heiß	1500,0
c)	Magnesium carbonicum	50,0
d)	Glycerinum	100,0
	Spiritus Menthae pip.	50,0
	Extractum Cascarae arom.	500,0
	Sirupus simplex	3500,0

a) 6 Stunden digerieren, abpressen, Rückstand mit b) 3 Stunden digerieren, abpressen, vereinigte Preßflüssigkeiten mit c) aufkochen, nach 2 tägigem Absetzen durch Flanell kolieren, auf 850,0 eindampfen und mit d) versetzen.

Feigen, geschnitten	480,0
Wasser	1920,0
Zucker	4000,0
Spiritus	390,0
Extractum Liquiritiae liq.	180,0
Infusum Sennae (1:3)	2280,0
Oleum Coriandri	3,0

Die Feigen werden mit dem Wasser gekocht und aus der Kolatur mit dem Zucker 4560,0 Sirup bereitet. Diesem Sirup mischt man die andern Bestandteile zu, wobei das Korianderöl in dem Weingeist zu lösen ist.

Extractum Cascarae sagradae aromaticum.
a)	Cortex Rhamni purshianae	1000,0
	Calcaria usta	
	Magnesia usta	aa 60,0
	Aqua q. s.	
b)	Succus Liquiritiae	40,0
c)	Glycerinum	200 ccm
	Spiritus 95 proz.	200 ccm
	Saccharinum solubile	1,0
	Oleum Anisi	2,5 ccm
	Oleum Cinnamomi	0,2 ccm
	Oleum Coriandri	0,1 ccm
	Methylum salicylicum	0,2 ccm

Kalk löschen, Kalkbrei, Magnesia und Kaskararinde mischen, mit 2000,0 kochendem Wasser anrühren. Nach 48 Stunden in den Perkolator packen, mit siedendem Wasser perkolieren. Perkolat auf 500 ccm abdampfen, b) in der heißen Flüssigkeit lösen, c) zusetzen, zuletzt mit heißem Wasser auf 1000 ccm ergänzen.

Elixir Cascarae sagradae compositum.
Amerikanische Vorschrift.
Extractum Cascarae sagradae aromatic.	4,0
Extractum Sennae fluid.	2,5
Extractum Juglandis fluid.	2,0
Elixir aromaticum	23,5

Mittel gegen Verdauungsstörungen.

Elixir aromaticum.
a) Oleum Aurantii dulc.   2,4 ccm
    Oleum Citri   0,6 ccm
    Oleum Coriandri   0,24 ccm
    Oleum Anisi   0,06 ccm
    Spiritus 96 proz.   ad 250 ccm
b) Sirupus simplex   375 ccm
c) Aqua dest.   375 ccm
d) Talcum   30,0
e) Aqua dest. 1 Vol. ⎫
    Spiritus 96 proz. ⎬ q. s. ad 1000 ccm
    3 Vol. ⎭

a) mischen, dann b) und dann c) langsam zugeben, mit d) schütteln, blank filtrieren, mit e) auf 1 l auffüllen.

Pilulae Cooperi.
Mastix   2,0
Aloe   10,0
Spiritus Dzondii q. s. ut fiant pilulae Nr. 60.

Aloe
Mastix   aa
Fiant pilulae pond. 0,18 g, argento obducentur.

Beecham Pills.
Aloe   6,0
Rhizoma Zingiberis plv.   3,0
Sapo kalinus   3,0
Fiant pilulae Nr. 100

Pilulae Kussmaul.
Extractum Belladonnae   0,30
Aloes   3,0
Fiant pilulae Nr. XXX. Argento obduce.

Magentropfen.
Tinctura Chinae comp.   60,0
Spiritus Menthae pip.   10,0
Tinctura Valerianae   20,0
Tinctura Gentianae comp.   10,0
Tinctura Galangae   5,0
Tinctura Zingiberis   5,0
Tinctura Calami   10,0

Tinctura Aloes comp.   30,0
Tinctura Calami   20,0
Tinctura Angelicae   25,0
Tinctura Pimpinellae   10,0
Tinctura Angosturae   20,0
Tinctura Chinae comp.   10,0
Tinctura Vanillae   5,0

Elixir amarum
Extractum Condurango fld.   aa 12,5
Tinctura Chinae comp.   aa 25,0

Rhizoma Galangae
Cortex Cinnamomi
Pericarpium Aurantii   aa 15,0
Fructus Aurantii immaturi   25,0
Radix Gentianae   20,0
Flores Caryophylli   6,0
Spiritus (96 proz.)   400,0
Aqua dest.   ad 1000,0
1 Woche mazerieren, abpressen, filtrieren.

Mariazeller Magentropfen.
Cortex Chinae regiae   15,0
Cortex Cinnamomi Cassiae
Radix Pimpinellae
Cortex Salicis
Fructus Foeniculi
Myrrha
Lignum Santali rubrum
Rhizoma Calami
Rhizoma Zedoariae
Rhizoma Rhei
Radix Gentianae   aa 1,75
Spiritus dilutus   750,0

8 Tage mazerieren, abpressen, nach einwöchiger Lagerung filtrieren.

China-Magenbitter.
a) Pericarpium Aurantii   20,0
    Rhizoma Zingiberis   20,0
    Flores Caryophylli   40,0
    Rhizoma Galangae   80,0
    Radix Gentianae   80,0
    Cortex Chinae   760,0
    Spiritus 40 proz.   10000,0
b) Maceratio a   1 Liter
    Spiritus 96 proz.   2,8 „
c) Sirupus simplex   1 „
    Aqua dest.   5,6 „

a) 8 Tage mazerieren, abpressen. b) mischen, c) bis nahe ans Kochen erhitzen, b) + c) mischen, heiß filtrieren.

Mittel gegen Verdauungsstörungen.

China-Magenbitter (Fortsetzung).

a) Muskat-Nuß	8,0
Enzianwurzel	25,0
Zimt	50,0
Curaçaoschalen	50,0
Chinarinde	100,0
Weingeist 96 proz.	2 l
Wasser	1 l
b) Mazerat a	3 l
Weingeist 96 proz.	2,7 l
c) Sirup	1,2 l
Wasser	3,6 l

a) 14 Tage mazerieren, abpressen, b) mischen, c) bis nahe zum Kochen erhitzen, b) + c) mischen, filtrieren.

---

a) Cortex Chinae	60,0
Pericarpium Aurantii	40,0
Fructus Cardamomi	6,0
Flores Caryophylli	10,0
Fructus Coriandri	40,0
Cortex Cinnamomi	50,0
Spiritus 96 proz.	1800,0
Aqua dest.	2600,0
b) Aqua Laurocerasi	50,0
Sirupus Cerasi	500,0

a) 1 Woche lang mazerieren, abpressen, Kolatur filtrieren, b) zusetzen.

China-Elixir.

Fructus Anisi stellati	
Coccionella	
Fructus Carvi	
Fructus Cardamomi	aa 7,5
Fructus Coriandri	30,0
Cortex Cinnamomi ceylan.	30,0
Pericarpium Aurantii	60,0
Cortex Chinae calisayae	120,0
Spiritus	500,0
Aqua dest.	1500,0
Spiritus e vino	12500,0
Sirupus simplex	1250,0

Die grobgepulverten bzw. gestoßenen Drogen werden 8 Tage lang mit dem Menstruum mazeriert. In die Kolatur wird der kochende Sirup eingegossen, es wird noch warm filtriert.

Eibenstöcker Magenbitter.

Ölmischung dazu.

Mazisöl	30,0
Nelkenöl	15,0
Zimtöl	15,0
Wermutöl, franz.	15,0
Pomeranzenöl, bitter	8,0
Zitronenöl	8,0
Ingweröl	4,0
Cardamomöl	2,0
Kubebenöl	2,0
Sassafrasholzöl	2,0

1 g der Mischung, die längere Zeit vor Gebrauch lagen sollte, auf 1 l 40 proz. Spiritus. Zuckergehalt etwa 10 proz.

Kräuter-Magenwein mit Pepsin.

a) Rhizoma Calami	25,0
Rhizoma Galangae	20,0
Rhizoma Zedoariae	25,0
Pericarpium Aurantii	25,0
Cortex Chinae	25,0
Herba Absinthii	10,0
Vinum xerense	1000,0
b) Pepsinum	14,0

a) 10 Tage mazerieren, abpressen, absetzen lassen, filtrieren, Pepsin zugeben, nochmals, wenn nötig, filtrieren.

Tinctura amara		
Tinctura Zingiberis		
Tinctura Rhei vinosa	aa	10,0
Vinum Chinae		70,0
Vinum Pepsini (mit Pepsin D.A.B. 5 bereitet)	ad	1000,0

1 Woche lang kühl stehen lassen, filtrieren.

Wermutwein.

a) Herba Absinthii	80,0
Herba Achilleae millefol.	
Semen Myristicae	
Pericarpium Aurantii	
Radix Angelicae	
Fructus Cardamomi	
Flores Caryophylli	aa 20,0
Spiritus	800,0
Aqua Rosae	200,0
b) Maceratio a	300,0
Spiritus	500,0
Zucker	250,0
Muskateller	10 l

a) 8 Tage mazerieren, abpressen, nach b) mischen, einige Wochen kühl lagern, filtrieren.

Wermutwein (Fortsetzung).

Herba Absinthii	300,0
Cortex Cinnamomi ceyl.	4,0
Rhizoma Zingiberis	3,0
Herba Ivae moschatae	100,0
Semen Myristicae	2,0
Spiritus e vino	2400,0
Vinum xerense (malacense)	20000,0

10 Tage mazerieren, abpressen, 14 Tage kühl lagern, filtrieren.

Elixir Menthae piperitae.

Oleum Menthae pip.	0,6
Oleum Foeniculi	0,05
Benzaldehyd	0,05
Spiritus	250,0
Sirupus simplex	ad 1000,0

Grün färben.

Heidelbeerelixir.

a) Infusum Fruct.

Myrtilli	30,0—200,0
Vinum xerense	100,0
Tinctura aromatica	2,5
Elixir Aurantii cps.	2,5
Tinctura Menthae pip.	5,0
Acidum hydrochlor. dil.	0,75
(Tinctura Opii simplex	0,5)

b) Sirupus Papaveris
Sirupus Cinnamomi
Sirupus simplex aa 50,0

a) nach mehrtägigem Stehen filtrieren, b) zugeben.

---

a) Fructus Myrtilli	100,0
Cortex Cascarillae	
Cortex Cinnamomi	
Radix Colombo	aa 5,0
Folia Menthae pip.	10,0
Aqua	300,0
b) Acidum tannicum	2,0
Spiritus e vino	100,0
c) Pepsin	3,0
Acidum hydrochloricum	1,0
Glycerinum	10,0
Vinum rubrum	100,0
Saccharin nach Belieben.	

a) als Infusum aufgießen, ohne zu kolieren, b) zugeben. Nach 24 Stunden abpressen, auf 300 g Kolatur c) zugeben. (Die Zugabe von Pepsin kann zweifellos, ohne die Wirksamkeit zu beeinträchtigen, unterbleiben.)

Heidelbeerwein.

a)
Heidelbeeren, gut gewaschen	100 kg
Zucker, ungeblaut	2 kg
Fliederblüten	10,0 g
Nelken	2,0 g
Zimt, chines.	4,0 g
Ingwer	10,0 g
Wasser q. s.	

b)
Wasser	10 kg
Zucker, ungeblaut	10 kg
Weinstein, roh	50,0 g

Die Heidelbeeren werden gequetscht mit den anderen Zusätzen nach a) vermengt, nach zweitägigem Stehen abgepreßt (Hauptsaft) und der Preßrückstand mit so viel Wasser als Hauptsaft erhalten wurde, gekocht. Nach 24 Stunden Nachsaft abpressen.
30 l Hauptsaft + 10 l Nachsaft + b) sachgemäß vergären lassen.

Tinctura stomachica Hoyer.

Acidum hydrochlor. dil.	1,0
Tinctura aromatica	4,0
Tinctura Aurantii	10,0
Tinctura Chinae comp.	25,0

Teelöffelweise vor oder während dem Essen zu nehmen.

Infusum amarum alcalinum.

Infusum Rad. Gentianae	50,0 : 950,0
Natrium carbonicum	35,0
Spiritus aethereus	15,0

Wißmannsche Tropfen.

Spiritus aethereus	22,5
Tinctura Opii simpl.	4,0
Oleum Foeniculi	gtt. XII
Oleum Menthae pip.	gtt. VIII

Carminativum Dewee.

a)
Magnesium carbonicum	50,0
Tinctura Opii simplex	10,0 ccm
Tinctura Asae foetid.	75,0 ccm

b) Aqua ad 1000,0 ccm

a) anreiben, b) langsam unter Schütteln zusetzen.

Elixir carminativum Dalbyi.

a) Oleum Menthae pip.
 Oleum Carvi
 Oleum Foeniculi aa 0,04
 Magnesium carbonicum 5,0
 Kalium carbonicum 0,3
 Sirupus simplex 20,0
b) Tinctura Opii simplex 2,5
 Aqua dest. 72,0

a) anreiben, b) für sich mischen, zusetzen.

Blutreinigungselixier.

a) Folia Sennae
 Tubera Jalapae aa 20,0
 Cortex Frangulae 30,0
 Fructus Anisi
 Fructus Coriandri
 Fructus Carvi
 Radix Liquiritiae aa 10,0
 Rhizoma Galangae 5,0
 Passulae majores 40,0
 Spiritus 300,0
 Aqua dest. 150,0
b) Saccharum 100,0

a) 8 Tage mazerieren, abpressen, filtrieren, im Filtrat b) lösen.

---

a) Radix Sarsaparillae
 Radix Bardanae aa 45,0
 Radix Taraxaci 22,5
 Radix Helenii 19,0
 Rhizoma Rhei
 Flores Trifolii rubr. aa 6,0
 Aqua fervida 1150,0
b) Saccharum 425,0
c) Kalium jodatum 7,5
 Spiritus 95 proz. 75,0
d) Aqua ad 1500,0

a) 12 Stunden im Dampfbade digerieren, abpressen, in der Kolatur b) lösen, c) zusetzen, auf 1500,0 bringen, filtrieren.

Extractum Aloes
Extractum Fol. Sennae aa 60,0
Natrium carbonicum crist.
Fructus Carvi
Fructus Anisi
Fructus Cardamomi aa 10,0
Si upus simplex 300,0
Spiritus dilutus 1600,0

Man mazeriert 8 Tage, preßt ab, setzt den Sirup zu und filtriert.

Aloe 35,0
Boletus Laricis
Rhizoma Rhei
Rhizoma Zedoariae
Radix Gentianae
Rhizoma Galangae
Myrrha aa 10,0
Crocus 5,0
Saccharum 100,0
Spiritus dilutus 1400,0

8 Tage mazerieren, abpressen, filtrieren. Zucker im Filtrat lösen.

Blutreinigungstropfen.

Extractum Frangulae fluidum
Extractum Cascarae sagradae fluidum
Tinctura Rhei vinosa aa partes

Extractum fluidum Frangulae
Extractum fluidum Cascarae sagradae
Extractum fluidum Radicis Sarsaparillae
Extractum fluidum Ligni Guajaci
Extractum fluidum Ligni Sassafras
Extractum fluidum Sennae
 aa partes

Altonaer Kronessenz.

Boletus Laricis
Radix Gentianae
Folia Sennae aa 112,5
Aloe 150,0
Myrrha
Cortex Cascarillae
Radix Alanti
Rhizoma Calami
Radix Pimpinellae
Cortex Cinnamomi Cassiae
Herba Absinthii aa 37,5
Camphora 14,0
Fructus Aurantii immat. 75,0
Lignum Sassafras 57,0
Spiritus dilutus 6250,0

8 Tage mazerieren, abpressen, filtrieren,

Mittel gegen Verdauungsstörungen.

Altonaer Kronessenz (Fortsetzung).

Aloe	30,0
Camphora	
Radix Angelicae	
Rhizoma Galangae	aa 4,0
Herba Cardui benedict.	10,0
Boletus Laricis	3,0
Rhizoma Rhei	
Radix Gentianae	
Rhizoma Zedoariae	aa 4,0
Myrrha	5,0
Succus Liquiritiae	20,0
Spiritus 80 proz. q. s.	
ut fiat mazeratio	1000,0

Mit Tinctura Sacchar. tost. zu färben.

Weiße Wunderkronessenz.

Nelkenöl	
Kümmelöl	aa 7,5
Pomeranzenschalenöl	
Kalmusöl	aa 3,75
Macisöl	
Lorbeeröl (äther.)	aa 1,25
Anisöl	6,0
Pfefferminzöl	0,6
Spiritus Aetheris chlorati	90,0
Spiritus	630,0

Augsburger Lebensessenz.

a)	Quassiaholz	15,0
	Unreife Pomeranzen	15,0
	Pomeranzenschale	10,0
	Rhabarber	10,0
	Aloe	10,0
	Zittwerwurzel	5,0
	Enzianwurzel	5,0
	Alantwurzel	5,0
	Lärchenschwamm	5,0
	Safran	2,5
	Myrrhe	2,5
	Malaga	320,0
	Spiritus 80 proz.	480,0
b)	Zuckersirup	20,0
	Ananasessenz	50,0

a) 14 Tage mazerieren, abpressen, b) zusetzen.

Rigaer Balsam.

a)	Flores Chamomillae	
	Flores Lavandulae	
	Folia Rosmarini	
	Folia Salviae	
	Herba Absinthii	
	Herba Majoranae	
	Herba Menthae crispae	
	Herba Origani	
	Herba Serpylli	
	Herba Tanaceti	
	Herba Saturejae	
	Radix Angelicae	
	Radix Levistici	
	Rhizoma Calami	
	Fructus Juniperi	aa 20,0
	Spiritus	5500,0
b)	Tinctura Croci	10,0

Man mazeriert a) 1—2 Tage, destilliert ohne vorher abzupressen 3300,0 ab und setzt b) zu.

Herba Tanaceti cum flor.	
Radix Angelicae cum herba	
Folia Rosmarini	aa 43,5
Flores Chamomillae roman.	
Flores Lavandulae	aa 22,0
Flores Calendulae	
Stipites Rosarum	
Tartarus	aa 15,0
Baccae Juniperi	100,0
Spiritus 45 proz.	1750,0

Man mazeriert 1 Woche, preßt ab, färbt mit Heidelbeersaft und filtriert.

Hienfong-Essenz.

Camphora	1,5
Oleum Menthae crispae	1,0
Oleum Anisi	
Oleum Foeniculi	
Oleum Lavandulae	
Oleum Rosmarini	aa 0,25
Folia Lauri	
Fructus Lauri	aa 5,0
Aether	15,0
Spiritus	200,0

Die Drogen werden mit dem Äther und Weingeist 8 Tage mazeriert. Im Mazerat werden die Öle und der Kampfer gelöst.

Mittel gegen Verdauungsstörungen.

Hienfong-Essenz (Fortsetzung).
Oleum Carvi	10,0
Balsamum peruvianum	20,0
Camphora	20,0
Oleum Menthae piperitae	30,0
Oleum Anisi	5,0
Spiritus	3200,0
Aqua dest.	300,0
Aether	80,0
Anilin-Lichtgrün	0,1

Die Lösung der Öle und des Kampfers und Perubalsams in dem Weingeist-Wassergemisch wird mit dem Äther versetzt, gefärbt und filtriert.

Kräuterhonig (Gesundheitskräuterhonig).
a) Mel	1500,0	575,0
Succus Sorborum recens	400,0	115,0
Aqua dest.	400,0	155,0
b) Vinum album	400,0	155,0
c) Radix Gentianae Rhizoma Iridis aa	25,0	10,0
Radix Carlinae	75,0	30,0
Herba Mercurialis	36,0	15,0
Herba Pulmonariae Herba Anchusae	18,0	7,5

a) wird gemischt, kurz aufgekocht, abgeschäumt und koliert, dann wird b) zugegeben und mit dem Gemisch werden die Drogen c) digeriert. Die Kolatur wird dann auf ein spezifisches Gewicht von 1,33 eingedampft.
Nach einer andern Vorschrift (zweite Zahlenreihe) wird a) ebenso behandelt, hingegen werden die Drogen zu c) mit b) digeriert und die Kolatur mit dem Sirup a) gemischt. Es dürfte nötig sein, Konservierungsmittel zuzusetzen.

Baldrianwein.
Radix Valerianae	100,0
Calcium carbonicum	5,0
Vinum xerense	1000,0
Saccharum	30,0—50,0

8 Tage mazerieren, abpressen, drei Wochen lang bei Zimmertemperatur lagern lassen, filtrieren, im Filtrat Zucker lösen.

Radix Valerianae concis.	75,0
Vinum xerense	1000,0

10 Tage mazerieren, ohne Pressung filtrieren.

a) Radix Valerianae	60,0
Cortex Chinae	5,0
Pericarpium Aurantii	3,5
Cortex Cinnamomi ceyl.	2,5
Radix Gentianae	2,0
Acidum phosphoricum	20,0
Glycerinum	75,0
Vinum xerense	1000,0
b) Sirupus simplex	100,0

Drogen geschnitten und gesiebt verwenden, 10 Tage mazerieren, nicht pressen, die Kolatur von a) filtrieren, b) zugeben.

Radix Valerianae concis.	1,0
Vinum xerense	9,0
Saccharum q. s.	

Man mazeriert den Baldrian mit dem Wein 10—14 Tage lang, koliert, ohne stark zu pressen, ab, löst in der Kolatur 15 Proz. von deren Gewicht Zucker und filtriert.

Milk of Magnesia (Dr. Philipp).
Amerikanische Vorschrift.
a) Magnesiumsulfat	250,0
Wasser	4000,0
b) Natriumhydroxyd	81,0
Wasser	4000,0

b) wird unter Rühren in feinem Strahl in a) gegossen. Nach dem Absetzen wird mit Wasser bis zum Verschwinden des salzigen Geschmacks unter Dekantieren ausgewaschen. Der Niederschlag wird auf einem Tuch gesammelt (nicht pressen) und schließlich in einem Gefäß mit Wasser zum Liter angerührt. Umschütteln. 1 Teelöffel = ca. 0,18 g Mg(OH)$_2$.

Magnesiamilch.
a) Magnesia usta	8,0
Aqua dest.	40,0
b) Saccharum	50,0
c) Aqua Florum Aurantii	25,0

a) anreiben, zum Sieden erhitzen, vom Feuer nehmen, b), dann c) zufügen, stets gut rühren.

Magnesia citrica granulata.
Magnesia usta	3,0
Acidum citricum	10,0
Aqua dest.	3,5

Zum Teig anrühren, trocknen lassen (30°), zerreiben und mit Alkohol absolutus granulieren.

Mittel gegen Verdauungsstörungen.

Magenpulver.

Bismutum subnitricum
Rhizoma Rhei aa 10,0
Natrium bicarbonicum 40,0
Messerspitzenweise zu nehmen.

Semen Myristicae
Pericarpium Aurantii
Rhizoma Rhei aa 10,0
Magnesium carbonicum 2,0
Teelöffelweise zu nehmen.

Rhizoma Calami
Radix Gentianae
Pericarpium Aurantii aa 30,0
Rhizoma Zingiberis 15,0
Tartarus depuratus 15,0
Oleum Carvi 1,2
Oleum Foeniculi 0,3
Messerspitzen- bis teelöffelweise zu nehmen.

Riegels Magenpulver. (Pulvis stomachicus Riegel.)
Natrium bicarbonicum
Magnesia usta
Bismutum subnitricum aa 10,0
Extractum Rhei 5,0
Extractum Belladonnae 0,3
Saccharum Lactis ad 50,0

Mixtura antidiarrhoica.

Cortex Cinnamomi 5,0
Rhizoma Tormentillae 15,0
Bismutum subnitricum 2,0—5,0
Sirupus Aurantii 30,0
Aqua q. s.
Die grob zerkleinerten Drogen werden 6 Stunden lang mit Wasser mazeriert und dann 200,0 Abkochung hergestellt, der die andern Bestandteile zugesetzt werden.

Choleratropfen.

Tinctura Opii simplex 10,0
Tinctura Ipecacuanhae 5,0
Crocus 3,0
Flores Caryophylli 3,0
Cortex Cinnamomi 10,0
Radix Valerianae 15,0
Oleum Menthae pip. 1,0
Spiritus 90,0
Aether 10,0

Die Drogen werden mit dem Gemisch der angeführten Flüssigkeiten mazeriert, abgepreßt und filtriert.

Choleratropfen.
Nach Reimann
Tinctura Opii simplex 1,0
Tinctura aromatica 12,0
Oleum Menthae pip. gtt. V

Nach Hauck
Tinctura Opii simplex 2,0
Tinctura aromatica
Tinctura Valerianae
aetherea aa 12,0
Oleum Menthae pip. gtt. X

Nach Pelldram
Tinctura Opii crocata 3,0
Tinctura Valerianae 12,0
Aether 15,0

Für Kinder
Tinctura Cascarillae
Tinctura Rhei vinosa aa 10,0
Tinctura Pimpinellae
Tinctura Colombo
Tinctura Croci aa 5,0
So viel Tropfen geben, als das Kind Jahre alt ist.

Haarlemer Öl.

Oleum Lini sulfuratum
Oleum Terebinthinae sulfuratum aa 1,0
Oleum Terebinthinae 3,0
Bei gelinder Wärme mischen.

Gallensteinpillen.

Fel Tauri insp.
Sapo medicatus
Extractum Taraxaci
Rhizoma Rhei aa 5,0
M. f. pil. Nr. 150. Consperge c. Cort. Cinnamomi plv.

Aloes 5,0
Rhizoma Rhei
Pulvis aromaticus
Myrrha aa 10,0
Crocus 2,0
Extractum Absinthii 15,0
Flores Rosae plv. q. s.
M. f. pil. ponderis 0,125 g

Cholagogum Durande.

Aether	20,0
Oleum Terebinthinae	5,0

Dreimal täglich 15—30 Tropfen zu nehmen.

Gallensteinpulver.

Acidum salicylicum	
Hexamethylentetraminum aa	0,2
Oleum Menthae piperitae	0,08
Saccharum Lactis	ad 1,0

Dreimal täglich ein Pulver zu nehmen.

Mittel gegen Eingeweidewürmer.

Unguentum contra oxyures Leo.

Oleum Chenopodii	1,0
Thymol	0,5
Santonin	0,2
Adeps Lanae	
Vaseline aa	ad 100,0

Wurmsalbe.

a) Aloe	5,0
Fel Tauri insp.	5,0
Spiritus dil.	5,0
b) Adeps Lanae cum aqua	45,0
Oleum Petrae	5,0

a) warm lösen, mit b) zur Salbe verarbeiten.
Salbe zum Einreiben der Nabelgegend.

Wurmzäpfchen.

a) Aloe plv.	10,0
Fel Tauri insp.	15,0
Spiritus dil.	10,0
b) Cera flava	10,0
Adeps suillus	50,0
Sebum	25,0
Oleum Petrae	15,0
Oleum Absinthii coct.	5,0

a) warm lösen, b) schmelzen, a) und b) vereinigen, aus der halberkalteten Masse Zäpfchen im Gewicht von 1,5—2,5 g gießen.

Naphthalin	0,05—0,1
Oleum Cacao	ad 2,0

Wurmpulver.

Flores Calcatrippae plv.	
Flores Tanaceti plv. aa	20,0

Div. in partes XX
S. dreimal täglich 1 Pulver zu nehmen.

Flores Cinae plv.	
Folia Sennae plv.	aa

Mehrmals täglich messerspitzenweise, am besten in Honig nehmen.

Flores Cinae plv.	
Herba Absinthii plv.	
Flores Chamomillae plv.	
Flores Tanaceti plv.	aa

Mehrmals täglich messerspitzenweise, am besten in Honig, Apfel- oder Pflaumenmus zu nehmen.

Wurmtee.

Herba Absinthii	30,0
Flores Chamomillae	10,0

Ein Eßlöffel auf 2 Tassen Wasser zum Aufguß abends und früh nüchtern zu trinken.

Wurmemulsion.

Oleum Chenopodii anthelmintic.	
Gummi arabic. plv. aa	5,0
Sirupus Aurantii	
Aqua dest. aa	45,0

Nach ärztlicher Vorschrift dosieren!

Oleum Chenopodii anthelminthic.	5,0
Tragacantha	0,1
Decoctum Carrageen	1 : 80,0
Sirupus spl.	20,0
Oleum Menthae pip.	gtt. V

Nach ärztlicher Vorschrift dosieren!

Oleum Chenopodii	30,0
Oleum Ricini	300,0
Gummi arab. plv. sbt.	120,0
Aqua dest.	180,0

fiat emulsio, adde

Saccharin solub.	0,8
Natrium bicarbon.	0,3
Aqua dest.	350,0
Vanillin	0,05
Oleum Menthae piperitae	
Oleum Citri aa	gtt. XX
Oleum Cinnamomi	gtt. X
Spiritus	20,0

Nach ärztlicher Vorschrift dosieren!

Bandwurmmittel aus Kürbiskernen.

Frische Kürbiskerne
gestoßen 30,0—50,0
Kochendes Wasser 1—1,5 l

Einige Stunden digerieren. Von der Kolatur abends 1 Tasse voll, am anderen Morgen den Rest nüchtern trinken. Einige Stunden nach der letzten Gabe Rizinusöl geben.

Frische Kürbiskerne
gestoßen 90,0
Honig 120,0

In drei Gaben im Verlauf von 2 Stunden einnehmen. Nach weiteren 2—3 Stunden 2 Eßlöffel Rizinusöl nehmen.

Frische Kürbiskerne 50,0
Wasser 200,0
Pomeranzenschalensirup 50,0
Fiat Emulsio.
Darreichung wie bei der vorstehenden Vorschrift.

Oxyuren-Mittel.

Innerlich Santoninzeltchen und nach entsprechender Zeit Rizinusöl;

per clysma an mehreren Tagen nacheinander Knoblauchabkochungen etwa 20,0/200,0 mit Wasser oder Milch abgekocht und dann etwa 12 Stunden lang digeriert.

Asthmamittel.

Asthmatabletten.

a) Nitroglycerinum solut. 0,5
Tinctura Stramonii
Tinctura Lobeliae aa 25,0
Saccharum Lactis q. s.
b) Extractum Hyoscyami 2,0
Amylum
Talcum aa 15,0

Man verdunstet die Flüssigkeiten über etwa 50 g Milchzucker, den man damit getränkt hat, mischt das Bilsenkrautextrakt, Stärke, Talkum und so viel Milchzucker zu, daß die Masse 100 g wiegt, und formt Tabletten zu je 0,5 g. Tabletten im Munde zergehen lassen oder nach dem Zerfallen in Wasser schlucken.

Asthmapillen.

Extractum Droserae 1,5
Massa pilul. q. s.
f. pil. No. XXX.

Ammoniacum 10,0
Sulfur depur. 5,0
Opium plv. 0,25
Extractum Dulcamarae q. s.
pil. No. 200.

Asthmatropfen.

Extractum Quebracho fluid.
Extractum Grindeliae aa
Einen halben bis ganzen Teelöffel voll zu nehmen.

Tinctura Eucalypti
Liquor Ammonii anisatus
Tinctura Pimpinellae
Spiritus aethereus
Tinctura Opii benzoica
Spiritus camphoratus aa partes

Tinctura Penzoldt.

Extractum spirit. Quebracho 25,0
Aqua dest. 50,0
Dreimal täglich 1—2 Teelöffel voll zu nehmen.

Asthmaräucherkerzen.

Folia Stramonii 55,0
Folia Belladonnae 15,0
Herba Lobeliae 10,0
Kalium nitricum 50,0
Balsamum peruvianum 2,0
Mucilago Tragacanthae q. s.

Die gepulverten Drogen und der Salpeter werden gemischt, nachdem der Perubalsam mit einem kleinen Teil der Drogenpulver verrieben worden ist. Mit einem steifen Traganthschleim wird die Masse angestoßen (Pillenmassenkonsistenz). Dann werden Kegel geformt. Bodenfläche etwa von 10 Pfennigstückgröße. Man läßt austrocknen und bepinselt mit einer Lösung von

Kalilauge 0,1
Tinctura Benzoes 3,0
Spiritus ad 15,0

Inhalierflüssigkeit für Kaltinhalatoren.

Menthol	0,2
Oleum Eucalypti	0,5
Paraffinum liq.	ad 25,0

Oleum Eucalypti	5,0
Oleum Terebinthinae	
Oleum Pini pumilionis	aa 2,0
Menthol	1,0
Paraffinum liquid.	10,0

Verdunstungssäuren nach Prof. v. Kapff.

Acidum trichloraceticum	3,0
Acidum aceticum	50,0
Acidum formicicum	250,0

Mittel für Kopfschmerzen, Migräne, rheumatische Leiden, Schnupfen u. dgl.

Kopfschmerz-Pulver (-Kapseln) [1].

Phenacetinum	0,3
Coffeinum	0,1
Pyramidon	0,15
Chininum sulf.	0,135
Magnesia usta	0,04

Dreimal täglich 1 Pulver (Kapsel).

Coffeinum	0,05
Phenacetinum	0,15
Dimethylaminophenyldimethylpyrazolon	0,075
Acidum acetylo-salicylicum	0,1
Magnesia usta	0,03

Coffeinum	0,05
Chininum muriat.	0,2
Dimethylaminophenyldimethylpyrazolon	0,25
Saccharum Lactis	0,2

Dreimal täglich 1 Pulver (Kapsel).

Ephedrinum hydrochlor.	0,005
Coffeinum	0,04
Phenacetinum	0,1
Dimethylaminophenyldimethylpyrazolon	0,18

---
[1] Siehe auch unter Migränepulver.

Brieger, Pharm. Manual.

Mittel gegen neuralgische Schmerzen.

Acidum phenylchinolincarbonic.	
Melubrin	aa 0,5

Drei- bis viermal täglich 1 Pulver (Kapsel).

Acidum acetylo-salicylicum	
Phenacetinum	aa 0,3

Drei- bis viermal täglich 1 Pulver (Kapsel).

Phenacetinum	0,5
Coffeinum purum	0,05
Acetanilidum	0,025
Cacao pulvis	0,3

Dreimal täglich 1 Pulver (Kapsel).

Migräne-Pulver (-Kapseln).

Bei nahendem Anfall zu nehmen.

Mentholum	0,15
Acetanilidum	0,2
Saccharum	0,3
ad capsulas amylaceas	

1—2 Kapseln bei Bedarf zu nehmen.

Pasta Guarana	0,5
Dimethylaminophenyldimethylpyrazolon	0,1

Bei Bedarf 1—2 Stück zu nehmen.

Adalin	
Pyrazolon dimethylphenylicum	aa 0,25
Theobromino-Natrium salicylicum	0,5

Im Anfall 1 Pulver nehmen.

Kopfschmerz-Einreibungen.

Mentholum	5,0
Camphora	20,0
Liquor Ammonii caust. spir.	100,0
Spiritus Melissae comp.	40,0
Spiritus Lavandulae	160,0

Camphora	5,0
Eucalyptolum	
Oleum Pini silvestris	aa 20,0
Aether aceticus	3,0

Mentholum	1,0
Chloroformium	10,0
Spiritus Melissae comp.	ad 100,0

Mittel für Kopfschmerzen, Migräne, rheumatische Leiden, Schnupfen u. dgl.

Kopfschmerz-Einreibungen (Fortsetzung).

Camphora	2,5
Oleum Eucalypti	
Oleum Pini pumilionis	aa 10,0
Acidum aceticum	gtt. X

Signa: Umschütteln!

Migräne-Öl.

Zu Einreibungen der Kopf- und Stirnhaut.

Chloroform	10,0
Aether aceticus	6,0
Oleum Menthae piperitae	5,0
Oleum Sinapis	gtt. II
Oleum Valerianae	gtt. V

Menthol	10,0
Spiritus Dzondii	4,0
Aether aceticus	86,0
Camphora	0,5
Oleum Bergamottae	
Oleum Citri	aa 0,2
Oleum Caryophylli	0,1

Migräne-Stifte (Ersatz für Mentholstifte).

Walrat	400,0
Kakaobutter	240,0
Menthol	160,0
Chloralhydrat	100,0

Paraffin, hart	500,0
Kampfer	100,0
Menthol	300,0
Eukalyptol	30,0

Die Massen werden im Wasserbade bei möglichst niedriger Temperatur zusammengeschmolzen, gerührt, bis sie zu erstarren anfangen und dann in geeignete Formen ausgegossen.
Die Befestigung in den Fassungen geschieht durch Anwärmen, indem man die Stifte mit dem unteren Teil kurz durch die Flamme zieht und in die Fassung eindrückt.

Mixtura nervina (antihysterica).

Natrium bromatum	10,0
Tinctura Castorei	5,0
Tinctura Valerianae	7,5
Oleum Menthae pip.	gtt. II
Aqua dest.	ad 200,0

Signa: Umschütteln!
Dreimal täglich einen Eßlöffel geben.

Nerventropfen.

Mentholum valerianicum	5,0
Tinctura Valerianae aetherea	10,0

Dreimal täglich 15—20 Tropfen geben.

Tinctura antihysterica.

Radix Valerianae	
Asa foetida	
Folia Melissae	aa 10,0
Natrium bromatum	30,0
Spiritus dilutus	300,0

Das Bromnatrium wird in der fertigen Tinktur gelöst.

Schnupfensalbe.

Mentholum	4,0
Anaesthesin	6,0
Suprareninum solutum 1:1000	7,0
Unguentum molle	ad 200,0

Zur Einführung in die Nase.

Mentholum	
Eucalyptolum	aa 0,5
Ephetonin	0,3
Unguentum Glycerini	ad 25,0

Zur Einführung in die Nase.

Lenigallol	1,5
Zincum oxydatum	5,0
Vaseline alba	ad 25,0

Zur Einführung in die Nase.

Schnupfenwatte.

Mentholum	1,0
Hexamethylentetraminum	1,5
Glycerinum	
Oleum Citronellae	aa 0,5
Spiritus	ad 100,0

Mit dieser Lösung wird Watte getränkt, man läßt den Weingeist bei Lufttemperatur verdunsten und füllt in Glasröhrchen oder kleine Blechdöschen ab.

Schnupfenäther.

Menthol	10,0
Liquor Ammonii caust. spirit.	30,0
Chloroform	70,0

Einige Tropfen auf der Hand verreiben durch Mund und Nase einatmen.

Mittel für Kopfschmerzen, Migräne, rheumatische Leiden, Schnupfen u. dgl. 83

Schnupfen-Nasenspülung.
Natrium chloratum 0,9
Aqua Menthae pip. ad 100,0

Acidum boricum 1,0
Aqua Menthae pip. ad 50,0

Schnupfentee.
Flores Sambuci
Flores Tiliae
Folia Melissae aa
1—2 Teelöffel voll auf 1 Tasse Tee, heiß trinken vor dem Zubettgehen.

Schnupfpulver.
Acidum boricum
Sulfur depuratum aa 10,0
Mentholum 0,15
Eucalyptolum 0,2

Acidum boricum 5,0
Natrium sozojodolicum 5,0
Mentholum 0,1

Lenigallol 1,0
Zincum oxydatum 9,0
Saccharum Lactis ad 20,0

Mentholum 0,15
Acidum boricum
Saccharum Lactis aa ad 10,0

Acidum acetylo-salicylicum 5,0
Bolus alba
Borax aa 10,0
Saccharum Lactis 75,0
Mentholum 1,0

Gurgelwässer.
Phenylum salicylicum 1,5
Mentholum 6,0
Oleum Anisi 1,6
Oleum Cinnamomi 0,8
Oleum Caryophylli 1,0
Vanillin 0,02
Spiritus 95 proz. 480,0
Saccharin 0,06
Himbeerrot 0,25
Aqua dest. ad 1000,0
5—6 Tropfen auf 1 Glas warmes Wasser.

Carvasept (Heyden) 1,0
Spiritus 40 proz. 200,0
20—25 Tropfen auf ein halbes Glas Wasser.

Formaldehyd solutus
Spiritus 96 proz. aa 10,0
Chloroform 5,0
Oleum Menthae pip.
Oleum Salviae aa gtt. II
20—30 Tropfen auf ein Glas lauwarmes Wasser zum Gurgeln.

Liquor Ferri sesquichlorati 5,0
Glycerinum 45,0
Solutio Acidi borici 3 proz. ad 100,0
Einen Eßlöffel auf ein Glas warmes Wasser.

Chinosol 1,0
Aqua Menthae pip. aa 300,0
Mit der gleichen bis doppelten Menge warmen Wassers verdünnt zu gebrauchen.

Infusum Foliorum
Salviae 15,0 : 180,0
Borax 5,0
Tinctura Myrrhae 15,0

Infusum Foliorum
Salviae 10,0 : 170,0
Natrium bicarbonicum 5,0
Aqua Menthae piperitae 25,0

Gurgelwasser gegen Trockenheit im Munde.
Natrium bicarbonicum
Borax aa 6,0
Glycerinum 25,0
Tinctura Menthae pip. 1,0
Aqua dest. 400,0

Gichtpulver.
Lithium carbonicum 10,0
Rhizoma Rhei 25,0
Rhizoma Zingiberis 10,0
Sulfur depurat. 5,0
Tartarus depur. 5,0
Magnesia usta ad 100,0
Teelöffelweise zu nehmen.

84 Mittel für Kopfschmerzen, Migräne, rheumatische Leiden, Schnupfen u. dgl.

Gichtpulver (Fortsetzung).

Radix Rubiae tinct.	50,0
Fructus Foeniculi	10,0
Lithium carbonic.	10,0
Methylum salicyl.	gtt. V

Teelöffelweise mit heißem Wasser angerührt zu trinken.

Gichttropfen.

Tinctura Colchici	5,0
Tinctura Colocynthidis	5,0
Tinctura Chinae comp.	10,0
Vinum hispanicum	80,0

Teelöffelweise zu nehmen.

Semen Colchici	
Resina Guajaci	
Fructus Cardamomi	aa 25,0
Rhizoma Zingiberis	
Rhizoma Rhei	aa 50,0
Spiritus dilutus	1000,0

Nach 8tägiger Mazeration abpressen, filtrieren.
Teelöffelweise zu nehmen.

Colchicinum	
Colocynthinum	aa 0,06
Chininum hydrochlor.	0,1
Spiritus	5,0
Vinum xerense	ad 100,0

Teelöffelweise zu nehmen.

Gichtwatte.

Camphora	30,0
Balsamum peruvianum	
Oleum Citri	aa 3,0
Oleum Caryophylli	
Oleum Terebinthinae	
Mixtura oleoso-balsamica	aa 30,0
Oleum Santali	10,0
Spiritus	100,0

Zum Besprengen (Zerstäuber) von 18 Wattetafeln zu je 900 qcm Fläche. Man läßt trocknen und verpackt in Pergamentpapier.

Linimentum antirheumaticum.

Kampfer	2,5
Chloroform	25,0
Petroläther	25,0
Fichtennadelöl	25,0
Bilsenkrautöl	25,0
Menthol	2,5

Camphora	
Chloroformium	aa 15,0
Linimentum saponato-ammoniatum	70,0

Vor dem Gebrauch zu schütteln!

Spiritus camphoratus	
Spiritus saponatus	aa 70,0
Liquor Ammonii caustici	50,0
Oleum Terebinthinae	6,0
Tinctura Capsici	30,0
Oleum Petrae italic.	30,0
Spiritus	ad 300,0

Vor dem Gebrauch umzuschütteln!

Linimentum terebinthinatum.

a)	Oleum Lini	200,0
	Spiritus	140,0
b)	Kali caustic.	40,0
	Aqua dest.	70,0
c)	Kalium carbonic.	5,0
	Aqua dest.	150,0
d)	Oleum Terebinthinae	350,0

Man löst b), mischt b) mit a), schüttelt durch und läßt unter häufigem Schütteln einige Tage stehen, bis eine Probe mit Wasser klar mischbar ist. Dann gibt man c) und d) zu und mischt durch Schütteln.

Linimentum Bourget.

Acidum salicylicum	3,0
Methylum salicylicum	10,0
Oleum Eucalypti	
Oleum Salviae	
Oleum Myristicae	aa 4,0
Oleum camphoratum	30,0
Spiritus Juniperi	20,0

Vor dem Gebrauch umzuschütteln.

Spiritus nervinus.

Oleum Lavandulae	
Oleum Rosmarini	aa 2,0
Liquor Ammonii caust. spirit.	10,0
Spiritus camphoratus	
Spiritus saponatus	aa 30,0
Spiritus	90,0

Blankfiltrieren, falls erforderlich.

Camphora	15,0
Oleum Menthae pip.	5,0
Mixtura oleoso-balsamica	10,0
Spiritus	50,0

Mittel für Kopfschmerzen, Migräne, rheumatische Leiden, Schnupfen u. dgl.

Spiritus nervinus (Fortsetzung).
Spiritus coloniensis 60,0
Aether aceticus 7,5
Liquor Ammonii caust. 1,0
Oleum Menthae pip. 0,4

Spiritus triplex.
Spiritus camphoratus
Oleum Terebinthinae
Liquor Ammonii caust. aa
Als Einreibung.

Rheumatismus-Einreibungen.

Menthol 5,0
Mesotan 15,0
Chloroform
Oleum Hyoscyami aa 40,0

———

Methylum salicylicum
Kalium jodatum aa 4,0
Extractum Pini silv. 12,0
Spiritus Formicarum ad 100,0

———

a) Fructus Capsici 50,0
   Spiritus 95 proz. 250,0
b) Liquor Ammonii caust. 250,0
   Chloroformium 300,0
   Spiritus camphoratus 350,0
   Oleum Cajeputi
   Oleum Citronellae
   Oleum Pini silvestris aa 7,0
   Spiritus saponatus ad 2000,0
   Chlorophyll q. s.
a) 8 Tage mazerieren, abpressen. b) zugeben, färben.

———

Spiritus caeruleus
Spiritus Rosmarini
Spiritus russicus aa 500,0
Methylum salicylic. 100,0

———

a) Fructus Capsici
   Flores Arnicae cum calycibus a 50,0
   Spiritus cum Camphora denaturatus 2000,0
b) Camphora 20,0
   Aether 150,0
   Oleum Sinapis artific. 6,0
   Oleum Terebinthinae 250,0
   Liquor Ammonii caust. 1000,0
c) Natrium chloratum 500,0
   Aqua q. s. ad 6000,0

a) 8 Tage mazerieren, abpressen, filtrieren, b), dann c) zugeben.
Vor dem Gebrauch umzuschütteln!

———

a) Radix Ratanhiae 20,0
   Fructus Piperis nigr. 60,0
   Rhizoma Galangae 40,0
   Lignum Guajaci 150,0
   Fructus Capsici 300,0
   Semen Cardamomi majoris 550,0
   Spiritus cum Camphora denaturatus 4000,0
b) Oleum Lavandulae
   Oleum Caryophylli
   Oleum Rosmarini
   Oleum Thymi aa 10,0
   Camphora 100,0
   Sapo kalinus 200,0
c) Liquor Ammonii caust. triplex 400,0
   Aqua dest. ad 5000,0

a) 8 Tage mazerieren, abpressen, filtrieren, b) im Filtrat lösen, c) zugeben, nach Lagerung filtrieren.

———

Acidum formicicum 10,0
Mixtura oleoso-balsam. 45,0
Tinctura aromatica
Spiritus dilutus aa 25,0

———

Acidum salicylicum 15,0
Methylum salicylicum 25,0
Spiritus Juniperi 600,0
Oleum Nucistae
Oleum Eucalypti aa 25,0
Oleum Salviae
Oleum Pini pumilion. aa 15,0
Oleum camphoratum 150,0

Vor dem Gebrauch zu schütteln.

———

Antirheumatische Salbe.

Acidum salicylicum 5,0
Oleum Terebinthinae 10,0
Vaseline ad 100,0

———

Methylum salicylicum 10,0
Ichthyol 10,0
Lanolinum ad 100,0

Antirheumatische Salbe (Fortsetzung).

Acidum salicylicum	5,0
Oleum Hyoscyami coct.	5,0
Camphora	3,0
Oleum Cajeputi	1,0
Vaseline flava	
Adeps Lanae anhydric. aa ad	100,0

Kapsikumpflaster.

a) Resina Pini	320,0
Cera flava	250,0
Sebum benzoatum	50,0
Terebinthina	200,0
Olibanum	20,0
b) Rhizoma Iridis plv.	90,0
Extractum Capsici aether.	20,0
Oleum Resinae	15,0

a) schmelzen, die Anreibung von b) zusetzen, gut mischen.

Kapsikumkautschukpflaster.

a) Oleum Resinae	30,0
Balsamum Copaivae	40,0
Terebinthina laricina	20,0
Colophonium	40,0
Cera flava	10,0
b) Aether	600,0
c) Plantagenkautschuk	100,0
d) Aether q. s. ad	800,0
e) Rhizoma Iridis	90,0
Extractum Capsici aether.	20,0
Oleum Resinae	15,0
f) Acidum salicylicum	6,0
Aether	150,0

a) zusammenschmelzen, die Schmelze bei möglichst niedriger Temperatur durch Gaze in den Äther b), der sich in einer 2 l-Flasche befindet, hineinkolieren. c) fein geschnitten zugeben, quellen lassen (20° C), mit Äther auf 800,0 ergänzen, e), dann f) zusetzen, streichen.

Arnika-Opodeldok.

Sapo medicatus	40,0
Camphora	10,0
Tinctura Arnicae e herba recente	50,0
Spiritus	370,0
Oleum Thymi	2,0
Oleum Rosmarini	3,0
Liquor Ammonii caustici	25,0

Herstellungsvorschrift siehe D. A. B.

Calendula-Opodeldok.

Sapo medicatus	40,0
Camphora	10,0
Tinctura Calendulae e herba recente	50,0
Spiritus	370,0
Oleum Thymi	2,0
Oleum Rosmarini	3,0
Liquor Ammonii caustici	25,0

Herstellungsvorschrift siehe D. A. B.

Schweißtreibendes Pulver.

Chininum hydrochlor	0,3
Acidum acetylo-salicylic.	0,6
Phenacetinum	0,5
Coffeinum Natr. salicyl.	0,1

Tinctura fébrifuge de Warburg.

a) Aloes	
Rhizoma Zedoariae	aa 4,0
Radix Angelicae	
Camphora	aa 0,1
Crocus	0,15
Spiritus	100,0
b) Chininum sulfuricum	2,0

a) 8 Tage mazerieren, abpressen, b) in der Kolatur lösen.
20 g als Tagesdosis nehmen.

Zahntropfen.

Orthoform	3,0
Chloralhydrat	
Camphora	
Oleum Cajeputi	
Aether	
Oleum Caryophylli	aa 10,0
Spiritus	247,0

Husten- und Keuchhustenmittel.

Hustensaft für Kinder [1].

Extractum Thymi fluid.	15,0
Mel depurat.	20,0
Sirupus simplex	65,0

[1] Betreffs Haltbarmachung s. S. 117/118.

Husten- und Keuchhustenmittel.

Hustensaft für Kinder (Fortsetzung).
Ammonium chloratum	10,0
Ammonium bromatum	3,0
Extractum Castaneae vescae fld.	40,0
Sirupus Senegae	80,0
Sirupus Ananassae	100,0
Glycerinum	67,0
Sirupus simplex	200,0

Extractum Droserae fld.	0,75
Extractum Plantaginis fld.	4,25
Sirupus simplex	ad 100,0

Hustentropfen für Kinder.
Tinctura Pimpinellae	
Liquor Ammonii anisatus	aa 15,0
Tinctura Opii benzoica	5,0

Dosis 5—10—15 Tropfen.

Elixir e Succo Liquiritiae	
Tinctura Opii benzoica	aa

Dosis 5—10—15 Tropfen.

Hustenelixir.
a) Acidum benzoicum e resina	3,0
Spiritus camphoratus	20,0
Liquor Ammonii anisatus	150,0
b) Ammonium chloratum	40,0
Aqua dest.	ad 300,0
c) Succus Liquiritiae	80,0
Aqua dest.	ad 1000,0

a), b), c) für sich mischen bzw. lösen und dann in der Reihenfolge mischen. Teelöffelweise zu geben.

a) Acidum benzoicum e resina	5,0
Alcohol absol.	30,0
Liquor Ammonii caust.	q. s.
b) Tinctura Opii benzoica	25,0
Elixir e Succo Liquir.	20,0
c) Aqua dest.	ad 120,0

a) Liquor Ammonii caust. tropfenweise bis zur klaren Lösung zugeben, dann b) und c) zumischen.
15—20 Tropfen auf einmal geben.

Kinder-Beruhigungs-Saft[1].
Sirupus Rhoeados	
Sirupus Papaveris	
Sirupus Violae tricoloris	aa

Extractum Chamomillae fld.	1,0
Sirupus simplex	ad 100,0

Keuchhustensaft[1].
a) Herba Thymi	
Herba Serpylli	
Folia Menthae pip.	aa 50,0
Aqua dest.	ad 1500,0
b) Natrium bromatum	30,0
Glycerinum	250,0
Saccharum	1000,0
c) Spiritus	100,0
Oleum Thymi	gtt. XX

a) infundieren, abpressen, b) heiß darin lösen, nach dem Erkalten c) zugeben.

a) Natrium bromatum	2,0
Succus Liquiritiae	1,0
Aqua dest.	4,0
b) Liquor Ammonii anisat.	2,0
Tinctura Opii benzoica	1,0
Oxymel Scillae	5,0
Extractum Castaneae vesc.	
Sirupus simplex	aa ad 150,0

a) lösen, b) zuzugeben.

Sirupus Droserae compositus.
Extractum Droserae fluid.	100,0
Sirupus Foeniculi	900,0
Ammonium chloratum	0,5
Calcium chloratum	1,0
Oleum Eucalypti	0,2

Extractum Droserae fld.	1,0
Coccionella	2,0
Sirupus simplex	100,0

Die Coccionella wird mit dem Sirup digeriert, nach dem Filtrieren wird das Sonnentauextrakt zugegeben.

Extractum Castaneae fluid.	10,0
Aqua Foeniculi	10,0
Glycerinum	10,0
Mel depuratum	20,0
Sirupus simplex	50,0

Teelöffelweise zu geben.

---

[1] Betreffs Haltbarmachung s. S. 117/118.

Keuchhustensaft (Fortsetzung).

Kalium bromatum	
Natrium bromatum	aa 6,0
Ammonium bromatum	3,0
Extractum Thymi fluid.	100,0
Liquor Ammonii caust.	5,0
Spiritus	40,0
Sirupus simplex	ad 1000,0

Teelöffelweise zu geben.

Extractum Castaneae vescae fld.	
Sirupus Senegae	aa

Teelöffelweise zu geben.

Sirupus Bromoformii compositus.

Bromoformium	1,75
Tinctura Grindeliae	
Tinctura Strychni	aa 0,75
Tinctura Aconiti	1,0
Tinctura Bryoniae	0,5
Spiritus	25,0
Sirupus Papaveris	50,0
Sirupus Corticis Aurantii	105,0

Bromoformium	2,0
Tinctura Aconiti	2,0
Codeinum phosphoricum	1,0
Aqua Florum Aurantii	30,0
Aqua Laurocerasi	20,0
Spiritus	45,0
Sirupus Rhoeados	200,0
Sirupus Balsami tolutani	700,0

Fenchelhonig [1].

Mel depur.	150,0
Sirupus spl.	300,0
Liquor Ammonii foeniculatus	5,0

Liquor Ammonii foeniculatus ist entsprechend dem Liquor Ammonii anisatus mit Fenchelöl zu bereiten.

Mel depuratum	120,0
Sirupus spl.	380,0
Glycerinum	40,0
Oleum Foeniculi	gtt. X
Tinctura Sacchari tost.	q. s.

Betreffs Haltbarmachung s. S. 117/118.

Fenchelhonig mit Malz [1].

Oleum Foeniculi	1,0
Mel depuratum	500,0
Extractum Malti	100,0
Sirupus simplex	400,0

Durch Erhitzen sterilisieren.

Schwarzwurzelhonig [1].

a) Radix Consolidae	100,0
Spiritus	60,0
Aqua	1200,0
b) Mel depur.	1500,0
Saccharum alb.	500,0

a) 3 Stunden mazerieren, zu 1000 g Kolatur
b) zugeben, kochen, filtrieren.

Radix Consolidae	
Radix Liquiritiae	aa 30,0
Extractum Castaneae fld.	20,0
Spiritus	50,0
Aqua dest.	
Saccharum	aa 400,0
Mel depuratum	280,0

Die Drogen werden mit der Weingeist-Wasser-Mischung drei Tage mazeriert. Es wird abgepreßt, der Preßsaft mit dem Zucker zum Sirup verkocht, der heißen Masse werden die übrigen Bestandteile zugesetzt, es wird mit Wasser auf 1000 g ergänzt, kurz aufgekocht und dann filtriert.

Thymianhonig [1].

Infusum Herbae Thymi	50,0/550,0
Saccharum	550,0
Mel depur.	200,0
Ammonium bromatum	5,0
Kalium bromatum	
Natrium bromatum	aa 10,0
Succus Liquiritiae	50,0
Oleum Thymi	gtt. XXX

Fichtennadel-Brust-Honig [1].

Oleum Pini pumilionis	0,1
Spiritus	5,0
Mel depuratum	300,0
Sirupus spl.	600,0

Oleum Pini pumilionis	0,1
Tinctura Scillae	30,0
Elixir pectorale	60,0
Mel depuratum	150,0
Sirupus simplex	300,0

Katarrh-Pastillen mit Emser Salz.
Emser Salz 20,0
Zucker
Gummipulver aa 1000,0
Isländisch Moos-Schleim q. s. zum Anstoßen der Masse.

Pektoralpastillen.
Süßholzpulver 2000,0
Süßholzextrakt 1000,0
Anispulver 100,0
Fenchelpulver 100,0
Zuckerpulver (sbt.) 7000,0
Pfefferminzöl 20,0
Traganthschleim q. s.
Das Pfefferminzöl kann auch weggelassen werden.

Hustentabletten.
Resina Guajaci 1000,0
Saccharum album 1000,0
Gelatine alba 6,0
Aqua 54,0
Die Gelatinelösung dient zum Granulieren.

Tutocain
Anaesthesin aa 0,01
Menthol 0,005
Massa q. s.
Man preßt kleine Tabletten, die man mit Zucker übergießt oder man stellt Dragees her, die je Stück die oben angegebenen Arzneistoffe enthalten.

Hustenbonbons.
Malzextraktbonbons.
a) Malzextrakt 250,0
b) Weinsteinsäure 20,0
c) Safrantinktur 7,0
oder
Honig-Brustkaramellen.
a) Honig 1125,0
b) Weinsteinsäure 20,0
c) Safrantinktur 5,0
Aus
Kristallzucker 15000,0
Wasser 2000,0 bis 2500,0
wird unter Zusatz von a) die Bonbonmasse gekocht. b) wird zugesetzt, wenn eine herausgenommene Probe nicht mehr klebt, dann wird weitergekocht, bis eine herausgenommene Probe glashart wird, dann wird c) zugesetzt.

Für **Kräuterbonbons** (Althee, Spitzwegerich usw.) nimmt man an Stelle des Wassers einen auf 2,5 kg eingedampften Aufguß, aus 0,75—1,0 kg Droge mit 7,5 heißem Wasser hergestellt, unter Zusatz ätherischer Öle, wobei auf 1 kg Bonbonmasse etwa 2,0—5,0 von Ölen (Eukalyptus-, Anis-, Fenchel-Öl) und etwa 1,0—2,5 g Menthol genommen werden.

Hödenmärkersche (Antiphthysis-) Pillen.
Natrium salicylicum 0,1
Acidum arsenicosum 0,0001
Glycerinum q. s.
Talcum q. s.
Ut fiat pil. Nr. I.

Teegemische.

Abführtee.
Guajakholz 100,0
Faulbaumrinde 125,0
Sennesblätter 125,0
Süßholz 150,0
Bohnenschalen 150,0
Hauhechelwurzel 100,0
Rotes Sandelholz 50,0
Stiefmütterchen 40,0
Queckenwurzel 20,0
Bruchkraut 20,0
Malvenblüten 10,0
Ringelblumen 10,0
Hollunderblüten 50,0
Anis 25,0
Anis ist zu quetschen, die übrigen Drogen außer den Hollunderblüten sind in grob zerschnittenem Zustande anzuwenden.
Zur Abkochung.

Thé Chambard (Abführ- und Hämorrhoidaltee).
Folia Sennae 45,0
Folia Mercurialis annuae 15,0
Folia Parietariae off. 5,0
Folia Malvae silv. 5,0
Folia Althaeae 5,0
Folia Menthae pip. 5,0
Folia Melissae 5,0
Folia Hyssopi 5,0
Flores Anthyllidis vulner. 7,0
Flores Calendulae 3,0
Einen Eßlöffel voll auf 1—2 Tassen Teeaufguß.

Blutreinigungstee.

Radix Liquiritiae	300,0
Cortex Frangulae	1270,0
Herba Asperulae	
Herba Violae tricoloris	
Lignum Juniperi	
Lignum Sassafras	
Lignum Santali rubr.	
Radix Sarsaparillae	aa 150,0
Stipites Dulcamarae	
Lignum Guajaci	aa 300,0
Folia Millefolii	1200,0
Semen Sinapis plv. gr.	18,0
Semen Anisi stellat. plv. gr.	20,0

Zur Abkochung.

Nach Dr. Walser.

Folia Salviae	3,0
Radix Angelicae	
Herba Absinthii	aa 27,0
Herba Cichorii	
Fructus Juniperi	aa 17,0

Zum Aufguß.

Nach Dr. Westen.

Radix Cichorii	
Rhizoma Graminis	
Radix Taraxaci	aa 4,0
Fructus Foeniculi	1,0

Zur Abkochung.

Species Hierae Picrae.

Radix Helenii	
Rhizoma Galangae	aa 50,0
Boletus Laricis	
Myrrha	
Radix Angelicae	
Radix Gentianae	
Rhizoma Rhei	
Rhizoma Zedoariae	aa 100,0
Aloe	800,0

Zur Abkochung, aber auch zum Ansatz mit Kornbranntwein.

Kinder-Blutreinigungstee.

Herba Violae tricoloris	50,0
Folia Juglandis	25,0
Cortex Salicis	15,0
Folia Sennae	
Radix Liquiritiae	aa 15,0

Einen Eßlöffel voll auf 3—4 Tassen Tee zum Aufguß, abseihen, auf die Hälfte einkochen lassen.

Für Asthmatiker.

Asthmatee zum Trinken.

Folia Eucalypti	
Herba Pulmonariae	
Folia Salviae	
Herba Droserae	
Lignum Sassafras	
Flores Lavandulae	
Cortex Quebracho	aa

Zum Aufguß, ½ Std. ziehen lassen.

Species antiasthmaticae zum Räuchern.

Folia Stramonii	
Herba Lobeliae	aa 45,0
Solutio Kalii nitrici	35,0/120,0

Man tränkt die Drogen mit der Salpeterlösung und trocknet das Gemisch.

Herba Lobeliae	100,0
Folia Stramonii	50,0
Folia Hyoscyami	30,0
Folia Eucalypti	20,0
Kalium nitricum	75,0
Kalium jodatum	2,0
Aqua	300,0
Mentholum	1,0
Spiritus	15,0

Man löst das Menthol im Weingeist und die Salze im Wasser, tränkt die Kräuter mit den beiden Lösungen, mengt und trocknet wie üblich.

Badekräuter.

Flores Chamomillae	
Flores Lavandulae	
Rhizoma Calami	
Folia Rosmarini	
Herba Serpylli	
Folia Menthae crispae aa	3,0
Folia Juglandis	120,0

Für ein Vollbad, mit 2 l Wasser zum Aufguß, 30 Min. ziehen lassen.

Folia Juglandis	
Rhizoma Calami	
Cortex Salicis	aa

Anwendung wie oben.

Teegemische.

Beruhigungstee für Kinder.
Folia Menthae pip.	30,0
Radix Valerianae	50,0
Fructus Foeniculi	40,0
Fructus Carvi	60,0
Flores Chamomillae	20,0

Zum Aufguß.

Fructus Papaveris matur.	50,0
Herba Violae tricolor.	20,0
Folia Menthae pip.	10,0
Radix Liquiritiae	10,0
Fructus Anisi	10,0
Fructus Foeniculi	10,0

Zum Aufguß.

Folia Menthae pip.	30,0
Herba Millefolii	40,0
Flores Sambuci	20,0
Flores Chamomillae	
Radix Valerianae	aa 30,0
Folia Salviae	
Fructus Foeniculi	aa 20,0
Folia Farfarae	10,0

Zum Aufguß.

Folia Aurantii	
Folia Menthae pip.	
Folia Trifolii fibr.	
Radix Valerianae	aa

Zum Aufguß.

Tee gegen Bettnässen der Kinder.

Herba Hyperici 20,0

Als Abkochung im Laufe eines Tages zu geben.

Rhizoma Tormentillae	3,0
Folia Plantaginis	4,0
Herba Equiseti	2,0

Mit 500 g Wasser zum Aufguß, 20 Minuten ziehen lassen. Dreimal tägl. eine halbe Tasse voll geben.

Cortex Rhois aromaticae	
Herba Hyperici	
Herba Solidaginis Virgaureae	aa

Zum Teeaufguß.

Blasen- und Nierentee.
Radix Levistici	
Radix Ononidis	aa 10,0
Fructus Petroselini	
Fructus Juniperi	aa 12,5
Folia Uvae Ursi	
Fructus Foeniculi	
Rhizoma Graminis	aa 20,0

Einen Eßlöffel voll auf 1—2 Tassen Wasser zur Abkochung.

Herba Herniariae	
Herba Chenopodii	
Folia Uvae Ursi	
Radix Liquiritiae	aa 15,0
Radix Ononidis	
Radix Levistici	
Fructus Juniperi	
Flores Chamomillae	
Folia Menthae pip.	
Flores Sambuci	aa 5,0
Fructus Coriandri	
Fructus Carvi	aa 3,0

Einen Eßlöffel voll auf 1 Tasse Wasser, kurz aufkochen und dann 20 Minuten ziehen lassen.

Bohnenhülsen	78,0
Birkenblätter	6,0
Maisnarben	4,8
Zinnkraut	3,2
Bärentraubenblätter	3,0
Löwenzahn	3,4
Kalmus	
Bitterklee	aa 0,8

Zur Abkochung

Folia Uvae Ursi	
Herba Herniariae	aa 10,0
Fructus Petroselini	
Herba Chelidonii	aa 1,0

Zum Aufguß.

Flores Malvae silv.	10,0
Folia Betulae	
Folia Uvae Ursi	aa 15,0
Fructus Petroselini	5,0
Fructus Cynosbati	10,0
Radix Ononidis	
Radix Pimpinellae	
Radix Levistici	
Rhizoma Graminis	aa 20,0

Einen Eßlöffel voll auf eine Tasse Wasser zum Aufguß, 30 Minuten ziehen lassen. Warm trinken.

Blasen- und Nierentee (Fortsetzung).

Folia Malvae	
Herba Anagallidis	
Radix Levistici	
Radix Ononidis	aa 5,0
Flores Stoechados	
Herba Arenariae	
Herba Parietariae	
Radix Apii grav.	
Stigmata Maydis	aa 7,5
Folia Althaeae	
Folia Betulae	
Folia Uvae Ursi	
Fructus Phaeseoli sine sem.	
Radix Asparagi	
Fructus Foeniculi	
Rhizoma Graminis	aa 10,0

Einen Eßlöffel voll auf 1—2 Tassen Wasser. Kurz aufkochen und dann ½ Stunde ziehen lassen.

Fructus Juniperi	
Folia Uvae Ursi	
Radix Levistici	
Radix Ononidis	
Radix Taraxaci	aa 10,0
Herba Bursae pastor.	
Fructus Berberidis	
Fructus Anisi	aa 5,0
Fructus Petroselini	2,0

1 Teelöffel voll auf 1 Tasse Wasser zum Aufguß, zwei- bis dreimal täglich trinken.

Radix Ononidis	
Baccae Juniperi	aa 1,0
Herba Urticae	
Herba Achilleae millefol.	aa 1,5
Herba Equiseti	2,0
Folia Betulae	3,0

Einen Eßlöffel auf eine Tasse Tee zum Aufguß, längere Zeit ziehen lassen.

Folia Orthosiphonis

Für sich zum Aufguß oder als Zusatz zu andern Teegemischen, Einzelgabe etwa 1 g.

Species Uvae Ursi.

Folia Bucco	
Herba Herniariae	
Herba Chenopodii ambros.	
Folia Uvae Ursi	aa

Zum Aufguß. 30 Minuten ziehen lassen.

Herba Herniariae	
Herba Chenopodii ambros.	aa 20,0
Folia Uvae Ursi	60,0

Zum Aufguß. 30 Minuten ziehen lassen.

Species diureticae Hesse.

Folia Uvae Ursi	70,0
Radix Ononidis	
Lignum Sassafras	
Herba Herniariae	aa 20,0
Fructus Petroselini	5,0
Folia Menthae pip.	15,0

Zum Aufguß, ½ Stunde ziehen lassen.

Wildunger Tee.

Fructus Phaseoli sine semine	72,0
Stigmata Maydis	6,0
Herba Equiseti	4,0
Folia Betulae	5,4
Folia Uvae Ursi	5,0
Folia Bucco	2,5
Folia Menthae pip.	1,0
Radix Liquiritiae	2,5
Fructus Anisi.	1,6

Zum Aufguß einen Eßlöffel voll auf 1 Tasse Wasser.

Brust- und Hustentee.

Species pectorales Berolinenses.

Flores Rhoeados	10,0
Fructus Anisi stellati	
Fructus Anisi	
Flores Verbasci	aa 20,0
Rhizoma Iridis	
Fructus Hordei perl.	
Passulae minores	aa 40,0
Radix Liquiritiae	60,0
Folia Farfarae	
Fructus Caricae	aa 80,0
Radix Althaeae	160,0

Zum Aufguß.

Hustentee.

Radix Senegae	
Flores Tiliae	
Fructus Anisi stellat.	aa 5,0
Rhizoma Iridis	10,0
Radix Liquiritiae	15,0
Stipites Dulcamarae	15,0
Fructus Coriandri	20,0
Carrageen	25,0

Zum Aufguß.

Teegemische.

Elsässer Brusttee.

Folia Farfarae	180,0
Lichen islandicus	75,0
Radix Althaeae	450,0
Herba Capill. Veneris	75,0
Rhizoma Graminis	75,0
Capites Papaveris	120,0
Flores Rhoeados	120,0
Flores Stoechados	45,0
Flores Verbasci	45,0
Fructus Foeniculi	30,0
Fructus Ceratoniae	750,0
Rhizoma Iridis	75,0

Alles grob geschnitten.
Zum Aufguß. Längere Zeit ziehen lassen.

Species pectorales Franck.

Radix Althaeae	
Radix Liquiritiae	
Semen Lini	aa

Zum Aufguß.

Species pectorales Kaplick.

Lichen islandic.	
Carrageen	
Radix Liquiritiae	
Radix Consolidae	
Radix Althaeae	aa 40,0
Fructus Foeniculi contus.	40,0
Radix Senegae	10,0
Fructus Anisi stellat. contus.	6,0

Zum Aufguß.

Keuchhustentee.

Herba Droserae	
Folia Castaneae vesc.	aa 6,0
Folia Eucalypti	3,0
Herba Violae tricoloris	6,0
Herba Plantaginis	3,0
Herba Thymi	10,0
Radix Liquiritiae	5,0

Einen Tee- bis Eßlöffel auf eine Tasse Wasser zum Aufguß.

Entfettungstee.

Rhizoma Graminis	
Radix Liquiritiae	
Folia Sennae	
Flores Malvae	
Rhizoma Rhei	aa 10,0
Manna	
Caricae	aa 5,0
Fructus Foeniculi	
Fructus Anisi	
Fructus Coriandri	aa 3,0

Zur Abkochung. Abends und früh nüchtern zu trinken.

Folia Sennae	64,0
Flores Sambuci	40,0
Fructus Foeniculi	
Fructus Anisi	aa 20,0
Fucus vesiculosus	75,0
Manna	22,5
Acidum tartaricum	2,5
Tartarus natronatus	37,5
Aqua q. s.	

Die gequetschten Fenchel- und Anis-Früchte, sowie die Sennesblätter werden mit der Lösung von Seignettesalz und Weinsäure getränkt und getrocknet und mit den übrigen Bestandteilen gemengt.

Sal thermarum Carolin. artific.

Fructus Foeniculi	
Semen Foenugraeci	aa 30,0
Folia Sennae	
Flores Chamomillae	aa 50,0

Zum Aufguß. Früh nüchtern eine Tasse trinken.

Herba Fumariae	
Radix Ebuli	
Fructus Rhamni cathart.	
Cortex Frangulae	aa 15,0
Fucus vesiculosus	40,0
Manna	10,0

5 Eßlöffel auf 1 Liter Wasser zur Abkochung. Diese Menge im Laufe des Tages an Stelle anderer Getränke trinken.

Herba Veronicae	100,0
Fucus vesiculosus	40,0
Carrageen	10,0
Herba Equiseti	20,0
Folia Pruni cerasi	15,0
Fructus Amomi	
Flores Caryophylli	aa 1,0

Einen Eßlöffel auf 2 Tassen zum Aufguß als Tischgetränk.

Fructus Anisi stellati	20,0
Folia Farfarae	
Cortex Frangulae	
Folia Sennae	
Fructus Foeniculi	
Rhizoma Graminis	aa 50,0
Flores Tiliae	
Fructus Juniperi	
Radix Levistici	
Rhizoma Rhei	aa 30,0
Radix Liquiritiae	80,0

Einen Eßlöffel voll auf 1—2 Tassen zur Abkochung. Täglich mehrere Tassen trinken.

Entfettungstee (Fortsetzung).
Marienbader Tee.
Radix Liquiritiae	62,0
Manna	500,0
Flores Malvae vulg.	62,0
Folia Sennae	500,0
Radix Polypodii	62,0
Saccharum album	125,0

Zum Aufguß. 20 Minuten ziehen lassen.

Folia Sennae	50,0
Manna	100,0
Flores Malvae vulg.	
Radix Polypodii	
Radix Liquiritiae	aa 12,5
Caricae	20,0
Saccharum	25,0

Zum Aufguß. 20 Minuten ziehen lassen.

Flores Calcartrippae	
Rhizoma Polypodii	aa 10,0
Folia Sennae	
Radix Liquiritiae	aa 40,0
Manna	70,0
Passulae	25,0

Zum Aufguß. 20 Minuten ziehen lassen.

Tee für Erkältungskrankheiten (Grippe).
Flores Tiliae	
Folia Sennae	
Flores Acaciae	aa 5,0
Cortex Frangulae	10,0
Folia Menthae pip.	5,0

Zum Aufguß.

Herba Trifolii fibr.	60,0
Herba Absinthii	30,0
Cortex Salicis	
Radix Liquiritiae	aa 20,0
Fructus Anisi stellat.	10,0

Zum Aufguß.

Herba Centaurei	
Folia Trifolii	aa 25,0
Cortex Chinae	
Rhizoma Graminis	
Radix Taraxaci	aa 12,5

Zur Abkochung.

Flores Verbasci	
Fructus Anisi stellati	
Radix Liquiritiae	aa 5,0
Herba Galeopsidis	
Folia Farfarae	
Carrageen	
Radix Althaeae	aa 15,0
Herba Polygalae	20,0

Zum Aufguß. Längere Zeit ziehen lassen.

Species diaphoreticae.
Flores Tiliae	
Flores Sambuci	
Flores Verbasci	aa

Zum Aufguß.

Flores Tiliae	
Flores Sambuci	
Flores Chamomillae romanae	
Folia Menthae piperitae	aa

Zum Aufguß.

Frauenspültee.
Herba Polygoni avicul.	30,0
Herba Urticae	20,0
Cortex Quercus	10,0
Flores Chamomillae	10,0

Ein Drittel dieser Menge auf 1 Liter Wasser zur Abkochung.

Radix Angelicae	20,0
Herba Basilici	20,0
Folia Rosmarini	20,0
Radix Cichorii	15,0
Radix Petroselini	25,0

Einen Eßlöffel auf 1 Liter Wasser zur Abkochung.

Folia Rosmarini	
Herba Achilleae	
Folia Salviae	aa 30,0
Cortex Quercus	60,0

10—15 g auf 1 Liter Wasser zur Abkochung.

Frühstückstee.
Herba Fragariae	
Folia Rubi Idaei	aa 100,0
Folia Menthae pip.	
Flores Tiliae	
Radix Liquiritiae	aa 30,0
Folia Melissae	20,0
Herba Asperulae	
Herba Urticae	
Flores Verbasci	aa 40,0

Zum Aufguß.

Teegemische. 95

Frühstückstee (Fortsetzung).
Folia Juglandis
Flores Tiliae
Herba Matrisilviae aa 30,0
Folia Menthae pip. 50,0
Herba Fragariae
Folia Rubi fruticosi aa ad 500,0
Zum Aufguß.

Leicht abführend.
Folia Juglandis 10,0
Flores Tiliae
Flores Sambuci
Flores Calendulae
Flores Millefolii aa 15,0
Herba Asperulae 10,0
Folia Sennae 20,0
Cortex Frangulae
Radix Liquiritiae aa 5,0
Folia Theae nigrae 50,0
Zum Aufguß.

Leicht abführend.
Thymian
Klatschrosen aa 25,0
Süßholz
Sassafrasholz
Guajakholz
Wollblumen aa 50,0
Waldmeister
Schafgarbe aa 100,0
Huflattichblätter
Eibisch
Sennesblätter aa 150,0
Zum Aufguß.

Leicht abführend.
Folia Maté 30,0
Flores Tiliae
Herba Asperulae
Flores Acaciae
Folia Menthae pip.
Folia Rubi fruticosi
Flores Verbasci aa 5,0
Folia Sennae 15,0
Cortex Frangulae 25,0
Zum Aufguß.

Leicht diuretisch.
Folia Menthae pip. 900,0
Flores Chamomillae 20,0
Flores Tiliae 300,0
Folia Melissae 300,0
Fructus Foeniculi 30,0
Flores Sambuci 450,0
Zum Aufguß.

Gallensteintee.
Rhizoma Calami
Folia Trifolii fibr. aa 20,0
Folliculi Phaseoli 800,0
Stigmata Maydis 50,0
Herba Taraxaci
Herba Equiseti
Fructus Cynosbati aa 40,0
Folia Uvae Ursi 30,0
Einen Eßlöffel voll auf 1—2 Tassen Wasser zur Abkochung. Mehrmals täglich, besonders früh nüchtern trinken.

Cortex Frangulae
Rhizoma Rhei
Flores Millefolii
Herba Equiseti
Cortex Salicis
Folia Boldo aa
Zur Abkochung wie oben.

Herba Bursae pastoris
Herba Equiseti
Cortex Frangulae
Folia Millefolii aa
Zur Abkochung. Mehrere Tassen täglich trinken.

Herba Agrimoniae 50,0
Herba Marrubii 50,0
Radix Rhei 25,0
Folia Menthae pip. 100,0
Einen Kaffeelöffel voll für eine Tasse Tee zum Aufguß, früh nüchtern und abends trinken.

Folia Menthae pip.
Folia Menthae crisp. aa 40,0
Radix Ononidis
Radix Gentianae aa 10,0
Cortex Frangulae 6,0
Einen vollen Eßlöffel auf eine Tasse Tee zur Abkochung.

Teegemische.

Gallensteintee (Fortsetzung).
Herba Hyperici perforatae.
Zum Aufguß einen Teelöffel voll auf 1 Tasse Wasser. 20 Minuten ziehen lassen.

Gicht- und Rheumatismustee.
Folia Sennae	
Baccae Juniperi	
Stipites Dulcamarae	
Lignum Guajaci	
Radix Liquiritiae	aa 80,0
Semen Anisi stellati	10,0

Zur Abkochung, mehrmals täglich eine Tasse voll trinken.

Lignum Guajaci	
Lignum Sassafras	
Lignum Quassiae	aa 20,0
Radix Liquiritiae	
Radix Ononidis	
Radix Pimpinellae	aa 10,0
Folia Sennae	30,0

Zur Abkochung, mehrmals täglich eine Tasse voll trinken.

Faulbaumrinde	150,0
Sarsaparillwurzel	150,0
Queckenwurzel	100,0
Bittersüßstengel	150,0
Rotes Sandelholz	100,0
Sassafrasholz	150,0
Guajakholz	100,0
Birkenblätter	100,0

Sämtliche Drogen grob zerschnitten. Einen Eßlöffel voll auf 1—2 Tassen Wasser zur Abkochung.

Gurgeltee.
Folia Salviae	
Flores Sambuci	aa 10,0
Folia Malvae silv.	
Folia Malvae arbor.	aa 5,0

Einen Eßlöffel auf ½ bis 1 l Wasser zum Aufguß.

Nach Kobert.
Rhizoma Tormentillae	
Cortex Fructus Granati	
Cortex Quercus	aa

Einen Eßlöffel voll zur Abkochung auf 1 Liter Wasser.
Zum Gurgeln und Mundspülen, besonders bei Stomatitis.

Jod- und kieselsäurehaltiger Tee.
Herba Veronicae	100,0
Herba Equiseti	20,0
Herba Galeopsidis	20,0
Folia Aurantii	20,0
Fructus Anisi stellati	15,0

2 Eßlöffel voll zum Aufguß für 2 Tassen. Als Tischgetränk für Lungenkranke.

(Tee für Kropfleidende.)
Herba Verbenae	100,0
Folia Menthae piperitae	10,0
Fucus vesiculosus	40,0
Herba Polygoni avicularis	20,0
Cortex Cinnamomi	10,0
Macis	2,0

2 Eßlöffel voll zum Aufguß für 2 Tassen. Man kann diesem Teegemisch auf 1 kg auch 0,1 g Kalium jodatum, in Wasser gelöst zusetzen. Es muß dann für gute Mischung Sorge getragen werden.

Herba Veronicae	100,0
Herba Equiseti	30,0
Herba Galeopsidis	20,0
Carrageen	10,0
Folia Aurantii	
Fructus Anisi stellat.	aa 15,0

Bereitung wie oben.

Kieselsäuretee (Species silicatae).
(Lungentee.)
Herba Equiseti min.	75,0
Herba Polygoni	150,0
Herba Galeopsidis	50,0

½ Eßlöffel auf 2 Tassen Wasser, auf 1 Tasse einkochen lassen.

Herba Equiseti	
Herba Pulmonariae	
Herba Polygoni avicul.	
Herba Galeopsidis	aa 20,0
Folia Farfarae	
Folia Rubi fruticosi	aa 10,0
Herba Fragariae	
Carrageen	aa 5,0

5 Eßlöffel voll auf 1 l Wasser zum Aufguß. Auf die Hälfte einkochen, abseihen. Drei Tassen am Tage warm trinken.

Kieselsäuretee (Species silicatae).
(Lungentee) (Fortsetzung).

Herba Pulmonariae	120,0
Herba Galeopsidis	120,0
Herba Equiseti	200,0
Herba Polygoni avicul.	390,0
Herba Rubi Idaei	80,0
Herba Fragariae	80,0
Calcium glycerino-phosphoric.	10,0
Aqua dest.	150,0

Man tränkt das Lungenkraut mit der Lösung des Calcium glycerino-phosphoricum in Wasser, trocknet und mischt dann die Spezies.
6 Eßlöffel Tee mit 1¼ l Wasser zum Aufguß. Durchseihen und auf die Hälfte einkochen. Diese Menge für einen Tag.

Fructus Phaseoli sine sem.		
Folia Farfarae		
Folia Plantaginis		
Herba Urticae		
Lichen islandicus	aa	16,0
Fructus Foeniculi		5,0
Radix Liquiritiae		
Folia Menthae pip.	aa	7,5

Zur Abkochung.

Tee gegen klimakterische Beschwerden.

Radix Taraxaci c. herba		45,0
Folia Millefolii		
Folia Trifolii fibrin.	aa	20,0
Rhizoma Calami		15,0

Zum Aufguß. Mehrmals täglich trinken.

Flores Aurantii		
Flores Paeoniae	aa	12,5
Folia Melissae		
Folia Menthae pip.		
Radix Valerianae	aa ad	100,0

Zum Aufguß. 10 Minuten ziehen lassen.

Folia Melissae	
Flores Chamomillae	
Herba Millefolii	aa

Zum Aufguß.

Radix Saponariae	
Radix Taraxaci cum herba	
Rhizoma Graminis	
Flores Millefolii	aa

Zur Abkochung.

Herba Humuli lup.	
Herba Absinthii	
Radix Valerianae	aa

Zum Aufguß. 10 Minuten ziehen lassen.

Koliktee (Species carminativae).

Fructus Anisi		
Fructus Anisi stellati	aa	5,0
Fructus Carvi		
Fructus Coriandri		
Fructus Foeniculi	aa	10,0
Radix Valerianae		20,0

(Radix Valerianae kann auch fortbleiben.)
Zum Aufguß einen Teelöffel voll auf 1 Tasse Tee.

Folia Melissae		
Folia Menthae piperitae		
Flores Chamomillae	aa	20,0
Fructus Foeniculi		10,0

Zum Aufguß einen Teelöffel voll auf eine Tasse Wasser.

Abführender Koliktee.

Fructus Carvi	
Fructus Foeniculi	10,0
Folia Melissae	8,0
Folia Menthae piperitae	20,0
Radix Valerianae	12,0
Folia Sennae spiritu extract.	30,0

1 Eßlöffel voll auf eine große Tasse Wasser zum Aufguß. Mehrmals täglich kalt oder lauwarm trinken.

Krampfader-Tee.

Herba Boraginis	20,0
Herba Taraxaci	30,0
Herba Equiseti	50,0

Zum Aufguß, längere Zeit ziehen lassen. Mehrmals täglich eine Tasse trinken.

Rhizoma Tormentillae		30,0
Herba Violae tricolor.		
Folia Juglandis	aa	20,0
Flores Acaciae		10,0

½ Eßlöffel voll zur Abkochung. Morgens und abends eine Tasse voll.

Teegemische.

Lippspringer Tee.
Folia Farfarae
Fructus Phellandrii
Lichen islandicus
Herba Millefolii
Radix Helenii
Radix Liquiritiae
Radix Althaeae   aa 10,0
Flores Rhoeados
Flores Malvae
Flores Verbasci   aa 5,0
Zum Aufguß, etwa 20 Minuten ziehen lassen.

Menstruationsfördernder Tee.
Gegen Amenorrhoe.
Radix Taraxaci c. herba   30,0
Folia Trifolii fibr.
Folia Millefolii   aa 15,0
Rhizoma Calami   8,0
Einen Eßlöffel voll auf 4 Tassen Wasser, auf 3 Tassen einkochen lassen.

Folia Millefolii
Flores Chamomillae
Folia Melissae   aa
Einen Eßlöffel voll auf 1 Tasse Tee zum Aufguß.

Folia Rosmarini
Folia Melissae   aa 20,0
Flores Chamomillae rom.   10,0
Herba Rutae   15,0
Einen Teelöffel auf eine große Tasse Tee zum Aufguß, morgens nüchtern und abends vor dem Schlafengehen zu trinken.

Gegen Dysmenorrhoe.
Folia Menthae piperitae
Herba Marubii
Lichen islandicus
Radix Angelicae   aa
Zum Aufguß.

Gegen Menorrhagie.
Herba Bursae pastoris
Folia Menthae pip.
Flores Calendulae   aa
Zum Aufguß. Früh nüchtern und abends vor dem Zubettgehen zu trinken.

Magenkräutertee.
Crocus   2,0
Rhizoma Rhei
Rhizoma Zedoariae
Rhizoma Zingiberis
Rhizoma Galangae
Rhizoma Calami
Pericarpium Aurantii
Lignum Santali
Lignum Guajaci   aa 10,0
Flores Lavandulae
Flores Malvae silv.
Flores Rhoeados
Folia Menthae pip.
Herba Centaurei
Folia Trifolii fibr.
Herba Violae tricol.
Folia Aurantii
Fungus Laricis
Radix Angelicae   aa 5,0
Radix Gentianae   25,0
Aloes   50,0
Einen Eßlöffel voll auf 2 Tassen Wasser zum Aufguß. Etwa 30 Minuten ziehen lassen, halbwarm oder kalt trinken.

Angelikawurzel
Eberwurz   aa 1,0
Enzianwurzel   1,5
Aloe
Anis
Baldrian
Magentrost
Bitterklee
Fenchel
Kalmus
Johanniskraut
Vogelknöterich
Löwenzahnblätter
Rosmarin
Wermut   aa 2,0
Schlehenblüten
Heidelbeeren
Schafgarbe
Tausendgüldenkraut   aa 3,0
Kamillen
Melissen
Rautenblätter   aa 4,0
Pfefferminze   5,0
Anserin   6,0
Die Hälfte dieser Mischung mit 1 l Wasser zum Aufguß. 30 Minuten ziehen lassen. Als Getränk im Laufe von ein bis zwei Tagen trinken.

Bitterer Magentee.

Herba Absinthii
Pericarpium Aurantii
Folia Trifolii fibrin.
Rhizoma Calami
Cortex Cinnamomi
Radix Gentianae
Herba Cardui benedict. aa 10,0
Cortex Chinae 5,0
Herba Centaurii 15,0
Folia Menthae pip. 20,0

Zum Aufguß. Längere Zeit ziehen lassen. Lauwarm trinken.

Nerventee (Species nervinae).

Radix Valerianae
Flores Chamomillae aa 30,0
Folia Menthae piperitae 20,0
Folia Trifolii fibrin. 10,0
Flores Melissae
Folia Salviae aa 5,0

Die Drogen sind in geschnittenem Zustande zu mischen.
Zum Aufguß.

Radix Valerianae
Radix Caryophyllatae
Folia Menthae pip. aa 30,0
Flores Aurantii
Flores Acaciae aa 20,0
Flores Chamomillae 10,0
Zum Aufguß.

Hufelands Nerventee.

Baldrianwurzel
Nelkenwurzel
Pfefferminze
Pomeranzenblätter aa partes
1 Eßlöffel voll auf eine Tasse Wasser.

Radix Valerianae 40,0
Folia Melissae 20,0
Folia Menthae pip.
Folia Trifolii fibr.
Folia Aurantii aa 10,0
1 Eßlöffel voll auf 1 Tasse Tee zum Aufguß.

Schlaftee.

Radix Valerianae conc. 30,0
Flores Tiliae conc. 20,0
Herba Millefolii conc. 15,0
Radix Pyrethri conc. 10,0

Zum Aufguß. Eine halbe Stunde vor dem Zubettgehen ein bis zwei Tassen zu trinken.

Species Valerianae comp.

Flores Aurantii
Flores Paeoniae aa 25,0
Folia Melissae
Folia Menthae pip.
Radix Valerianae aa 50,0

Zum Aufguß wie oben.

Stopftee.

Herba Agrimoniae
Herba Alchemillae
Herba Hyperici
Cortex Hippocastani aa

Einen Teelöffel zum Aufguß für eine Tasse.

Semen Quercus tost.
Semen Urticae
Stipites Visci aa

Einen Teelöffel auf 1 Tasse zum Aufguß.

Nach Kobert.

Lignum campechianum
Flores Chamomillae aa 30,0
Folia Menthae pip.
Fructus Myrtilli aa 20,0

Zum Aufguß. 20—25 Minuten ziehen lassen.

Flores Chamomillae 25,0
Fructus Myrtilli
Rhizoma Tormentillae aa 20,0
Folia Fragariae
Cortex Quercus
Radix Althaeae
Herba Artemisiae aa 15,0
Cortex Salicis
Flores Acaciae
Radix Helenii
Radix Taraxaci aa 10,0
Radix Gentianae 3,0

Zur Abkochung.
3—4 Tassen am Tage, wenn nötig auch halbstündlich eine halbe Tasse trinken.

Stopftee (Fortsetzung).

Rhizoma Tormentillae
Lichen islandicus   aa 6,0
Cortex Quercus
Fructus Myrtilli
Flores Chamomillae   aa 9,0

Einen Eßlöffel auf eine Tasse Wasser zur Abkochung.

Cortex Cinnamomi
Cortex Quercus
Rhizoma Tormentillae
Radix Ratanhiae
Fructus Quercus tost.
Fructus Myrtilli
Stipites Cerasorum
Herba Rubi fruticosi   aa

Zur Abkochung. Gebrauch wie oben.

Besonders für Kinder geeignet.

Herba Polygon. avicular.   2,0
Herba Plantaginis   3,0
Herba Millefolii   24,0

Zum Aufguß, der stündlich löffelweise zu geben ist.

Radix Bistortae   2,0
Rhizoma Tormentillae   3,0
Herba Bursae pastor.   4,0

Zum Aufguß wie oben.

Radix Consolidae   2,0
Folia Salviae   3,0
Folia Rosmarini   4,0

Zum Aufguß wie oben.

Eichelkaffee.

1 Eßlöffel voll auf 1 Tasse Wasser zum Aufguß, 30 Minuten ziehen lassen.

Rhizoma Tormentillae
Cortex Quercus   aa 10,0
Fructus Myrtilli   15,0
Flores Chamomillae   50,0

Zur Abkochung.

Wurmtee.

Folia Betulae   50,0
Flores Stoechados   10,0
Folia Juglandis   20,0

Zur Abkochung. Früh nüchtern ein bis zwei Tassen trinken.

Flores Calcatrippae
Semen Cucurbitae
Herba Tanaceti   aa

Zur Abkochung wie oben.

Flores Cinae
Herba Absinthii
Flores Chamomillae
Flores Tanaceti   aa

Ein Eßlöffel voll auf 1 Tasse Tee zum Aufguß, zweimal täglich trinken.

Herba Absinthii   4,0
Herba Centaurii   2,0

Abends und morgens je eine Tasse voll Aufguß aus der obigen Dosis. Dazu abends ein Klistier von Wermutaufguß.

Radix Gentianae
Radix Carlinae
Radix Valerianae   aa 10,0
Herba Absinthii   30,0
Herba Centaurii   10,0

2 Eßlöffel voll zur Abkochung morgens und abends vor dem Essen trinken.

Aloe
Cortex Frangulae
Folia Sennae   aa 15,0
Radix Valerianae
Herba Absinthii
Folia Menthae pip.   aa 25,0

Ein Eßlöffel auf 1 Tasse Tee zum Aufguß, der längere Zeit ziehen soll. Abends und morgens eine Tasse voll trinken.

Für Kinder.

Herba Tanaceti
Cortex Frangulae   aa

1 Teelöffel voll auf 1 Tasse zum Aufguß.

Viscum album in Milch abkochen und mehrmals täglich trinken lassen.

Homöopathische Komplexmittel.

Abgespanntheit.
Acidum phosphoricum D_2
Nux vomica D_3
Belladonna D_3 aa 10,0
Kola D_3 ad 100,0
Dreimal täglich 5—10 Tropfen in Wasser.

Antineuralgicum.
China $\ominus$ 10,0
Aconitum D_3 10,0
Spiritus dil. ad 100,0
Ein- bis zweistündlich 8—10 Tropfen in Wasser.

Blasenleiden.
Euphrasia D_2
Dulcamara D_3
Lycopodium D_2
Helleborus D_3 aa 10
Uva Ursi D_3 ad 100
Dreimal täglich 5—8 Tropfen in Wasser.

Bleichsucht.
Ferrum D_6 3,0
Pulsatilla D_4 7,0
Viermal täglich 10 Tropfen.

Blutreinigung.
Sulfur $\ominus$
Dreimal täglich 5 Tropfen in Wasser.

Durchfall.
Arsenicum D_4
Veratrum D_4 aa
5—10 Tropfen zweistündlich.

Fieber.
Aconitum D_4
Belladonna D_4 aa
5—10 Tropfen zweistündlich.

Gallensteine.
Hyoscyamus D_3
Fel Tauri D_2
Podophyllin D_3
Acidum salicylicum D_3 aa 10,0
Spiritus 45 proz. ad 100,0
Im Anfall jede halbe Stunde, sonst dreimal täglich 5 Tropfen.

Haemorrhoiden.
Achillea millefol. D_2 10,0
Aloe $\ominus$ 0,1
Aesculus D_2 10,0
Nux vomica D_3 10,0
Scrophularia D_2 10,0
Spiritus 45 proz. ad 100,0
Dreimal tägl. 10 Tropfen in Wasser.

Heiserkeit.
Spongia D_1 6,0
Kalium dichromic. D_4 2,0
Phosphor D_4 2,0
3 Tropfen mehrmals täglich.

Husten.
Belladonna D_4 2,0
Bryonia D_2 6,0
Rumex crisp. $\ominus$ 2,0
8—16 Tropfen mehrmals täglich.

Lichen islandic. D_2
Ipecacuanha D_3
Primula D_3
Eucalyptus D_2 aa 10,0
Polygonum avicul. D_3 ad 100,0
8—10 Tropfen mehrmals täglich in Wasser.

Ipecacuanha D_3
Hyoscyamus D_3
Terebinthina D_3
Drosera D_2
Senega D_2 aa 10,0
Spiritus 45 proz. ad 100,0
8—10 Tropfen mehrmals täglich in Wasser.

Hysterie.
Ambra trit. D_4
Ferrum phosphor. trit. D_1
Magnesium phosphor. trit. D_1 aa 1,0
Asa foetida D_1 0,1
Valeriana $\ominus$ 10,0
Saccharum Lactis ad 100,0
Asa foetida D_1 und Valeriana $\ominus$ werden mit etwa 10,0 Milchzucker verrieben und bei gelinder Wärme getrocknet. Dann wird lege artis die Mischung hergestellt. Mehrmals täglich messerspitzenweise auf der Zunge zergehen lassen.

Keuchhusten, Krampf-(Stick-)Husten.
Drosera D_1 8,0
Coccus cacti D_2 2,0
Cuprum sulf. D_6 5,0
2—15 Tropfen 6—8 mal täglich.

Aconitum D_3
Belladonna D_3
Chamomilla D_2
Ipecacuanha D_3
Jodum D_6 aa 10,0
Cuprum acet. D_6 ad 100,0
Je nach Alter 2—10 Tropfen etwa zweistündlich in Wasser.

Kopfschmerzen.
Ignatia D_3 7,0
Nux vomica D_4 2,0
Belladonna D_4 6,0
10—20 Tropfen zweistündlich.

Aconitum D_3
Arnica D_3
Belladonna D_3
Bryonia D_3
China D_2
Nux vomica D_3 aa 10,0
Spiritus 45 proz.   ad 100,0
10 Tropfen ein- bis zweistündlich in Wasser.

Krampftropfen für Kinder.
Chamomilla D_3
Im Anfalle stündlich 2—5 Tropfen.

Magentropfen.
Nux vomica D_4
Magnes. phosphoric. D_6
Natrium muriatic. D_4 aa
Dreimal täglich 10 Tropfen ½ Std. vor dem Essen.

Mangelnde Eßlust.
Sanguisorba D_2
Eucalyptus D_2
Polygonum D_2
Primula D_3
China D_2 aa 10,0
Spiritus 45 proz.   ad 100,0
Dreimal täglich 5—10 Tropfen in Wasser.

Rachitis.
(Mittel gegen langsames Zahnen.)
Calcium carbonicum D_2
Calcium jodatum D_3
Calcium phosphoricum D_2
Silicea D_3 aa 10,0
Saccharum Lactis   ad 100,0
Messerspitzenweise in etwas Milch dreimal täglich eingeben.

Rheumatismus.
Rhus toxicodendron D_4
Acidum benzoicum D_3 aa
Dreimal täglich 10 Tropfen.

Acidum benzoicum   0,1
Ononis spinosa D_2 10,0
Colchicum D_3 10,0
Solidago Virgaurea D_2 10,0
Herniaria D_2 10,0
Spiritus 45 proz.   ad 100,0
Dreimal täglich 10 Tropfen in Wasser.

Rhus toxicodendron D_3
Pulsatilla D_3
Sabal serrulata D_3 aa 10,0
Spongia D_4 ad 100,0
3—5 mal täglich 5 Tropfen in Wasser.

Arsenicum album D_3
Bryonia D_3
Colchicum D_3
Thuja D_2
Urtica D_2
Ledum D_2 aa 10,0
Spiritus 45 proz.   ad 100,0
3—5 mal täglich 5 Tropfen in Wasser.

Rheumatismuseinreibung.
Rhus toxicodendron extern   20,0
Camphora D_1 80,0

Pulver für zahnende Kinder.
Calcium carbon. D_3
Calcium phosphor. D_3 aa 4,0
Calcium fluoric. D_6 2,0
Dreimal täglich eine kleine Messerspitze voll.

Zahnschmerzen.
Aconitum D_4
Belladonna D_4
Rhus toxicodendron D_4 aa
Stündlich 8 Tropfen.

Homöopathische Hautcreme.

Extractum Hamamelidis dest.	10,0
Myrrha ⊖	
Calendula ⊖	aa 2,5
Zincum oxydatum crd.	10,0
Aqua dest.	10,0
Adeps Lanae anhydric.	
Vaseline	
Paraffinum liquidum aa ad	250,0

Arnika-Opodeldok.

Arnica ⊖	10,0
Linimentum saponato-camphorat. D.A.B. 6	ad 100,0

Die Herstellung erfolgt in der Weise, wie im Arzneibuch beschrieben, die 10,0 Arnica ⊖ werden auf den zu verwendenden Weingeist angerechnet.

Calendula-Opodeldok.

Calendula ⊖	10,0
Linimentum saponato-camphorat.	ad 100,0

Herstellung siehe oben.

Rhus-Opodeldok.

Rhus toxicodendron ⊖	10,0
Linimentum saponato-camphoratum	ad 100,0

Herstellung siehe oben.

Diätetische Nährpräparate, Kräftigungsmittel.

Diabetiker-Kakao.

1. Kakaopulver wird mit Wasser längere Zeit gekocht zur Verkleisterung der Stärke.
2. Die Abkochung wird im Vakuum eingetrocknet und gepulvert.
3. Das Pulver wird auf 130—140° unter Rühren erhitzt.
4. Zugabe von Süßstoff, Kakaoöl, Albumen ovi je nach Wunsch.

Eichelkakao.

Extractum gland. Querc. tost.	200,0
Kakao plv.	1500,0
Saccharum	4000,0
Saccharum Lactis	2000,0
Farina Secalis tost.	3000,0
Arrow root	3000,0
Gland. Quercus tost.	1000,0
Aqua	7500,0
Spiritus	1500,0
Zucker	2750,0
Cacao desoleat.	2250,0

Man kocht den Eichelkaffee mit 5000 Wasser, setzt 1000 Weingeist zu, läßt 2 Tage stehen, preßt ab, behandelt die Preßrückstände ebenso mit der Hälfte der Menstrua. In den vereinigten Auszügen wird der Zucker gelöst und zum Trockenextrakt verdampft; dieses wird mit dem Kakao gemengt.

Nährsalzkakao.

(Die Deklaration „Nährsalzkakao" dürfte im Sinne des Lebensmittelgesetzes als unzulässig anzusehen sein. Phantasienamen sind daher vorzuziehen.)

Natrium hypophosphorosum	5,0
Calcium hypophosphorosum	
Natrium chloratum	aa 10,0
Farina Avenae	75,0
Saccharum	150,0
Cacao desoleat.	750,0

Auch mit Zusatz von weiteren 75,0 Eigelbpulver zu bereiten.

Magermilchpulver	3000,0
Kakaopulver	2000,0
Natriumhypophosphit	25,0
Kalziumhypophosphit	50,0
Chlornatrium	50,0
Maisstärkepuder	200,0

Kindernährmehle.

Backmehl	453,0
Biskuitpulver	453,0
Zucker	28,4
Milchzucker	170,4
Hafermehl, feinst	227,2
Malzpulver	142,0
Trockenmilchpulver	25,0
Laktose	25,0
Malzextrakt in Pulverform	50,0

Fleisch-Malz-Wein.

Malzextrakt, flüssig	400,0
Fleischextrakt	20,0
Gelatine	10,0
Portwein	1200,0
Nipagin	0,2

Malzextrakt und Fleischextrakt werden mit dem Portwein angerieben. Die Gelatine wird mit 10 g Wasser verflüssigt und zugegeben. Die Mischung ist unter häufigem, kräftigem Schütteln 14 Tage stehen zu lassen. Zuletzt wird dekantiert, und wenn nötig, filtriert.

Beef tea.

Schabefleisch	250,0

wird in einer festverkorkten Flasche 2 Stunden lang im Dampfbade auf 100° erhitzt. Der gebildete Saft wird abkoliert.

Liebig Fleisch-Bouillon.

a) Verdünnte Salzsäure	gtt. XXXIII
Wasser	1 Liter
b) gehacktes Beefsteak-	
fleisch	1250,0

b) mit a) eine Stunde lang mazerieren, filtrieren. Zu je 100 g Filtrat 5,0 g 10 proz. Kochsalzlösung zugeben.
Zur Abgabe frisch bereiten.

Malzextraktpräparate[1].

Es ist zu beachten, daß die Malzextrakt-Diastase Temperaturen über 50° nicht verträgt.

Mit China.

Extractum Chinae aq.	50,0
Extractum Malti	950,0

Warm lösen!

Mit Chinin.

Extractum Malti	300,0
Chininum hydrochloricum	1,3

Anreiben und unter vorsichtigem Erwärmen lösen.

Mit Chinin und Eisen.

Chininum ferrocitricum	2,5
Extractum Malti	150,0

---
[1] Betreffs Haltbarmachung s. S. 117/118.

Mit Eisen.

Liquor Ferri oxychloratidialysati	50,0
Extractum Malti	300,0

Mit Eisen, Fleischextrakt und Wein.

Ferrum citricum ammoniatum	2,5
Sherry	
Extractum Carnis	
Extractum Malti	aa 300,0

Mit Kalk.

Calcium lactophosphoric.	10,0
Glycerinum	30,0
Aqua dest.	10,0
Extractum Malti	950,0

Im Dampfbad lösen und nach genügender Abkühlung mischen.

Mit Kola.

Extractum Colae fld.	50,0
Extractum Malti	950,0

Mit Pepsin.

Pepsinum	1,5
Extractum Malti	150,0

Anreiben, ohne jede Wärmeanwendung lösen.

Mit Huflattich.

a) Folia Farfarae	
Herba Pulmonariae	aa 100,0
Radix Liquiritiae	50,0
Passulae	500,0
Spiritus	500 ccm
b) Extractum Malti	11500 ccm

a) 7 Tage mazerieren, auspressen; zu 500 ccm Kolatur b) zugeben. Mischen.

Lebertran-Malzextrakt.

a) Lebertran	300,0
Gummi arab. plv. sbt.	
Tragantha plv. sbt.	aa 3,75
b) Malzextrakt	100,0
c) Gelatine	0,5
Wasser	30,0
d) Kakaopulver	10,0
Wasser	100,0
e) Zimtöl	0,05
Vanillin	0,1
Spiritus dil.	2,0
f) Malzextrakt	450,0

Diätetische Nährpräparate, Kräftigungsmittel.

Lebertran-Malzextrakt (Fortsetzung).
Lebertran, Traganth und Gummipulver werden nach sorgfältigem Anreiben in einer Flasche von entsprechender Größe gut geschüttelt. Hierzu gibt man ein etwa 40—45° warmes Gemisch aus b), c) und d), wobei aus d) eine nicht zu kolierende Abkochung herzustellen ist. Man emulgiert, läßt 12—24 Stunden stehen und emulgiert nochmals. Der fertigen Emulsion werden zugegeben e) und f).

Calcium hypophosphorosum	
Natrium hypophosphorosum	aa 0,5
Acidum hypophosphorosum (30 proz.)	0,1
Aqua dest.	24,0
Oleum Jecoris Aselli	15,0
Extractum Malti	ad 55,0
Spiritus	6,0

Die Lösung der Salze wird mit dem Malzextrakt und Weingeist versetzt, nach gutem Mischen der Lebertran zugegeben und bis zur homogenen Verteilung geschüttelt.

Kellersche Malzsuppe.

a) Weizenmehl	50,0
Milch	½ l
b) Malzextrakt	100,0
Wasser 50° C	⅔ l
Kaliumkarbonatlösung 11 proz.	10 ccm

a) verquirlen, durchsieben, b) zugeben, aufkochen.

Lebertranemulsion.

Oleum Jecoris Aselli	420,0
Oleum Cinnamomi	0,3
Oleum Amygdalar. amar. blausäurefrei	
Oleum Gaultherii	aa 0,1
Emulgens	80,0
Glycerinum	125,0
Spiritus	20,0
Calcium hypophosph.	10,0
Natrium hypophosph.	5,0
Aqua dest.	400,0

Emulgens:

Tragacantha	10,0
Gummi arabicum	5,0
Gelatina	5,0
Glycerinum	20,0
Spiritus 96 proz.	10,0
Aqua dest.	50,0

Traganth und Gummi werden als feinste Pulver mit Weingeist und Glyzerin angerieben, und zuerst mit 30,0 kaltem Wasser und dann mit der warmen Gelatinelösung versetzt und gut durchgearbeitet.

Lebertran aromatisieren.

Lebertran	400,0
Kaffee, frisch gemahlen	20,0
Tierkohle	10,0

Mischen, 15 Minuten lang auf 60° erwärmen, nach 3 Tagen filtrieren.

Honiglebertran.

Honig	50,0
Lebertran	40,0
Gummi arab. plv.	15,0
Wasser	5,0

Man reibt das Gummipulver mit dem Lebertran an, setzt erst Wasser und dann nach und nach den leicht erwärmten Honig unter entsprechendem Agitieren zu. Man kann auch zweckmäßigerweise etwa 3 g Gummipulver durch Traganth ersetzen.

Jodeisenlebertran.

a) Ferrum pulveratum	1,0
Alcohol absolutus	1,0
Jodum purum	2,05
b) Alcohol absolutus	3,0
c) Oleum Jecoris Aselli	1000,0

a) erwärmen bis zur Beendigung der Reaktion, b) zufügen, in c) hineinfiltrieren, mischen.

Emulgens für Ölemulsionen.

Tragacantha plv.	120,0
Gummi arabic plv.	200,0
Spiritus	
Glycerinum	aa 200,0
Aqua dest.	300,0

Traganth und Gummi werden jedes für sich mit der Hälfte von Glyzerin und Spiritus angerieben, dann mit der Hälfte des Wassers versetzt, im Dampfbade bis zur völligen Quellung erwärmt, vereinigt, durch Mull gepreßt und mit Wasser auf 1000,0 ergänzt.
Zu Lebertranemulsionen $^1/_5$ vom Gewicht des Trans verwenden.

Kefirmilchbereitung aus Kefirkörnern.

Die trockenen Kefirkörner werden zunächst mit warmem Wasser aufgeweicht, und dann solange in Milch gelegt, bis sie an ihrer Oberfläche schwimmen. Dann erst sind sie reif zur Kefirherstellung. Sie werden zu diesem Zweck mit abgekochter und wieder abgekühlter Milch übergossen. Diese wird bei einer Temperatur von 20° aufbewahrt und nach etwa 24 Stunden von den sehr stark aufgequollenen Kefirkörnern abgegossen. Der Abguß wird mit etwa der fünffachen Menge abgekochter und wieder auf 18—20° abgekühlter Milch versetzt, und in starkwandige Flaschen mit Bügelverschluß gefüllt. In den ersten Stunden werden diese zwecks feiner Verteilung des entstehenden Gerinnsels und zur Verhinderung einer Rahmbildung zeitweise kräftig geschüttelt, und bis zum Konsum 1—3 Tage aufbewahrt. Die zurückbleibenden Kefirkörner werden erneut mit Milch behandelt, die dann in derselben Weise, wie geschildert, verarbeitet wird.

Yoghurt-Bereitung.

Zur Herstellung benutzt man gute Vollmilch. Wird diese Milch in einem Überlauftopf noch etwas eingedampft, so erlangt der Yoghurt eine größere Festigkeit, besseren Geschmack und puddingartige Beschaffenheit. Die Herstellung aus Magermilch ergibt eine weniger wohlschmeckende Zubereitung. Die zu benutzende Milch wird, falls sie nicht vorher eingedampft wurde, 15 Minuten auf 90° gehalten und darauf auf 40° bis 43° abgekühlt. Die so vorbereitete Milch wird mit etwa 7—8 Proz. einer flüssigen Yoghurtkultur[1] versetzt, gut gemischt und in Flaschen abgefüllt, welche mit Pappscheiben verschlossen werden. Die Flaschen kommen nun in ein Wasserbad oder in einen Wärmeschrank, von 43°, dessen Wärme auch stets so hoch zu halten ist, bis der Yoghurt fertiggestellt ist. Während des Gärungsvorganges dürfen die Flaschen nicht geschüttelt werden, um ein Austreten von Molken zu verhindern. Nach etwa dreistündiger Bebrütung ist die Milch geronnen. Die Gerinnung darf stets nur so weit vorschreiten, daß bei einem leichten Neigen der Flasche nur wenig Molken austreten. Daraufhin werden die Flaschen in Wasser gekühlt und im Kühlen, am besten in einem Kühlraum, aufbewahrt. Den Yoghurt als Dickmilch länger als 4 bis 5 Tage aufzubewahren, empfiehlt sich nicht. Sollen die Flaschen zum Verkauf kommen, so nimmt man am besten solche mit einem Inhalt von 200 bis 250 ccm.

Sirupus Calcii chlorhydrophosphorici.

Calcium carbonicum	10,0
Acidum hydrochloricum	15,0
Acidum phosphoricum	39,2
Aqua dest.	35,0
Elaeosaccharum Citri	4,0
Sirupus simplex	ad 1000,0

Pilulae tonicae nervinae Erb.

Ferrum lacticum	5,0
Extractum Chinae aq.	4,0
Extractum Strychni	0,5
Extractum Gentianae	
Radix Gentianae	aa 2,0

Pil. Nr. C.

Ferroeisentinktur.

Ferrum carbonicum saccharatum	10,0
Calcium saccharatum	5,0
Saccharum	190,0
Acidum citricum	1,0
Aqua destillata	700,0
Tinctura aromatica	24,0
Spiritus 96 proz.	90,0

Zitronensäure in der Hälfte des Wassers heiß lösen, Zucker, Ca-Saccharat und Fe. carb. zusetzen, wenig rühren, fertig machen, in kleine Flaschen voll abfüllen, im Licht aufbewahren.

---

[1] Entsprechende Fermente können von den Milchwirtschaftlichen Forschungsanstalten in Kiel, Weihenstephan oder Wangen und auch von privaten bakteriologischen Laboratorien bezogen werden.

Liquor Ferri formicici.
(Art Hensels Tonikum.)

a) Acidum formicicum
(1,200) 35,0
Aqua dest. 300,0
Marmor plv. 30,0
b) Ferrum sulfuricum crist. 21,0
Liquor Ferri oxydati sulf.
(1,318) 100,0
Acidum aceticum 300,0
Aqua dest. 300,0
c) Spiritus 400,0
d) Aether aceticus 10,0

a) und b) für sich lösen, vereinigen, c) zusetzen, nach dem Absetzen filtrieren, d) zusetzen.

Eisentinktur mit Malz.

Extractum Malti 1,0
Tinctura Ferri composita 4,0

Kolasirup.

a) Chininum ferrocitric. 10,0
Aqua fervida 250,0
b) Extractum Colae fluidum 100,0
c) Gelatine alba 1,0
Aqua dest. 20,0
d) Acidum citricum 40,0
Natrium glycerinophosphor. 125,0
Saccharum album 400,0
e) Tinctura Aurantii 40,0
Sirupus Aurantii ad 1000,0

a) heiß lösen, b) zugeben, zum Sieden erhitzen, c) zugeben. Nach 24 Stunden filtrieren, d) zugeben, aufkochen, filtrieren, nach dem Erkalten e) zugeben.

Kola-Lezithinpastillen.

Menthol 0,015
Lezithin 0,05
Kolanußpulver, geröstet 0,5
Zuckerpulver 0,435

Rettigsaft.

Rettige schälen, reiben (nicht mahlen). Masse auf ein Tuch bringen, das an den Zipfeln frei aufgehängt wird, Saft erst freiwillig abtropfen lassen, dann durch gelindes Pressen nachhelfen.
Der Saft wird am besten frisch verwendet, oder man löst in 40 Teilen Saft 60 Teile Zucker (ohne Erwärmen!) oder man mengt den Saft mit einem indifferenten Pflanzenpulver bzw. mit Carbo medicinalis und trocknet im Vakuumtrockenschrank.

Knoblauchsaft.

1. Frischen Knoblauch zerreiben, Saft abpressen. In 40 Teilen Saft 60 Teile Zucker kalt lösen. Soll ein pulverförmiges Erzeugnis erhalten werden, so wird der Saft mit einem indifferenten Pflanzenpulver oder mit medizinischer Kohle angerührt und die Masse im Vakuumtrockenschrank bei niedriger Temperatur entwässert.

2. Frischen Knoblauch zerkleinern, mit der gleichen Gewichtsmenge Spiritus 8 Tage mazerieren, abpressen, filtrieren. 5 Teile Filtrat mit 9 Teilen Zuckersirup mischen.

Nach Geh. San.-Rat Dr. Tilger.

„40 g frischer Knoblauch werden geschält, in erbsengroße Stücke geschnitten und in einem gut verschließbaren Glas mit 100 g Spiritus rectificatus 95 Vol.-Proz. übergossen. Das milchig-trübe Gemisch, das hin und wieder umzuschütteln ist, klärt sich im Verlaufe von 5—7 Tagen vollkommen. Die überstehende klare gelbe Flüssigkeit wird abgegossen und stellt den gebrauchsfähigen Auszug dar. Derselbe ist jahrelang haltbar. Der starke Knoblauchgeruch und -geschmack des Auszuges läßt sich durch Zusatz von Pfefferminzgeist im Verhältnis von ⅓ zu ⅔ Extrakt erträglich machen und durch Zusatz von 1—2 Tropfen Validol nahezu völlig verdecken. Auch der nachträgliche Geruch der Expirationsluft tritt bei dieser Verabreichung kaum jemals störend und niemals für längere Zeit in Erscheinung. Die Dosis beträgt für das reine Extrakt 15 bis 30 Tropfen zwei- bis dreimal im Tag. Die Einnahme geschieht am besten nach den Mahlzeiten in etwa 2—3 Eßlöffel warmem Wasser."

„Knoblauchextrakt fünffach konzentriert".
Nach Dr. Kullmann.

10 kg gut zerkleinerte Knoblauchzwiebeln werden mit 20 Liter Wasser in einem Kochkessel zum Kochen gebracht. Man erhält das Ganze 1½ Stunde im Kochen, stellt dann die Heizquelle ab und läßt die Brühe

ablaufen, stellt den Ablauf vorübergehend beiseite und übergießt den Rückstand im Kessel nochmals mit 20 Liter Wasser, erwärmt nochmals rund ½ Stunde bis zum Sieden, läßt dann wieder die Brühe ablaufen, preßt gegebenenfalls gut aus und stellt auch diese Abkochung zunächst beiseite. Nachdem man den Kessel gereinigt hat, werden wieder 10 kg gut zerkleinerte Knoblauchzwiebeln mit den beiden vorher gewonnenen Auszügen in den Kochkessel gegeben. Man kocht diese Füllung rund 1½ Stunden, gewinnt wiederum einen restlosen Ablauf, stellt ihn vorläufig beiseite, fügt nochmals auf den Kesselrückstand 20 Liter Wasser und kocht wieder ½ Stunde aus, filtriert und preßt ab. — Die so gewonnenen Abkochungen vereinigt man, fügt zwecks Eiweißabscheidung 100 g 25 proz. chemisch reine Salzsäure hinzu, rührt um und filtriert klar über ein einfaches Filter unter Zusatz von etwas Infusorienerde. Dieses blanke Filtrat wird nun durch Zusatz von 60 g Natriumbikarbonat neutralisiert. Man rührt um und gibt die so behandelte Filtrationsflüssigkeit wiederum in den inzwischen gesäuberten Kochkessel oder besser in einen Vakuumverdampfer, um sie auf 3½ kg Extrakt zu konzentrieren. Dem auf diese Weise gewonnenen Knoblauchkonzentrat von 3½ kg gibt man zwecks Konservierung noch ½ Liter Spiritus (96 Vol.-Proz.) hinzu und erhält dann als Endprodukt aus 20 kg Knoblauch 4 kg Knoblauchextrakt.

Physiologisches Nährsalz.

Calcium phosphoricum	40,0
Magnesium phosphoricum	5,0
Kalium sulfuricum	2,5
Natrium sulfuricum sicc.	60,0
Natrium phosphoricum	20,0
Acidum silicicum praecipitat.	10,0
Sulfur praecipitatum	5,0
Calcium fluoricum praecipitat.	2,5
Natrium chloratum	60,0

Nährklistiere.

a) Eier   2—3 St.
    Wasser q. s.
b) Kochsalz   2,5 g
    Milch   250,0

a) gut verquirlen, b) zugeben, auf 37° anwärmen.

Nach v. Leube.

Rindfleisch gewiegt	150,0
Pankreas, roh, geschabt	50,0—100,0
Wasser	150,0

Nach Ewald.

Eier	2 St.
Tropon	5,0
Milch	250,0
Mehl	} je eine
Traubenzucker	} Messerspitze

Geschmackskorrigenzien.

Ichthyolgeschmack verdecken.

Ichthyol	5,0—10,0
Aqua Menthae pip.	80,0
Sirupus simplex	20,0

Ichthyol	3,0—6,0
Oleum Menthae pip.	0,1
Alcohol absolutus	1,0
Aqua dest.	100,0

Diese Lösungen (10—40 Tropfen) in heißem Kaffee oder heißer Milch nehmen, reichlich Wasser nachtrinken.

Harnstoff-Geschmack verdecken.
(Nach Eschenbrenner.)

Urea pura	50,0
Mono-Natriumphosphat	10,0
Acidum citricum	1,0
Aqua dest.	50,0

1 Eßlöffel voll enthält 22—23 g der Lösung.
Signa: In Selterwasser zu nehmen.

Farnwurzelextrakt-Geschmack verdecken.

Man stellt ein Electuarium her aus

Extractum Filicis	8,0
Pulpa Tamarindorum	22,0
Saccharum q. s.	

oder aus

Extractum Filicis	8,0
Electuarium e Senna	30,0
Sirupus simplex	25,0

Kampfer-Geschmack verdecken.
Oleum Cinnamomi
Oleum Menthae piperitae
oder Gemische beider zugeben.

Sirupus Eriodyctionis zur Geschmacksverbesserung.

Extractum Eriodyctionis	32,0
Liquor Kali caustici	25,0
Tinctura Cardamomi cps.	65,0
Oleum Sassafras	
Oleum Citri	aa 0,5
Oleum Caryophylli	1,0
Spiritus 96 proz.	32,0
Saccharum	500,0
Aqua dest.	ad 1000,0

Fluidextrakt, Kalilauge mischen, Kardamomtinktur und 325 ccm Wasser mischen, ätherische Öle in Weingeist lösen, alles mischen. Filtrieren, mit Wasser auf 500 ccm ergänzen, Zucker zugeben, im Wasserbade lösen, mit Wasser auf 1000 ergänzen.

Herstellung von Tabletten.

Tablettenvorschriften nach Rapp.

Man setzt der Tablettenmasse als Konstituens die unten angegebenen Mengen der Mischung I oder Mischung II zu und granuliert mit der angegebenen Flüssigkeit.

Mischung I.
Pektin Klopfer
Dextrin aa.

Mischung II.
Pektin Klopfer	1,0
Semmelmehl[1]	2,0

Azetylsalizylsäure	5,0
Mischung I	0,5
Spiritus 50 proz.	1 ccm

Atophan	5,0
Mischung I	0,5
Spiritus 90 proz.	2 ccm

Antipyrin	5,0
Mischung I	0,5
Aqua dest. q. s.	

[1] gemahlene Weißbrötchen.

Bismutum subgallic.	5,0
Mischung II	0,7
Aqua dest.	2 ccm

Chininum muriat.	5,0
Mischung II	0,5
Aqua dest.	1 ccm

Medinal	5,0
Mischung II	0,7
Aqua dest.	1,5

Methylsulfonal.	5,0
Mischung I	0,5
Spiritus dil.	1 ccm

Migraenin	5,0
Mischung I	0,5
Spiritus dil.	1 ccm

Natrium salicylic.	5,0
Mischung I	0,5
Alcohol absolutus	1 ccm

Pulvis Ipecacuanhae opiat.	1,0
Mischung II	4,0
Spiritus 50 proz.	1 ccm

Pyramidon	3,0
Mischung I	0,3
Spiritus q. s.	

Phenylum salicylic.	5,0
Mischung II	1,0
Mischung I	0,5
Spiritus 50 proz.	1,5 ccm

Phenazetin	5,0
Mischung II	0,7
Aqua dest.	1 ccm

Rhiz. Rhei	4,0
Mischung II	1,0
Mischung I	0,5
Spiritus dil.	1 ccm

Salipyrin	5,0
Mischung II	0,7
Spiritus 50 proz.	1,7 ccm

Tannalbin	5,0
Mischung II	0,7
Spiritus 50 proz.	1,5 ccm

Theobrominum Natrium salicyl.	5,0
Mischung II	0,7
Aqua dest.	1 ccm

Tablettenvorschriften nach Rapp (Fortsetzung).

Urotropin	5,0
Mischung I	0,5
Spiritus dil.	1,5 ccm
Veronal	5,0
Mischung II	0,5
Spiritus 50 proz.	2 ccm

Tablettenvorschriften nach Thomann.

Arzneistoff.	Zusatz.
Azetylsalizylsäure	20 proz. Maisstärke
Bismutum subnitricum	20 proz. Maisstärke
Chininsulfat	20 proz. Maisstärke
Kodeinphosphat	je Tablette 0,15 g Maisstärke und 0,1 g Talkum
Koffein-Natriumbenzoat	15 proz. Maisstärke und etwas Talkum
Kalomel	10 proz. Maisstärke u. Milchzucker q. s.
Morphium hydrochlorid.	etwa 25 proz. Maisstärke, Milchzucker und eine Spur Talkum
Natriumbikarbonat	etwa 10 proz. Maisstärke und eine Spur Talkum
Diaethylbarbitursaures Natrium	auf 0,5 g je 0,2 g Maisstärke
Natriumsalizylat	etwa 20 proz. Talkum
Opiumpulver	etwa 20 proz. Maisstärke und Milchzucker
Phenazetin	etwa 15 proz. Maisstärke
Doversches Pulver	etwa 40 proz. Maisstärke
Salol	etwa 15 proz. Maisstärke

Tablettenvorschriften nach Thömasen.

Kalium bromatum oder Natrium bromatum oder Kalium jodatum oder Ammonium chloratum oder Calcium carbonicum	100,0
Agar-Agar	1,0
Talcum	7,0

Agar-Agar als möglichst feines Pulver anwenden.

Herstellung steriler Injektionslösungen.

Novocain-Suprareninlösung, alkalische zur Lokalanästhesie.

Novocain hydrochlor.	10,0—20,0
Suprareninlösung 1 : 1000	20,0—25,0
Natriumphosphat, sekundär	6,49
Natriumchlorid	6,44
Aqua dest.	ad 1000,0

Novocainlösung zur Lokalanästhesie.

Kalium sulfuricum	0,4
Natrium chloratum	0,7
Aqua dest.	100,0
Novocain so viel wie verschrieben ist.	

Ameisensäure-Injektionen.

Schwach.

Coffeinum Natr. benz.	10,0
Novocain	0,5
Acidum formicicum	0,003
Solutio Acidi benzoici 0,2 proz.	ad 100 ccm

Sterilisa!

Stark.

Coffeinum Natr. benz.	10,0
Novocain	0,5
Acidum formicicum	0,005
Solutio Acidi benzoici 0,2 proz.	ad 100 ccm

Sterilisa!

Hexamethylentetramin-Injektionen.

Hexamethylentetramin	4,0
Aqua dest.	ad 10 ccm

30 Minuten in strömendem Wasserdampf sterilisieren. Schwächere Lösungen sind aseptisch zu bereiten!

Hexamethylentetramin	4,0
Natrium salicylicum	1,6
Coffeinum Natr. salicyl.	0,4
Aqua dest.	ad 10 ccm

Sterilisa!

Invertzuckerlösung zu Injektionen.

a)	Saccharum album	750,0
	Aqua dest.	225,0
	Salzsäure $^{1}/_{10}$-normal	15 ccm
b)	Natriumkarbonatlösung $^{1}/_{10}$-normal	15 ccm
c)	Aqua dest.	ad 1000,0

Herstellung steriler Injektionslösungen.

Man löst den Zucker in dem kochenden Wasser, setzt die Salzsäure zu, erhitzt 1 Stunde lang in siedendem Wasserbade, neutralisiert in der Hitze und füllt mit Wasser auf 1 kg auf.

Die Lösung kann nach Bedarf weiter verdünnt werden und wird in gespanntem Dampf sterilisiert.

Vorschriften nach Rapp (Pharm. Ztg. 1929 Nr. 41).

Name des Präparates	Verfahren zum Keimfreimachen	Bemerkungen über Haltbarkeit/Konzentration
Acoin Heyden	aseptische Herstellung	stets frisch bereiten; 0,1 proz. mit 0,8 proz. NaCl-Lsg.
Alypin Bayer	In ausgekochtes Ampullenwasser wird Alypin gegeben, bei schwacher Flamme eine Minute weiter erhitzt. (Bayer)	immer frisch bereiten; 0,1 bis 0,2 proz. Lsg., im heißen Wasser etwas schwerer löslich als im kalten.
Antipyrin Höchst	Dampf 100° C 30 Min.	bis 30 proz. Lsg.
Apomorphin. hydrochloric.	aseptische Herstellung m. $^1/_{500}$-n.-Salzsäure (Knoll)	Haltbarkeit schlecht; 1 proz. Lsg., Grünfärbung nicht gestattet.
Argochrom Merck	aseptische Herstellung, nicht sterilisieren (Merck)	1 proz. Lsg. (nicht Kochsalzlösung verwenden!)
Argoflavin	Dampf 110° C 30 Min. (I. G. Farbenindustrie)	0,5 proz. Lsg.
Arsacetin Höchst	Dampf 100° C, nicht höher! 30 Min. (Höchst)	Normalglas verwenden; 10 proz. Lsg. Die sterilisierte Lösung filtriert man nach 24 stündigem Stehen aseptisch von dem ev. entstandenen Sediment ab und füllt dann ohne nochmalige Sterilisation in Ampullen.
Asurol Bayer	aseptische Herstellung. Sterilisation nicht erforderlich (Bayer)	immer frisch bereiten; 5 proz. Lsg. Trübe Lösungen sind nicht zu gebrauchen
Atropin. sulfuric.	Dampf 100° C 30 Min. (Mossler) oder aseptische Herstellung.	bei 100° C entstehen 0,6 proz. Zersetzungsprodukte; 0,1 proz. Lsg. muß farblos sein.
Calcium chloratum	Dampf 100° C 30 Min.	2 proz. u. 0,9 proz. NaCl-Lsg.
Camphora	Dampf 100° C 30 Min. in zugebundenem Glasstöpselglase (Hager, pharm. Praxis).	10—20 proz. Lösung in Ol. Olivar.
Cardiazol Knoll	Dampf 102° C 45 Min. (Knoll).	10 proz. Lsg.
Chinin. bihydrochloric. carbamidat.	aseptische Herstellung oder Tyndallisieren bei 70 bis 80° an 3 Tagen je 1 Stunde (Böhringer)	25 proz. Lsg. muß farblos und ammoniakfrei sein.
Chinin. bisulfuric.	Dampf 100° C 30 Min.	8 proz. Lsg.

Herstellung steriler Injektionslösungen.

Name des Präparates	Verfahren zum Keimfreimachen	Bemerkungen über Haltbarkeit/Konzentration
Chinin. hydrochloric. Antipyrin (nach Laveran)	aseptische Herstellung od. Tyndallisieren bei 90 bis 100° C an 3 Tagen je 1 Stunde (Kollo)	Antipyrin 30 proz., Chinin. hydrochloric. 20 proz. muß neutral bleiben.
Cholin. hydrochloric. Merck	vorrätig in Ampullen 0,6 g : 12 ccm Kochsalzlösung (Merck). Inhalt einer Ampulle zu verdünnen m. 240 ccm phys. Kochsalzlösung (0,4 proz.) u. baldigst sehr langsam intravenös infundieren.	Ampullen, die nach Trimethylamin riechen, dürfen nicht verwendet werden!
Coagulen Ciba	Aufkochen 2—3 Min. lang in einem Kölbchen (Ciba)	5—10 proz. in 0,75 proz. NaCl-Lösung nicht filtrieren!
Codein. phosphoric.	Dampf 100° C 30 Min. (Mossler)	3 proz. Lsg., schwach sauer.
Cocain. hydrochloric.	Dampf 100° C 30 Min. (Mossler)	1 proz. Zersetzungsprodukte. 1—5 proz. Lsg. muß neutral und klar sein.
Coffein. Natr. benzoic.	Dampf 100° C 60 Min. (Kollo)	10—20 proz. Lsg. neutralisieren mit Soda; muß farblos sein.
Coffein. Natr. salicylic.	Dampf 100° C 60 Min. (Derlin)	
Collargol Heyden	aseptische Herstellung (Heyden)	stets frisch bereiten. 1 bis 2 proz. Lsg. nicht sterilisieren, ohne Filtration nach 24 Stunden abgießen.
Cotarnin. hydrochloric.	aseptische Herstellung	10 proz. Lsg.
Dicodid Knoll	Dampf 101° C 30 Min. (Knoll)	bis 1 proz. Lsg.
Digipuratum Knoll	103° C 30 Min. an 2 Tagen, zwischen denen 3 Entwicklungstage bei 40° C liegen (Knoll)	
Digitalysatum Bürger	Dampf 100° C an 3 Tagen 15 Min. (Bürger)	mit phys. Kochsalzlösung verdünnt aa.
Dilaudid Knoll	Dampf 101° C 30 Min. (Knoll)	0,2 proz. Lsg.
Dionin Merck	Dampf bis 115° C (Mossler)	1 proz. Lsg. muß neutral und farblos sein.
Diuretin Knoll	1 Stunde, dann wieder 1 Stunde und schließlich ½ Stunde bei 96° C (Knoll)	5 proz. Lsg.; klar, leichte Gelbfärbung.
Emetin. hydrochloric.	aseptische Herstellung	2—5 proz. Lsg.
β-Eucain Schering	Dampf 100° C 60 Min. (Bohrisch)	vollständig widerstandsfähig 1—2 proz. Lsg.
Eucerin. liquid.	Dampf 100° C 30 Min. (Petzet)	
Eucodal	Dampf 100° C 30 Min. (Merck)	1—2 proz. Lsg.

Herstellung steriler Injektionslösungen.

Name des Präparates	Verfahren zum Keimfreimachen	Bemerkungen über Haltbarkeit/Konzentration
Eucupin. bihydrochloric.	Dampf 100 C 30 Min. (Zimmer & Cie.)	0,1 proz. Lsg.
Eumydrin	Dampf 100° C 15 Min. nach aseptischer Zubereitung (I. G. Farbenindustrie)	0,1 bis 0,3 proz. Lsg.
Euscopol Riedel	Dampf 100° C 30 Min. (Riedel)	0,1—0,2 proz. Lsg., optische Drehung feststellen!
Extr. Secal. cornut.	Tyndallisieren bei 100° C je 1 Stunde an 3 Tagen (Kollo)	20 proz. mit 10 proz. Glyzerin muß neutral sein, Pikrinsäurefällung innerhalb 5 Min. eintreten.
Ergotin Fromme	Tyndallisieren bei 80° C je 1 Stunde an 3 Tagen (Petzet)	
Ferr. kakodylic.	aseptische Herstellung	2,5 proz. Lsg.
Gelatine (Golddruck)	Lösung 5 Min. kochen, mit NaOH alkalisch machen, an 3 Tagen Dampf 100° C je 20 Min., in der Zwischenzeit Bruttemperatur von 37° C (Derlin)	10—20 proz. in 0,9 proz. NaCl Lösung. Tierexperiment!
Guajacolum	Dampf 115° C 15 Min. (Kollo)	3 proz. Lsg.
Heroin. hydrochloric. Bayer	aseptische Herstellung, die zweimal filtrierte Lösung in Ampullen gefüllt (Bayer)	Haltbarkeit beschränkt; 0,5 proz. Lsg.
Homatropin. hydrobromic.	aseptische Herstellung	0,1 proz. Lsg.
Hydrargyrum chloratum	Dampf 105° C 15 Min. (Kollo)	5 proz. c. Paraffin. liquid. alcohole lavatum; HgCl zuerst mit Äther waschen; darf nicht grau sein.
Hydrargyrum salicylicum Heyden	Dampf 100° C 15 Min. (Kollo)	1 proz. c. Paraffin. liquid. alcohole lavatum; schwach sauer.
Hydrastinin. hydrochloric. Bayer	Dampf 100—105° C 30 Min. (Bayer)	Haltbarkeit unbegrenzt; 2 proz. Lsg.
Hyoscin. hydrobrom. seu Scopolamin	aseptische Herstellung	sehr wenig haltbar; 0,1 proz. Lsg.
Indigocarmin-Tabletten Merck	intramuskulär 1 Tablette = 0,08 Indigocarmin. 0,1 NaCl wird in 20 ccm Ampullenwasser gelöst, die Lösung kurz aufgekocht und warm und unfiltriert in die Glutäalmuskulatur injiziert.	intravenös. Aseptische Herstellung oder eine Tablette 0,01 in etwas mehr als 5 ccm Wasser lösen und kurz aufkochen. Stärkere Konzentration als 2 auf 1000 vermeiden; bei durchschnittlichem Gewichte von 70 Kilo genügt eine Tablette.
Jodoform	aseptische Herstellung nach ten Bosch. Pharm. Ztg. 1901 p. 807	10 proz. Suspension. Jodoform ist mit 0,1 proz. Sublimatlösung zu behandeln.

Brieger, Pharm. Manual.

Name des Präparates	Verfahren zum Keimfreimachen	Bemerkungen über Haltbarkeit/Konzentration
Lecithin Agfa	aseptische Herstellung oder Tyndallisieren bei 70° C an 3 Tagen je 3 Stunden (A.-G. f. Anilinfabrikation)	5—20 proz. Lsg. in Ol. Olivar. alcohole lavat., soll bei 37° C klar sein.
Lecithol Riedel	aseptische Herstellung. Tyndallisieren bei 60 bis 65° C an 3 Tagen je 3 Stunden (Riedel)	5 proz. mit Ol. Olivar.
Luminal-Natrium Bayer, Merck	aseptische Herstellung Doppelampulle (Bayer)	20 proz. Lsg. frisch zu bereiten.
Magnesium sulfuricum	Dampf 100° C 30 Min. (Petzet)	bis 40 proz. mit 20 proz. Glyzerinzusatz.
Melubrin Höchst	aseptische Herstellung; Lösung Aufkochen	50 proz. Lsg. Direktes Sonnenlicht vermeiden. Gelbfärbung nur Schönheitsfehler.
Menthol	Dampf 100° C 30 Min.	bis 2 proz. Lösung in Öl; verschlossenes Gefäß!
Methylenblau Höchst	Dampf bis 115° C 15 Min. (Stich)	6—10 proz. Lösung.
Morphinum hydrochloricum	in $^1/_{1000}$ n.-HCl, Dampf 100° C 30 Min. (Derlin, Mossler)	1—2 proz. Lsg.; klar, farblos, neutral.
Narcophin Böhringer	in $^1/_{1000}$ n.-HCl, Dampf 100° C je 20 Min. an 3 Tagen (Böhringer)	3 proz. Lsg.
Narcotin. sulfuric.	aseptische Herstellung. Doppelampulle	5—10 proz. Lsg.
Natrium arsanilic. Atoxyl	aseptische Herstellung	10 proz. Lsg. muß völlig farblos, neutral sein, nicht über 80° C erhitzen.
Natrium arsenicosum	Dampf 100° C 60 Min.	1 proz. Lsg.
Natrium bicarbonicum	aseptische Herstellung	4 proz. Lsg. in 0,9 proz. NaCl.
Natrium bromatum	Dampf 100° C 30 Min.	10 proz. Lsg.
Natrium cacodylicum	aseptische Herstellung oder Dampf 110° C 15 Min. (Kollo)	5—10 proz. Lsg. muß geruchlos sein.
Natrium chloratum	Dampf 100° C 60 Min., 115° C 15 Min.	0,85 proz. Lsg.
Natrium glycocholicum	Dampf 100° C 30 Min. (Petzet)	1—2 proz. mit 0,65 proz. NaCl stets frisch zu bereiten!
Natrium glycerinophosphoricum	Dampf 115° C 20 Min. (Merck)	20 proz. mit 0,6 proz. NaCl ist schwach, alkalisch.
Natrium nitrosum	Dampf 100° C 30 Min.	1 proz. Lsg.
Natrium nucleinicum	Dampf 100° C je 45 bis 60 Min. an 3 Tagen (Böhringer)	10 proz. Lsg.
Natrium salicylicum	Dampf 100° C 30 Min.	15—20 proz. Lsg.

Herstellung steriler Injektionslösungen.

Name des Präparates	Verfahren zum Keimfreimachen	Bemerkungen über Haltbarkeit/Konzentration
Novocain Höchst	Dampf 100° C 30 Min.	0,5—10 proz. Lsg. Gelbfärbung bei wiederholtem Erhitzen ist ein Schönheitsfehler!
Öle	Heißluftsterilisation bei 120° C 2 Stunden (Schweizer Arzneibuch)	
Optochin. hydrochloric.	Dampf 100° C 30 Min. (Zimmer & Cie.)	0,33 proz. Lsg.
Paraffinum liquidum	Heißluftsterilisation bei 120° C	
Pantopon Roche	Dampf 100° C 30 Min.	2 proz. mit 5 proz. Alkohol und 15 proz. Glyzerin.
Papaverinum sulfuricum	Dampf 103° C 30 Min. (Knoll)	4 proz. Lsg.
Paracodin Knoll	Dampf 101° C 30 Min. (Knoll)	2 proz. Lsg.
Peristaltin Ciba	Original-Ampullen	schon bei mäßigem Erwärmen teilweise hydrolytische Spaltung.
Phenolsulfonphthalein	Dampf 100° C 30 Min.	0,6 in 1,6 ccm $^1/_1$ n.-NaOH gelöst, 0,75 NaCl, Aqua ad 100 ccm zur Nierenfunktionsprüfung.
Phloridzinum	aseptische Herstellung	2 proz. Lsg. mit 0,4 proz. Sodazusatz.
Physostigminum salicylic. vel sulfuric.	aseptische Herstellung. Trokkenampulle	0,1 proz. Lösung, Haltbarkeit beschränkt, keinen Vorrat halten.
Pilocarpinum hydrochloricum	Dampf 100° C 30 Min. (Mossler)	0,1 proz. Lsg., Schmelzpunkt bestimmen; Lösung schwach sauer.
Saccharum amylaceum Glucose Merck	Dampf 100° C 30 Min.	5,7 proz. isotonisch; 10, 12½, 25, 50 proz. Lsg.
Saccharum Lactis	50 g Löfflunds Milchzucker in 50 g Wasser gelöst, diese Lösung m. Alkohol gefällt; nach 12 stündigem Stehen abgegossen, im Vakuum getrocknet und dann aseptische Herstellung.	10 proz. Lsg. nach Prof. Dr. Schleyer zur Nierenfunktionsprüfung.
Schleich-Lösung	in ausgekochtem Wasser eine Minute bei schwacher Flamme kochen oder Dampf 100° C 30 Min.	
Scopomorphin Riedel	Dampf 100° C 30 Min. (Riedel)	pro 1 ccm = 0,0006 Euscopol und 0,015 Morph. hydrochl.

Herstellung steriler Injektionslösungen.

Name des Präparates	Verfahren zum Keimfreimachen	Bemerkungen über Haltbarkeit/Konzentration
Spartein. sulfuric.	Dampf 100° C 30 Min.	1, 5, 10 proz. Lsg.
Stovain	Dampf 100° C 30 Min. (Kollo)	2 proz. Lsg., schwach sauer.
Strophanthin Böhringer	bei 90° C an 3 Tagen je 20 Min. (Böhringer)	0,1 proz. Lsg.
Strychninum sulfuricum	100° C an 3 Tagen je 1 Stunde (Kollo)	0,05—01, proz. Lsg. Es darf keine Kristallabscheidung stattfinden.
Stypticin Merck	aseptische Herstellung oder Dampf 100° C 1 Stunde (Mossler)	10 proz. Lsg.
Styptol Knoll	Dampf 100° C 1 Stunde (Knoll) oder 115° C 15 Min.	10—20 proz. Lsg.
l-Suprarenin	aseptische Herstellung in Jenaer Hartglas-Gefäßen bei zerstreutem Tageslicht, noch besser bei künstlicher Beleuchtung.	0,1 proz. in 0,9 proz. Kochsalzlösung. Das Wasser muß vorher durch Aufkochen luftfrei gemacht, die Arbeitsräume müssen ammoniakfrei sein. (Höchst)
Theophyllin. Natrium acetic. Böhringer	Dampf 100° C je 20 Min. an 3 Tagen (Böhringer)	3 proz. Lsg.
Tropacocain. hydrochloric. Merck	Dampf 115° C 20 Min. (Merck)	5—10 proz. Lsg.
Trypaflavin	Dampf 110° C 30 Min. (I. G. Farbenindustrie)	2 proz. Lsg.
Tuberculin alt	aseptische Herstellung; die Verdünnung erfolgt mit 0,5 proz. Phenollösung	enthält 20 proz. Glyzerin und 0,5 proz. Phenol. Verdünnungen über 1 : 10 dürfen nur 4 Wochen lang vorrätig gehalten werden.
Tuberkelbazillen-Emulsion	aseptische Herstellung m. Hilfe 0,85 proz. Kochsalzlösung.	enthält 1 g Bazillen in 200 ccm und 50 proz. Glyzerin. Abfüllapparat Dr. Richter, Apoth.-Ztg. 1913, Nr. 86.
Tuberkulin Test	aseptische Herstellung	mit 20 proz. Glyzerin
Tutocain Bayer	Dampf 100° C 15 Min. nach aseptischer Zubereitung (I. G. Farbenindustrie).	¼ und ½ proz. Lsg.
Urotropinum Schering	aseptische Herstellung; evtl. einmalige Erhitzung auf 80° C (Schering)	bis 40 proz. Lsg.; höhere Temperatur als 80° C nicht zulässig, wegen Entstehung von Mengen feinen Formalins.
Vioform Ciba	Heißluftsterilisation bis 150° C (Ciba)	
Vucin. bihydrochloric.	Dampf 100° C 30 Min. (Zimmer & Cie.)	0,02—0,2 proz. Lsg.
Yohimbin. hydrochloric., besser lactic.	kochendes steriles Wasser, keine weitere Erhitzung (Derlin)	1 proz. Lsg.; etwa 1 Woche haltbar!

Konservierungsmittel und -methoden.

Konservierung mit Nipagin.

Sirupe, Säfte werden kochend mit 0,07 bis 0,15 Proz. Nipagin M versetzt, oder, falls Erhitzen der Gesamtmenge unzulässig ist, löst man die erforderliche Menge Nipagin M derart, daß zunächst eine höchstens etwa dreiprozentige wässerige Lösung entsteht, die mit den nicht zu erhitzenden Zusätzen entsprechend verdünnt wird. Man kann auch der kalten Flüssigkeit die erforderliche Menge einer 10—20 proz. alkoholischen Nipaginlösung allmählich zumischen. In allen Fällen ist so vorzugehen, daß die Verdünnung der heißen Flüssigkeiten möglichst weitgetrieben wird. Konzentrierte heiße wässerige Nipaginlösungen geben, wenn man sie kalten Lösungen zugibt, leicht so grobkristalline Ausscheidungen, daß das ausgefallene Nipagin nicht wieder in Lösung geht. Ähnlich liegen die Verhältnisse, wenn man konzentrierte weingeistige Nipaginlösungen verwendet und diese in kalte wässerige Lösungen eingießt. Also stets, wenn möglich, verdünnt heiß lösen. Wo das nicht angeht, muß mit der Verdünnung der Nipaginstammlösung möglichst hoch gegangen werden, man wärme die mit Nipagin zu versetzende Lösung, so weit es geht, etwas an und rühre beim Zugeben kräftig um.

Die Nipaginmenge richtet sich nach dem Zuckergehalt, für hochzuckerhaltige Säfte genügen 0,07 Proz., für wenig Zucker enthaltende ist bis auf 0,15 Proz. hinaufzugehen.

Drogenauszüge, wässerige, sowohl dünne (Aufgüsse usw.) als auch dicke Extrakte werden mit 0,1—0,15 Proz. Nipagin M versetzt. Nipagin in kochendem Wasser lösen und unter das erwärmte Extrakt rühren.

Schleime, Gallerten werden mit 0,1 bis 0,15 Proz. Nipagin M versetzt, derart, daß man das Nipagin in der Gesamtmenge des zu verarbeitenden Wassers heiß löst, und diese Lösung je nach Art des Schleimes usw. heiß oder nach dem Erkalten wie reines Wasser verwendet. Ist, wie oft bei Traganthschleim, Alkohol, mit zu verarbeiten, so kann das Nipagin in diesem gelöst werden.

Emulsionen werden mit 0,15—0,2 Proz. Nipagin konserviert; das Nipagin wird in der Gesamtmenge des zu verarbeitenden Wassers durch Kochen gelöst, die Lösung wird nach dem Erkalten verarbeitet. Auch in dem Öl kann das Nipagin gelöst werden. Für Paraffinölemulsionen genügen 0,06 Proz.

Latwergen werden mit 0,15 Proz. Nipagin M konserviert, das in dem mitzuverarbeitenden Wasser, Sirup oder Glyzerin heiß gelöst wird.

Pillenmassen konserviert man mit 0,15 bis 0,2 Proz. Nipagin M, wobei man zum Anstoßen eine Weingeist-Wasser-Glyzerin-Mischung verwendet, in der das Nipagin gelöst ist.

Suppositorien erhalten einen Zusatz von 0,3 g Nipagin M auf 250,0 g Kakaobutter. Das Nipagin ist in 5 g und 50 proz. Weingeist zu lösen. Mit dieser Lösung werden arzneiliche Zusätze angerieben oder gelöst.

Fette und Öle werden mit Nipagin versetzt, um das Ranzigwerden zu verhindern bzw. zu verzögern. Man löst 0,15—0,3 Proz. Nipagin M durch Erwärmen in den Ölen oder Fetten.

Fetthaltige Salben und Pasten werden aus mit Nipagin M versetzten Fetten und Ölen bereitet.

Fettfreie Salben, Hautcremes und dgl. werden mit 0,1—0,15 Proz. Nipagin M konserviert, das in der zu verarbeitenden Wassermenge heiß gelöst wird. Bei Kaseinsalben ist der Zusatz bis auf 0,5 Proz. zu erhöhen.

Harn wird konserviert, indem man 0,15 Proz. Nipagin M, in der fünffachen Menge Spiritus gelöst, unter Rühren zutropft, oder indem man in das Urinsammelgefäß 1,5 g fein gepulvertes Nipagin vor Beginn des Sammelns hineingibt und nach jeder Urinzugabe mischt.

Löslichkeitsverhältnisse von Nipagin M.

In Wasser von 100° lösen sich 5 Prozent.
In Wasser von 20° bleiben aus einer kochend bereiteten Lösung 0,25 Proz. in Lösung.
In Öl lösen sich (warm) etwa 2,5 Proz.
In Glyzerin lösen sich (warm) etwa 1,5 Proz.
Weingeist löst je Liter

95 proz.		400,0 g
70 „		200,0 g
50 „		60,0 g
20 „		7,0 g

Konservierung mit „Nipasol und Nipasol-Natrium zur Sterilhaltung".

Löslichkeitsverhältnisse. „Nipasol zur Sterilhaltung" ist in Wasser wenig löslich, leicht löslich in Weingeist, fetten Ölen und dgl. „Nipasol-Natrium zur Sterilhaltung" ist in Wasser leicht löslich. Von Nipasol-Natrium ist stets eine Stammlösung aus 40 g „Nipasol-Natrium zur Sterilhaltung" und 60 g kaltem Wasser zu verwenden, die entweder der zu konservierenden Lösung direkt unter Rühren zugetropft wird, oder die (bei kleinen Mengen) erst für sich weiter verdünnt wird, ehe sie der zu konservierenden Lösung zugesetzt wird.

Wässerige Injektionslösungen. Man setzt zu der sterilisierten, tyndallisierten oder aseptisch bereiteten Lösung unter Umrühren auf 100 ccm 0,4 ccm Stammlösung von Nipasol-Natrium zu, oder man mischt 0,4 ccm Stammlösung von Nipasol-Natrium mit 99,6 ccm Aqua destillata sterilisata und stellt mittels dieser Lösung die Arzneimittellösung her. Ist das zu lösende Arzneimittel alkaliempfindlich (Alkaloidsalze, Zinksulfataugentropfen), so verwendet man zur Herstellung der Arzneimittellösung eine durch 5 Minuten langes Kochen und darauffolgendes Abkühlen (falls nötig) bereitete Lösung von 0,04 g „Nipasol zur Sterilhaltung" in 100 ccm Aqua destillata (bisdestillata, sterilisata).

Injektionsspritzen werden vor und nach Gebrauch mit einer Flüssigkeit durchgespritzt, die durch Zutropfen von 0,4 ccm Stammlösung zu 100 ccm Wasser hergestellt ist.

Ölige Injektionsflüssigkeiten. In dem zur Herstellung der Flüssigkeit zu verwendenden Öl werden 0,15 Proz. „Nipasol zur Sterilhaltung" unter leichtem Erwärmen gelöst.

Dekokte, Infuse, Schleime und andere leicht verderbliche wässerige Lösungen zum inneren und äußeren Gebrauche werden in der bei den Injektionslösungen beschriebenen Weise mit 0,2 ccm der Stammlösung von „Nipasol-Natrium zur Sterilhaltung" auf 100 ccm versetzt.

Konservierungsflüssigkeiten für anatomische Präparate.

Nach Wickersheim.

I. a) Kaliumnitrat 12,0
Kaliumkarbonat 60,0
Alaun 100,0
Arsenige Säure 10,0
Wasser 3000,0
b) Glyzerin 400 ccm
Methylalkohol 100 ccm

a) heiß lösen, filtrieren, b) zusetzen.

II. a) Kaliumkarbonat 36,0
Kochsalz 15,0
Alaun 60,0
Wasser 3000,0
b) Salizylsäure 9,0
Methylalkohol 45,0
Glyzerin 250,0

a) und b) leicht angewärmt vereinigen.

Nach Müller.

Kaliumdichromat 2,5
Natriumsulfat 1,0
Wasser 100,0

Präparat in die 10—20fache Flüssigkeitsmenge einlegen, bei öfterem Wechsel 3—12 Monate darin belassen.

Nach Kayserling.

Aqua dest. 750,0
Formaldehyd solut. 150,0
Kalium nitricum 10,5
Kalium aceticum 22,5

Ringerlösung.

Natrium chloratum 7,5
Calcium chloratum 0,125
Kalium chloratum 0,075
Natrium bicarbonicum 0,125
Aqua destillata 1000,0

Für Fische.

Natriumchlorid 500,0
Alaun 750,0
Arsenige Säure 350,0
Zinkchlorid 120,0
Quecksilberchlorid 90,0
Formaldehydlösung 6000,0
Wasser ad 25000,0

Konservierungsflüssigkeiten für anatomische Präparate.

Für Fische (Fortsetzung).

a) Kaliumnitrat 45,0
Kaliumazetat 85,0
Formaldehydlösung 800,0
Wasser 4000,0
b) Alkohol 80 proz.
c) Kaliumazetat 2000,0
Wasser 900,0
Glyzerin 3000,0

Erst bis zur völligen Durchtränkung in a) einlegen. Der Blutfarbstoff verschwindet. Dann in b) einlegen, Farbewiederhersteller. c) Konservierungs-, also endgültige, Einbettungsflüssigkeit.

Zenkersche Lösung zum Fixieren mikroskopischer Präparate.

Quecksilberchlorid 5,0
Kaliumdichromat 2,5
Natriumsulfat 1,0
Essigsäure 5 proz. 100,0

Willesche Flüssigkeit zur sterilen Aufbewahrung von Instrumenten.

Phenolum liquef. 3,0
Borax 15,0
Formaldehyd sol. 20,0
Aqua dest. ad 1000,0

Konservierung ausgestopfter Vögel.

Arsenikseife.

a) Acidum arsenicosum
Aqua aa 300,0
Kalium carbonicum 115,0
b) Sapo domesticus raspat. 300,0
c) Calcaria hydrica 40,0

a) durch Kochen in Lösung bringen, b) zugeben, lösen, dann c) einrühren.

a) Acidum arsenicosum 325,0
Kalium carbonicum 125,0
Aqua 320,0
b) Sapo medicatus raspat. 330,0
c) Camphora synthetica 50,0
Naphthalinum 100,0

Arbeitsgang wie oben, vor der Zugabe von c) läßt man abkühlen, bis die Masse anfängt dick zu werden.

a) Kalium carbonicum 10,0
Schellack 5,0
Calcaria usta 10,0
Aqua 1000,0
b) Sapo marsiliense 100,0
c) Acidum arsenicosum 100,0
d) Camphora 20,0

Kalk löschen, mit Wasser anrühren, a) durch Kochen in Lösung bringen, b) und dann c) zugeben, aufkochen, kaltrühren, wenn halb erkaltet, d) zusetzen.

Herbariumpflanzen konservieren und von Schädlingsbefall zu befreien.

Quecksilberchlorid 1,0
Glyzerin 5,0
Spiritus (denat.) 994,0

Mit dieser Auflösung, der man, zur Verdeckung des Modergeruches der Pflanzen noch wenige Tropfen Lavendelöl zusetzen kann, werden die vom Schimmel befallenen Gewächse vollständig und auf beiden Seiten bepinselt. Man kann hierbei die Pflanze ruhig auf dem Papier belassen, und es ist auch keineswegs nötig, daß man die vollständige Abdunstung des Spiritus abwartet, bevor man die Pflanze wieder bedeckt. Derartig präparierte Exemplare werden nie wieder vom Schimmel befallen werden und auch Insekten, die den Pflanzensammlungen noch weit verderblicher wie die Schimmelpilze werden können, suchen sie nicht heim.

Wenn die Sammlung in einem Kasten oder Schrank aufbewahrt wird, legt man in den Kasten oder Schrank einige Kristalle p-Dichlorbenzol und sorgt dafür, daß der langsam verdunstete Stoff von Zeit zu Zeit ergänzt wird. Auch Hexachloraethan kann in der gleichen Weise Verwendung finden.

Schmetterlingstötungsmittel.

(Für Schmetterlingssammler).

Cyankalium 5,0
Gips 95,0
Wasser q. s.

Mit dem daraus hergestellten Brei werden Weithalsgläser von entsprechendem Durchmesser am Boden ausgegossen. Vorsicht! Besonders wenn das Fangglas längere Zeit unbenutzt blieb, soll das Öffnen nicht in geschlossenen Räumen und auch im Freien nur mit Vorsicht geschehen.

Schmetterlingstötungsmittel (Forts.).

Sägespäne mit Essigäther getränkt werden in ein Weithalsglas einige Zentimeter hoch eingefüllt und mit einer Lage Zellstoff fixiert.

Raupen präparieren.

Die Raupen werden in einem Glase oder unter einer Glasglocke mit einigen Tropfen Essigäther betäubt, sodann wird ein Schnitt in den After gemacht, die Raupe zwischen feines Fließpapier gelegt, und mit der Hand dieselbe langsam nach dem After hin ausgestreift. Bei großen Raupen muß das Papier einige Male erneuert werden, bis die Raupen vollständig entleert sind. Zu starkes Drücken muß vermieden werden, da sonst leicht eine Verletzung der Haut eintreten kann, oder bei behaarten Raupen die Haare ausgehen. Sobald der Raupenbalg vollständig leer ist, wird in die Afteröffnung ein passender Stroh- oder Grashalm gesteckt, von welchen man immer einige Größen vorrätig haben muß. An diesen Stengel wird die Raupe mit einer Anzahl abgezwickter, feiner Nadelspitzen befestigt und durch denselben Luft eingeblasen. Läßt sich die Raupe gut ausdehnen, so kommt sie in eine vorher erhitzte Glasröhre, welche unten mit einem Metallsieb versehen, und an der ein Stiel mit einer Öffnung gemacht ist, mit der man sie an einem eisernen Stab befestigen kann. In diese Röhre, welche mit einer Spirituslampe erhitzt wird, wird der Raupenbalg gehalten, der Grashalm in eine Metallröhre gesteckt und durch diese Luft zugeführt; der ganze Prozeß ist ähnlich wie beim Lötrohrblasen. Zu starkes Blasen muß dabei vermieden werden, da sonst der Balg unnatürlich ausgedehnt wird. Das Hineinblasen muß solange fortgesetzt werden, bis der Raupenbalg vollkommen trocken ist. Der Raupenbalg wird nicht sogleich von dem Grashalm entfernt, sondern erst nach einigen Stunden, wobei derselbe dann meist leicht abgeht. Im anderen Falle kann der Halm mit einem scharfen Messer abgeschnitten werden. Ganz kleine Raupen werden einfach in ein Reagenzglas geworfen und in der Röhre auf der Flamme oder nur auf einem heißen Ofen erhitzt. Sie ziehen sich zuerst zusammen, darauf dehnen sie sich plötzlich aus, und dann ist es meist Zeit, sie zu entfernen, da sie sonst verbrennen.

Nach einer anderen Methode werden die Raupen in 96 proz. Weingeist getötet, wie oben aufgeblasen, die Raupenbälge mit gefärbtem Lycopodiumpulver oder auch mit kurzfaseriger Sublimatwatte gefüllt und dann bei mäßiger Wärme getrocknet.

Schnittblumen lange frisch halten.

Nelken: Zuckerlösung 15 proz.
Rosen: Zuckerlösung 7,5 proz.
Flieder, span.: Zuckerlösung 12 proz.
  mit 0,01 proz. Mangansulfat.

Man stellt die Schnittblumen nicht in Wasser sondern in die angegebenen Lösungen.

Blumensträuße, Konservieren *nach Hacker.* „Man stellt die Blumensträuße in gut angefeuchtetem Zustand in eine Vase, die eine Lösung von 3 g Kochsalz und 30 g weißer Seife in 1000 ccm Wasser enthält. Wenn die geleeartige Masse ganz gleichförmig ist, wird noch etwas Borsäure hinzugefügt. Die Blumen werden alle 24 Stunden gut befeuchtet und wieder in die Lösung gestellt, die alle 2 bis 3 Tage erneuert werden muß."

Thermometerfüllungen.

Blau.

Cuprum aceticum	9,0
Liquor Ammonii caust.	200,0
Spiritus denaturatus	1000,0

Rot.

Persio	100,0
Spiritus denat.	1600,0
Acidum hydrochlor. q. s. ad solut.	

Grün.

Uranin	6,0
Liquor Ammonii caust.	20,0
Spiritus dilutus	ad 1000,0

Aufarbeitung von Jodrückständen im Laboratorium.

Die zur Aufarbeitung von Jod in Frage kommenden Lösungen enthalten in der Regel Stärke, Kaliumjodid, Natrium-

Aufarbeitung von Rückständen usw. im Laboratorium.

jodid und Natriumtetrathionat, eventuell auch Chrom, Zink, Quecksilber (Jodzahl nach v. Hübl) und andere Metalle. Man dampft die Lösung in einer Porzellanschale ein, versetzt zur Abscheidung der Schwermetalle mit einer gesättigten Natriumkarbonatlösung im Überschuß und filtriert. Das Filtrat dampft man bis zur Kristallbildung ein und zerstört Natriumtetrathionat und Stärke durch vorsichtiges Glühen. Der in der eben hinreichenden Menge Wasser aufgelöste Glührückstand wird filtriert, mit konz. Salzsäure nach und nach und unter Erwärmen bis zur stark sauren Reaktion versetzt und mit einer warm gesättigten Lösung von Kaliumdichromat behandelt. Hierbei fällt Jod aus. Das auf einem Filter gesammelte Jod wird mit Wasser nachgewaschen und (auf Tontellern) getrocknet.

Für die Verarbeitung der Rückstände auf Kaliumjodid käme noch folgender Weg in Betracht. Die wie oben aus dem Glührückstand gewonnene Lauge wird neutralisiert und mit Natriumbisulfit und Kupfersulfat behandelt:

$$2\,NaJ + 2\,CuSO_4 + SO_2 + 2\,H_2O = Cu_2J_2 + 2\,NaHSO_4 + H_2SO_4.$$

Das als weißliches Pulver ausgefallene und abfiltrierte Kupferjodür zersetzt man durch Schwefelwasserstoff in Jodwasserstoffsäure und Schwefelkupfer. Die in Lösung befindliche Jodwasserstoffsäure neutralisiert man mit Kaliumkarbonat, dampft zur Trockne, glüht mit Kohle, laugt mit Wasser aus, filtriert und dampft bis zur Kristallisation ein.

Aufarbeitung von Silberrückständen im Laboratorium.

Silberrückstände von analytischen Arbeiten, werden im allgemeinen bestehen aus Silberchlorid, Silberrhodanid und aus Schwefelsilber (Senfölbestimmungen). Es könnte noch ammoniakalische Silberlösung hinzukommen, die man zunächst mit Salpetersäure ansäuert und dann solange mit Salzsäure versetzt, als noch etwas ausfällt. Besteht der zu verarbeitende Rückstand nur aus Chlorsilber, so bedarf es der ersten hier zu beschreibenden Vorarbeit nicht, liegt aber ein Gemisch vor, oder ist das Chlorsilber nicht mehr rein weiß, so übergieße man den Niederschlag, nachdem man ihn mehrmals mit Wasser dekantiert hat, mit Königswasser und erhitze solange auf dem Wasserbade unter dem Abzug (oder auch auf kleiner Flamme), bis der Niederschlag rein weiß ist. Man überzeuge sich dann durch Zugabe einiger Tropfen Salzsäure, daß an dieser kein Mangel war (es darf auf Salzsäurezusatz nichts ausfallen), verdünne nun mit Wasser, gieße die über dem Niederschlage stehende Flüssigkeit möglichst vollkommen ab, und wasche solange durch Dekantieren mit Wasser, bis dieses sich als chloridfrei erweist. Nun bringt man den Niederschlag mit etwa der fünffachen Menge Wasser in eine geräumige Porzellanschale, gibt 20 proz. Sodalösung zu und eine dem Gewicht des Chlorsilbers etwa gleiche Menge Traubenzucker. Man hält nun unter Ersatz des verdampfenden Wassers längere Zeit in schwachem Sieden, wobei man sich von Zeit zu Zeit davon überzeugen muß, daß die Reaktion dauernd stark alkalisch bleibt. Das Silber wird als schweres schwarzes Pulver abgeschieden. Ist auch nach öfters erfolgtem Umrühren keine weißliche oder graue Färbung des Niederschlages mehr zu erkennen, so bricht man das Erhitzen ab, wäscht gut mit reichlich Wasser aus, und trocknet schließlich das Silberpulver.

Trennung unbeabsichtigt entstandener Arzneimittelgemische.

Es kommt immer wieder vor, daß ein Arzneimittel versehentlich in das Standgefäß eines anderen Mittels gefüllt wird, oder daß Lösungen von Arzneimitteln versehentlich gemischt werden. Eine Trennung wird in der Regel nur bei wirklich kostspieligen Stoffen zu versuchen sein, bei billigen Mitteln dürften meist die Kosten des Trennungsverfahrens den Wert der wiedergewinnbaren Substanz übersteigen. Manchmal gelingt sie vielleicht durch mechanische Auslese, Absieben. Der nächstliegende Weg ist der, nach einem Lösungsmittel zu suchen, in dem der eine Stoff leicht, der andre gar nicht löslich ist. Dann ist die Trennung leicht. Ist aber auch der zweite Stoff im Lösungsmittel löslich, so kommt es auf die Mengenverhältnisse der Mischung an. Hat man z. B. einem kg Kaliumjodid etwa 10 g Kochsalz beigemengt, so braucht diese Kochsalzmenge 30 g Wasser zur Lösung. In 30 g Wasser lösen sich etwa 40 g Kaliumjodid. Wäscht man also das Gemisch auf der Filternutsche mit einer Lösung von etwa 70 g Kaliumjodid in 50 g Wasser, so kann man durch Opferung dieser kleinen Kaliumjodidmenge das Kochsalz entfernen. Dabei wird man die erste Hälfte der Kaliumjodidlösung mehrmals aufgießen und dann erst mit dem Rest nachwaschen. Die entstehende Lösung kann man gelegentlich der Verarbeitung von Jodrückständen noch mit verwerten. Hat man dagegen ein Gemisch von etwa 10 g Kaliumjodid mit einem kg Natriumsulfat vorliegen, so kann man das Kaliumjodid mit etwa 150 g Weingeist herausziehen. Um dann die letzten Jodidreste fortzuwaschen, benutzt man gesättigte wäßrige Natriumsulfatlösung, wobei man das ablaufende Filtrat verwirft.

Sind Alkaloidsalze durch anorganische Salze verunreinigt, und ist eine Trennung durch ein Lösungsmittel nicht möglich, so suspendiert man das Gemisch in Wasser oder löst es darin, macht die Alkaloidbase durch Natriumkarbonat oder Natriumbikarbonat frei und schüttelt sie mit Äther oder Chloroform (dieses z. B. bei Morphin) aus. Gehen färbende Bestandteile in den Äther usw. mit über, so versucht man Entfärbung mit wenig Tierkohle unter gleichzeitigem Zusatz von getrocknetem Natriumsulfat, sonst wendet man dieses allein an, destilliert dann das Lösungsmittel ab, zerreibt den Alkaloidrückstand und trocknet ihn längere Zeit im Exsikkator, da manche Alkaloide mit Kristallwasser kristallisieren (Kodein, Morphin). Man wägt dann und löst unter Zuhilfenahme der geeigneten Säure in soviel Wasser, daß eine für die Rezeptur brauchbare Lösung entsteht. So liefert z. B. 7,051 g Kodeinbase mit der 2,312 g H_3PO_4 enthaltenden Phosphorsäuremenge und Wasser ad 100,0 eine 10 proz. Kodeinphosphatlösung. 8,928 g Kokainbase, die 1,072 g HCl enthaltende Salzsäuremenge und Wasser ad 100,0 liefern eine 10 proz. Kokainhydrochloridlösung. 1,520 g Morphinbase, die 0,194 g HCl enthaltende Salzsäuremenge und Wasser ad 100,0 liefern eine 2 proz. Morphinhydrochloridlösung.

Pufferlösungen nach Sörensen.

Zitratpuffer.

21,01 g Zitronensäure, 200 ccm $1/1$-n-Natronlauge, mit Wasser zum Liter auffüllen

Zitrat ccm	$1/10$-n-Salzsäure ccm	p_H
4,75	5,25	3,53
5,0	5,0	3,69
5,5	4,5	3,95
6,0	4,0	4,16
7,0	3,0	4,45
8,0	2,0	4,65
9,0	1,0	4,83
9,5	0,5	4,89
10,0	0,0	4,96

Zitrat ccm	$1/10$-n-Natronlauge ccm	p_H
10,0	0,0	4,96
9,5	0,5	5,02
9,0	1,0	5,11
8,0	2,0	5,31
7,0	3,0	5,57
6,0	4,0	5,97

Phosphatpuffer.

Je $1/15$ molare Lösungen von Mono- und Di-Natriumphosphat.

Mono-Na-Phosphat ccm	Di-Na-Phosphat ccm	p_H
9,0	1,0	5,91
8,0	2,0	6,24
7,0	3,0	6,47
6,0	4,0	6,64
5,0	5,0	6,81
4,0	6,0	6,98
3,0	7,0	7,17
2,0	8,0	7,38
1,0	9,0	7,73
0,5	9,5	8,04

Boraxpuffer.

19,10 g Borax zum Liter gelöst.

Boraxlösung ccm	$1/10$-n-Salzsäure ccm	p_H
5,5	4,5	7,94
6,0	4,0	8,29
6,5	3,5	8,51
7,0	3,0	8,68
7,5	2,5	8,85
8,0	2,0	8,91
8,5	1,5	9,01
9,0	1,0	9,09
9,5	0,5	9,17
10,0	0,0	9,24

Boraxlösung ccm	$1/10$-n-Natronlauge ccm	p_H
9,0	1,0	9,36
8,0	2,0	9,50
7,0	3,0	9,68
6,0	4,0	9,97

Löslichkeitstabelle von Farbstoffen für mikroskopische Arbeiten.

Nach Spengler.

Die Tabelle gibt an, zu wieviel Prozent die Farbstoffe im 90 proz. Alkohol (% in A.) und destillierten Wasser (% in W.) löslich sind. Zu bemerken ist, daß bei Farbstoffen verschiedener Herkunft bezüglich der Löslichkeit häufig Schwankungen bestehen.

Farbstoff	% in A.	% in W.	Farbstoff	% in A.	% in W.
Acidum carminic.	5,0	2,0	Magentarot	4,0	1,0
Alizarin sicc.	0,5	10,0	Malachitgrün	2,0	3,0
Alizarinblau S. nach			Methylblau	0,1	4,0
Ehrlich	0,5	2,0	Methyleosin	1,0	2,0
Alizarinsulfosaures			Methylenblau	2,0	4,0
Natron	1,5	3,0	Methylengrün	1,0	2,0
Anilinblau, spritlöslich	2,5	—	Methylenviolett	—	2,0
Anilinblau, wasserlöslich	—	0,5	Methylgrün	0,5	2,0
Aurantia	2,0	2,0	Methylorange	—	1,0
Azokarmin G. sicc.	0,5	4,0	Methylviolett	2,0	4,0
Azur I.	—	1,0	Mucicarmin sicc.	1,0	—
Azur II.	—	2,0	Neutralrot	1,5	2,0
Azur II-Eosin	0,5	—	Nigrosin	—	2,0
Bismarckbraun	1,0	4,0	Nigrosin, spritlösl.	2,0	—
Brillantblau	0,5	3,0	Nilblau-Sulfat	1,0	10,0
Brillantcresylblau	1,0	2,0	Orange G.	1,0	2,0
Brillantgrün	1,0	2,0	Orcein pur.	1,0	—
Brillantschwarz	0,5	2,0	Orseillin BB	0,5	2,0
Carmin rubr. opt.	4,0	6,0	Phloxinrot	—	10,0
Chromogen nach Weigert	2,0	10,0	Pikrinsäure	8,0	2,0
Chrysoidin	1,0	2,0	Ponceau RR	0,5	2,0
Congorot	1,0	2,0	Pyronin	1,0	3,0
Cresylechtviolett	1,0	2,0	Pyrrolblau (Isaminblau)	0,5	2,0
Crystallviolett	10,0	2,0	Rongalit	—	10,0
Diamantfuchsin	6,0	1,0	Rosolsäure	4,0	—
Eosin, extra	1,0	20,0	Rubin S.	1,0	20,0
Eosin, gelblich wasserlöslich	1,0	20,0	Safranin pur. (Phenosafranin)	—	4,0
Eosin, rein spritlöslich	2,0	—	Safranin, spritlösl.	3,0	—
Eosin-Methylenblau	0,25	—	Säurefuchsin	0,25	40,0
Fluoreszin n. Kühne	2,0	0,5	Scharlach R	2,0	6,0
Fluoreszein-Kalium	1,0	2,0	Sudan II	1,0	2,0
Fuchsin	5,0	1,0	Sudan III	3,0	—
Fuchsin S (Säurefuchsin)	0,25	40,0	Thionin pur. n.	1,0	2,0
Gentianaviolett	4,0	2,0	Toluidinblau	1,0	4,0
Haematein puriss.	2,0	0,1	Tropaeolin	1,0	2,0
Haematoxylin puriss. cryst.	20,0	1,0	Trypanblau	0,5	2,0
Lichtgrün	5,0	2,0	Trypanrot	0,5	2,0
Magdalarot	1,0	10,0	Vesuvin n. Koch	1,0	2,0
			Wasserblau	0,5	4,0

Zahnärztliche Präparate.

Abdruckmasse.

Manilakopal, weiß	75,0
Dammar	75,0
Paraffin. sol.	10,0
Acidum stearinicum	5,0
Balsamum peruvian.	2,5
Barium sulfuricum	100,0

Die gepulverten Harze werden geschmolzen, Paraffin, Stearin und Perubalsam zugegeben und dann das Bariumsulfat eingearbeitet. Durch Zugabe von einer ammoniakalischen Karminlösung auf Wunsch rot zu färben.

Dammar		
Kolophonium	aa	100,0
Talkum		200,0

Schwarze Chlorzinklösung nach Prof. Adizeler.

Zincum chloratum		10,0
Phenolum		
Spiritus	aa	5,0
Chloroformium		
Oleum Menthae pip.		
Oleum Caryophylli	aa	1,0

Gelinde erwärmen.

Solutio Chlumsky.

Camphora	60,0
Phenolum liquef.	30,0
Spiritus 96 proz.	10,0

Formaldehydpaste.

Cocainum hydrochlor.		
Thymol		
Formaldehyd solut.	aa	1,0
Vaseline		3,0
Zincum oxydatum purum		7,0

Unguentum arsenicosum Eichbaum.

Acidum arsenicosum		5,0
Lanolin anhydricum		
Oleum Caryophylli	aa	2,5

Zahnfüllung für provisorische Verschlüsse.

a)
Mastix	22,5
Zinkoxyd	300,0
Zinksulfat	36,0

b)
Gummi arab.		75,0
Spiritus 96 proz.		30,0
Phenol liquef.	gtt.	XII
Aqua dest.		175,0

Das Pulver a) wird bei Bedarf mit ausreichenden Mengen von b) angerührt.

Zahnzement. (Siehe auch Fletscher-Präparate).

Hell.
Ocker	0,06
Braunstein	0,06
Zinkoxyd	30,0

Mittel.
Braunstein	0,06
Ocker	20,0
Zinkoxyd	30,0

Dunkel.
Braunstein		0,06
Ocker		
Zinkoxyd	aa	30,0

Man mischt mit 50 proz. Chlorzinklösung und bringt sofort in die zuvor gut ausgetrocknete Höhlung ein. Erhärtet rasch.

Zinkoxyd	98,0
Gebrannte Magnesia	20,0
Glasige Phosphorsäure q. s.	

Zinkoxyd	500,0
Braunstein	1,5
Ocker, gelb	4,0
Glaspulver	100,0
Borax	10,0
Chlorzinklösung 50 proz. q. s.	

Wurzelfüllmasse.

Trikresol	20,0
Formaldehydlösung	10,0
Eugenol	20,0
Thymol	4,0
Phenol	10,0
Zinksulfat, wasserfrei	
Zinkoxyd aa partes q. s. ut fiat pasta.	

Wurzelfüllmasse (Fortsetzung).
Jodoform 8,0
Zimtöl 15,0
Zinkoxyd 4,0
Erhärtet nicht völlig.

Jodoform
Salol aa 2,5
Kakaoöl 5,0

Monochlorphenol
Thymol
Glyzerin aa
Zinkoxyd q. s. ut fiat pasta.

Zinkoxyd 5,0
Zinksulfat 1,0
Eugenol
Thymol
Monochlorphenol aa 0,25
Glyzerin q. s. zur Paste.

Acidum arsenicosum 0,5
Calomel 2,0
Mucilago Gummi arab. q. s.
Zur weichen Paste.

Fletscher-Präparate.
a) Mastix
 Saccharum album aa 5,0
 Zincum oxydatum
  (geglüht) 78,0
 Zincum sulfuricum
  anhydric. 12,0
b) Alcohol absol. 20,0
 Mucilago Gummi arab. 80,0
 Phenolum liq. gtt. I
Zum Gebrauch a) mit b) zur Paste verarbeiten.

a) Mastix 11,25
 Zincum oxydatum
  (geglüht) 150,0
 Zincum sulfuricum
  anhydric. 18,0
b) Gummi arabicum 75,0
 Aqua dest. 195,0
 Alcohol absolut. 30,0
 Phenolum liq. gtt. III
Zum Gebrauch a) mit b) zur Paste anstoßen.

a) Zincum oxydatum purum q. s.
b) Acidum boricum 1,0
 Zincum sulfuricum 150,0
 Aqua dest. 120,0
Zum Gebrauch a) mit b) zur Paste verarbeiten.

a) Zincum sulfuricum sicc. 30,0
 Zincum oxydatum 70,0
b) Borax
 Phenolum aa 1,0
 Glycerinum
 Gummi arabic. aa 4,0
 Aqua dest. 40,0
Zum Gebrauch a) mit b) zur Paste verarbeiten.

a) Zinksulfat, wasserfrei 40,0
 Mastix 20,0
 Zinkoxyd 160,0
b) Gummi arabic. 25,0
 Aqua dest. 65,0
 Spiritus 10,0
 Phenolum liquef. gtt. VII
Zum Gebrauch wird a) mit b) zur steifen Paste angestoßen.

Vorschriften für Liköre.

Angostura-Bitter.

a) Cortex Chinae 60,0
 Rhizoma Galangae 40,0
 Flores Cassiae 40,0
 Lignum Santali 40,0
 Flores Caryophylli 3,0
 Cortex Angosturae 125,0
 Cortex Cinnamomi 40,0
 Pericarpium Aurantii 60,0
 Fructus Cardamomi 15,0
 Radix Gentianae 10,0
 Spiritus 50 proz. 4,5 l
 Rum 4,5 l
b) Saccharum 1000,0
c) Essentia Asperulae 40,0
a) 1—1½ Wochen mazerieren, abpressen, filtrieren, im Filtrate b) lösen, dann c) zugeben.

Angostura-Bitter (Fortsetzung).

Angostura-Rinde	140,0
Kassiablüte	70,0
Kardamom	25,0
Nelken	7,5
Quassiaextrakt, wäßrig.	2,0
Zimtöl	0,4
Nelkenöl	0,2
Weingeist	500,0
Wasser	500,0

Man mazeriert erst 4 Tage mit dem Weingeist, fügt das Wasser zu und preßt nach weiteren 4 Tagen ab. 500—800 g Essenz und 300—500 g Zucker auf 10 l Weingeist von 36 Prozent.

Apothekenbitter.

Tinctura aromatica	5,0
Tinctura Gentianae	
Tinctura Calami	aa 3,0
Tinctura Zingiberis	
Tinctura Aurantii	aa 2,0
Tinctura Chinae cps.	
Tinctura amara	aa 1,0
Aqua Amygdal. amar.	
Spiritus Angelicae cps.	aa 2,0
Spiritus Lavandulae	
Spiritus Melissae cps.	aa 1,0
Spiritus	140,0
Aqua dest.	160,0
Sirupus simplex	175,0

Benediktiner- ähnlicher Likör.

a)
Wermut	50,0
Pfefferminzblätter	100,0
Kalmuswurzel	40,0
Melissenkraut	100,0
Unreife Pomeranzen	100,0
Schalen von 2 frischen Zitronen und von 10 frischen Apfelsinen	
Weingeist 95 proz.	ccm 5000,0
Wasser	ccm 1400,0
Weinbrand	ccm 2000,0

b)
Zucker	1500,0
Apfelsinensaft von 10 Apfelsinen	
Zitronensaft von 2 Zitronen	
Wasser q. s.	ad ccm 10000,0

a) 8 Tage mazerieren, abpressen, b) zugeben, nach längerer Lagerung filtrieren.

Blackberry-Brandy.

Frisch gepreßter Brombeersaft	430,0
Zucker	330,0
Spiritus 96 proz.	250,0

Brombeerpreßsaft mit Zucker zum Sirup verkochen, noch heiß mischen, filtrieren.

Blutorange.

a)	Zitronenschale frisch, expulpiert	15,0
	Apfelsinenschale frisch, expulpiert	30,0
	Spiritus dilutus	575,0
b)	Oleum Aurantii dulce	3,0
c)	Essenz, wie vorstehend	20,0
	Spiritus 90 proz.	375,0
d)	Zucker	350,0
	Wasser	360,0
e)	Himbeerrot q. s.	

a) 1 Woche mazerieren, abpressen, filtrieren, b) zusetzen.
c) mischen, d) durch Aufkochen bereiten, c) und d) heiß mischen, färben.

Chartreuse-artiger Likör.

Herba Tanaceti	8,0
Folia Menthae pip.	
Folia Melissae	
Fructus Anisi vulg.	
Fructus Anisi stellati	
Radix Angelicae	aa 1,0
Crocus	0,3
Cortex Citri recens	von 1 Stück
Weingeist	1 l
Wasser	1 l
Zucker	1000,0

Die Kräuter sind 24 Stunden mit dem Weingeist zu mazerieren.
Kann auch ohne Crocus bereitet werden.

Oleum Angelicae	20,0
Oleum Cajeputi	2,5
Oleum Calami	1,0
Oleum Caryophylli	
Oleum Coriandri	aa 2,0
Oleum Hyssopi	3,0
Oleum Macidis	4,0
Oleum Melissae	3,0
Spiritus	3000,0
Saccharum	1200,0
Aqua	1800,0
Tinctura Croci q. s.	

Damen-Likör.

Rosenöl	gtt. III
Vanilletinktur	10,0
Zucker	500,0
Stärkesirup	1000,0
Dreisterniger [1]	1500,0

Danziger Goldwasser.

a) Zucker 180,0
Wasser 60,0
Zitronensäure 0,5
b) Oleum Cinnamomi
Oleum Citri
Oleum Macidis aa gtt. IV
Tinctura Croci gtt. V
Spiritus 370,0
c) Orangenblütenwasser 60,0
Rosenwasser 320,0
Goldflitter (echt) q. s.

Die heiße Lösung a) zu b) zugeben, dann c) zusetzen.

Oleum Citri
Oleum Macidis
Oleum Cassiae Cinnamomi
Tinctura Croci aa gtt. X
Spiritus 90 proz.
Aqua Rosae
Sirupus Aurantii Florum aa 1000,0
Blattgold (echt) q. s.

Ebereschen-(Vogelbeeren-)Likör.

Nach den ersten Frösten Ebereschen (Vogelbeeren) sammeln, auslesen, leicht waschen, gut abtropfen lassen, in Glasflaschen füllen und mit soviel Weingeist (96 proz.) übergießen, daß die Beeren gerade bedeckt sind. Bis zur völligen Entfärbung der Beeren die gut verkorkten Flaschen in die Sonne oder ins warme Zimmer stellen. Abseihen. Je Liter Kolatur gibt man einen Sirup aus 500,0 Zucker und 300,0 Wasser zu, filtriert und läßt, auf Flaschen gefüllt, lagern. Es wird auch empfohlen, auf 1 kg Beeren 4,0 Zimt, 2,0 g Nelken und 2,0 g Koriander zuzusetzen und an Stelle von 800,0 Zuckersirup ein Gemisch von 600,0 Zuckersirup und 200 g Kirschsirup zu verwenden.

[1] Siehe S. 128.

Eiercreme (Eierweinbrand).

Frisches Gelbei von 12 Eiern
Zucker, mittelfein gepulvert 180,0
Weinbrand 1000,0

Eigelb durch Mull pressen, mit dem Zucker verquirlen, Weinbrand nach und nach zugeben.

Genever.

a) Wacholderbeeröl 6,0
Spiritus 90 proz. 5000 ccm
b) Zucker 120,0
Wasser 5000,0

b) aufkochen, a) zugeben, filtrieren.

Hagebutten-Likör.

a) Hagebutten, erfrorene 2500,0
Weingeist 45 proz. 30000,0
b) Zucker 5000,0

a) einige Tage mazerieren, abpressen, b) darin lösen, blankfiltrieren. Man kann je kg Hagebutten auch etwa je 5 g Nelken und Zimt sowie die Schale einer Zitrone mitverwenden.

Haemorrhoidal-Likör.

a) Radix Helenii
Rhizoma Galangae aa 5,0
Boletus Laricis
Myrrha
Olibanum
Radix Angelicae
Radix Gentianae
Rhizoma Rhei
Rhizoma Zedoariae aa 10,0
Aloe 80,0
Spiritus 40 proz. 1500,0
b) Saccharum 300,0

a) 8 Tage mazerieren, b) in der Kolatur lösen, lagern lassen, filtrieren.

Johannisbeer-Likör.

Johannisbeersaft, frisch gepreßt von schwarzen
Johannisbeeren 430,0
Zucker 330,0
Spiritus 96 proz. 250,0

Aus Johannisbeerpreßsaft und Zucker Sirup kochen, zu dem heißen Sirup Spiritus zugeben, filtrieren.

Vorschriften für Liköre.

Johannisbeer-Likör (Fortsetzung).
a) Schwarze Johannisbeeren
  Himbeeren
  Schwarze Kirschen aa 1000,0
  Spiritus 90 proz.   2000,0
b) Wasser   2500,0
  Zucker   2000,0
a) 14 Tage mazerieren, ohne starkes Pressen abkolieren. b) zum Sirup verkochen a) und b) heiß mischen.

Kakao-Likör.
a) Koriander   3,0
  Macis   0,25
  Vanille   8,0
  Zimt   0,75
  Nelken   0,25
  Ingwer   0,1
  Kakao, entölt   100,0
  Spiritus 70 proz.   1,0 l
  Weinbrand   0,1 l
b) Zucker   800,0
  Wasser   ad 2000,0
a) 5 Tage mazerieren, filtrieren, in heiße Zuckerlösung eingießen.

Kakao plv.   250,0
Macis   6,0
Zimt   30,0
Nelken   3,0
Vanille   5,0
Spiritus 50 proz.   6 l
Zucker   2500,0
Wasser   ad 10 l
Die Drogen werden mit dem Weingeist 8 Tage mazeriert und der Kolatur Zucker und Wasser in der Siedehitze zugegeben.

Farblos.
a) Kakaopulver   200,0
  Vanille   3,0
  Zimt   2,0
  Spiritus 96 proz.   1 l
  Wasser   1 l
b) Wasser   750,0
c) Zucker   750,0
a) 24 Stunden mazerieren, 1,5 Liter abdestillieren; b) in die Blase geben, weitere 500 ccm abdestillieren, gesondert auffangen. Im zweiten Kondensat c) heiß lösen, das erste Destillat der heißen Lösung zugeben.

Kirschwasser.
Kirschkerne, gut gewaschen,
  gestoßen   1000,0
Sultaninen, ungewaschen,
  geschnitten   250,0
Wasser   3000,0
Zucker   2000,0
Spiritus 96 proz.   1500,0
Kirschkerne, Sultaninen, Wasser, Zucker vier Wochen gären lassen (Gärspund!) Kolieren und Weingeist zufügen.

Dreisterniger.
Sultaninen, ungewaschen,
  geschnitten   250,0
Backpflaumen   75,0
Mandeln, süß, braun geröstet 25,0
Vanille   2,0
Wasser   3000,0
Zucker   2000,0
Weingeist 96 proz.   1500,0
Herstellung wie bei Kirschwasser.

Kümmel-Liköre.
Allasch.
Kümmelöl   9,9
Angelikawurzelöl   0,05
Korianderöl   0,05
Spiritus 90 proz.   6650,0
Wasser   3350,0
Zucker   4000,0
Öllösung in Spiritus dem heißen Sirup aus Wasser und Zucker zugeben.

Allaschkümmelöl.
Korianderöl   1,5
Pfefferminzöl   1,5
Fenchelöl   6,0
Zitronenöl   3,0
Karvon   25,0
10 g für 10—15 l Likör.

Kümmelöl   24,2 g
Korianderöl   20 Tropfen
Angelikaöl   20 „
Anisöl   40 „
Ingweröl   14 „
10 g für 10—15 l Likör.

Allaschessenz.
Allaschkümmelöl   5,0—10,0
Spiritus 96 proz.   ad 100,0

Vorschriften für Liköre.

Doppelkümmel.
Spiritus 95 proz.	33,8 l
Wasser	66,2 l
Kümmelöl	40,0
Zucker	8 kg

Zucker in Wasser kalt lösen, mischen.

Doppelkümmelöl.
Fenchelöl	1,0
Anisöl	3,0
Zitronenöl	3,0
Karvon	25,0

10 g auf 10—15 l Likör.

Eiskümmel.
a) Raffinade feinst	5000,0
Wasser	2000,0
b) Spiritus 96 proz.	5500,0
Allaschessenz	100,0
c) Allasch q. s.	

a) wird heiß gelöst in b) gegossen und sofort in Flaschen filtriert, bis diese zu etwa ⁴/₅ gefüllt sind. Man bringt in Kochsalz-Eis-Mischung und füllt nach beendeter Kristallisation die Flaschen mit Allasch voll.

Magenbitteressenz (à la Boonekamp).
a) Safran	4,0
Enzianwurzel	50,0
Galgantwurzel	20,0
Wermut	30,0
Süßholz	60,0
Rhabarber	15,0
Lärchenschwamm	10,0
Tausendgüldenkraut	30,0
Spiritus 50 proz.	1000,0
b) Spiritus aether. nitros.	15,0
Oleum Foeniculi	0,5
Oleum Anisi	1,0

Dem nach a) hergestellten Mazerat werden die Stoffe nach b) zugegeben. 250,0 der fertigen Essenz für 10 l Magenbitter.

Magenbitter.
Pomeranzenschalen	90,0
Enzianwurzel	60,0
Kaskarillrinde	30,0
Kurkumarhizom	15,0
Zimtkassia	20,0
Nelken	15,0
Rhabarberrhizom	7,0
Sternanisöl	1,0
Weingeist 95 proz.	750,0
Wasser	1750,0
Zucker	250,0

Die Drogen sind als grobe Pulver anzuwenden. Der Bitter wird durch Mazeration bereitet, der Zucker kalt in dem Mazerat gelöst.

a) Cortex Aurantii	20,0
Cortex Cinnamomi	5,0
Radix Gentianae	3,0
Rhizoma Zingiberis	3,0
Rhizoma Galangae	1,0
Caryophylli	3,0
Herba Absinthii	2,5
Lignum Santali	5,0
Spiritus 95 proz.	1,2 l
Wasser	1,2 l
b) Zucker	225,0
Wasser q. s.	

a) 14 Tage mazerieren, abpressen. b) zusetzen, derart, daß 2,6 l entstehen.

Pfefferminzlikör.
Oleum Menthae pip.	
Mitcham	0,3
Saccharum	150,0
Spiritus 96 proz.	417,0
Aqua dest.	433,0
Safrantinktur	
Indigo q. s.	

Man mischt die Lösung des Pfefferminzöls in Weingeist mit dem heißen Sirup, gibt erst bis zur kräftigen Gelbfärbung Safrantinktur zu und dann eine wäßrige Indigoanreibung bis zur Bildung der erwünschten grünen Farbe. Man kann auch eine grüne für Lebensmittelzwecke geeignete Anilinfarbe zum Färben verwenden oder ein spirituslösliches Chlorophyll.

Prunelle.
Pflaumenkerne, gestoßen	1000,0
Sultaninen	500,0
Zucker, ungeblaut	6000,0
Wasser	6000,0
Stärkesirup	3000,0
Weingeist 96 proz.	3000,0

Arbeitsweise siehe Sherry Brandy.

Quitten-Likör.
Reife Quitten	1000,0
Spiritus 95 proz.	600,0
Cortex Cinnamomi	
Amygdalae amarae	4,0
Semen Myristicae	1,0
Fructus Cardamomi	1,5
Sirupus simplex	200,0

Quitten entkernen, zerquetschen, nach 6—10 Stunden Saft auspressen. Mit Spiritus und den Drogen gemischt 5—6 Tage mazerieren, kolieren, Sirup heiß zugeben, blankfiltrieren.

Schlehen-Likör.

Reife Schlehen	500,0
Spiritus 90 proz.	2,5 l
Zucker	500,0—1000,0
Wasser	2,5 l

Die gequetschten Schlehen 8 Tage mit dem Weingeist mazerieren, die Kolatur mit der heißen Zuckerlösung mischen, nach mehrtägigem Stehen filtrieren.

Sherry Brandy.

Saure Kirschen	5000,0
Sultaninen	250,0
Zucker, ungeblaut	6000,0
Wasser	4000,0
Stärkesirup	3000,0
Spiritus 96 proz.	3000,0

Kirschen gründlich waschen, entkernen, Kerne zerstoßen. Sultaninen, **ungewaschen**, zerschneiden. Kirschen, Kerne, Sultaninen, 4000 Zucker mischen, mit Wasser übergießen. Gefäß zubinden, 14 Tage möglichst in der Sonne stehen lassen. Auspressen. Zur Kolatur Stärkesirup schwach angewärmt, Zuckerrest und zuletzt langsam Weingeist zugeben.

Steinhäger.

Wacholderbeeröl	14,85
Angelikaöl	0,15
Kornsprit 90 proz.	5100,0
Weinsprit 96 proz.	5600,0
Zucker	200,0
Wasser	9100,0

Wacholderschnaps.

a)	Wacholderbeeren	250,0
	Piment	10,0
	Zimt	8,0
	Pomeranzenschalen	10,0
	Angelikawurzel	15,0
	Spiritus 90 proz.	4,5 l
	Wasser	5,5 l
b)	Zucker	500,0
	Wasser	ad 10 l

a) 8 Tage mazerieren, abpressen, b) zusetzen, filtrieren.

Walnuß-Likör.

a)	Walnüsse, grün	150,0
	Koriander	10,0
	Anis	
	Zimt	aa 9,0
	Muskatnuß	5,0
	Vanille	1,5
	Spiritus 96 proz.	4,17 l
	Wasser	2,40 l
b)	Zucker	3500,0
	Wasser	2500,0
	Likörgrün q. s.	

a) 2 Tage mazerieren, 5 l abdestillieren, Destillat mit b) (heiß) mischen, färben.

Walnüsse, grün	100,0
Mandeln, bittere	5,0
Ceylonzimt	20,0
Koriander	20,0
Kardamom	10,0
Zucker	1200,0
Weingeist 95/6 proz.	2000,0
Wasser	3000,0

Alles mischen, 8 Tage an mäßig warmem Ort mazerieren, abpressen, filtrieren.

a)	Nuces Jugland. immatures (Juli)	40 Stück
	Cortex Cinnamomi	30,0
	Flores Caryophylli	7,5
	Spiritus	1080,0
	Aqua dest.	540,0
b)	Spiritus	750,0
	Aqua dest.	420,0
c)	Saccharum	600,0
	Aqua dest.	750,0

a) nach 8 tägigem Stehen abpressen, Preßrückstand 8 Tage mit b) mazerieren, abpressen. Beide Kolaturen vereinigen, mit dem kochenden Sirup nach c) mischen, filtrieren.

Likör-Kräuter.

Rainfarn	16,0
Pfefferminzblätter	
Melissenkraut	
Anis	
Sternanis	
Angelikawurzel	
Kalmuswurzel	aa 2,0
Muskatblüten	
Nelken	aa 1,0
Safran	0,5

Vorschriften für Liköre.

Likör-Kräuter (Fortsetzung).

Herba Hyssopi	62,5
Fructus Anisi	25,0
Radix Angelicae	75,0
Radix Imperatoriae	30,0
Cortex Cinnamomi	25,0
Fructus Vanillae	15,0
Fructus Cardamomi	7,0
Fructus Carvi	10,0

Zu digerieren mit 3750,0 Weingeist (95 proz.) und 2500,0 Wasser.

Punschextrakt.

Rum	3 l
Orangenblütenwasser	250,0 g
Zucker	5000,0
Moselwein	2 l
Zitronenöl	0,5
Wasser	ad 10 l

Rum	2 l
Moselwein	1¼ l
Spiritus	1¾ l
Zitronenöl	1,0 g
Zitronensäure	20,0
Zucker	5000,0
Wasser	ad 10 l

Schwedenpunsch.

Arrak	500,0
Weinbrand	250,0
Rum	50,0
Zimttinktur	10,0
Zitronensäure	45,0
Zucker	250,0
Weißwein	200,0

Arrak	6 l
Zucker	3,3 kg
Wasser, heiß	10 l

Arrak	5,4 l
Rum	0,6 l
Zucker	3,3 kg
Wasser, heiß	10 l

Zucker in heißem Wasser lösen, Spirituosen der heißen Lösung zusetzen. Kalt servieren.

Teepunsch.

a)	Zucker	1750,0
	Zitronensäure	15,0
	Teeaufguß	1000,0
b)	Arrak (oder Rum)	2000 ccm
	Spiritus	500 ccm
	Oleum Citri	gtt. III
	Oleum Corticis Aurantii	gtt. II

a) heiß lösen, b) zugeben.

Waldmeisteressenz, künstlich.

a)	Cumarin	0,1
	Acidum citricum	1,0
	Tea viridis	10,0
	Spiritus 70 proz.	100,0
b)	Oleum Aurantii dulc.	
	Oleum Aurantii amar.	aa 0,5

a) 3 Tage mazerieren, abpressen, b) zusetzen, grün färben, filtrieren.

Honigmet.

50 Anissamen, 100 Mazisblüten, 200 Koriandersamen, 200 Galgantwurzel, 500 Hopfenblüten werden mit 30 l Wasser ½ Stunde gekocht. In dieser Flüssigkeit werden 25 kg Honig aufgelöst und 50 kg abgekochtes Wasser zugesetzt. Die Gärung erfolgt in einem Weinfaß mit mindestens 15 Proz. Steigraum und wird eingeleitet durch Impfen mit Reinhefen (Rießling, Steinberger Cabinet). Für gewöhnliche Sorten genügt auch ½ kg Preßhefe auf 100 kg Maische. Die Anstelltemperatur beträgt 23—25° und man hält sie zwecks rascher und durchgreifender Gärung dauernd ein. Die Gärung dauert in diesem Falle 4—6 Tage, bedeutend länger bei niedriger Temperatur. Das Ende der Gärung kann man durch Vermischen von 1 T. filtrierter Maische mit 1 T. 96 proz. Alkohol erkennen, wobei auch nach längerem Stehen keine Trübung eintreten darf. Nun folgt die Kellerbehandlung, die hauptsächlich in der Klärung besteht und durch Schönung beschleunigt werden kann. Man setzt zu diesem Zwecke dem Met im Fasse auf 100 l 20 g in Wasser gelöste Gelatine zu und gibt eine Lösung von 10 g Tannin, in 250 Wasser gelöst nach. Die Abscheidung der trübenden Substanzen erfolgt auf diesem Wege viel schneller, da dieselben durch das ausfallende Gelatine-Tannat mitgerissen wer-

den. Der Alkoholgehalt des fertigen Getränkes beträgt 10—14 Volumprozent. Es kann vom Faß mit Kohlensäuredruck verschenkt oder auf starkwandige Flaschen (Sektflaschen) abgezogen werden.

Liköre künstlich altern.

Eine einfache Methode, Liköre künstlich zu altern, besteht darin, vor dem Abfüllen ein wenig Wasserstoffsuperoxyd zuzusetzen. Man kann ca. 10—15 Tropfen (3proz. Ware) auf 1 l rechnen. Nach gutem Vermischen wird abgefüllt, gut verkorkt usw. und stehend bei 20—25° C gelagert. Der Lagerraum muß jedoch dunkel sein; andernfalls wickelt man die Flaschen ein.

Tee-Extrakt.

Peccotee	75,0
Kongotee	125,0
Pomeranzenblätter	20,0
Wasser	3500,0
Kandiszucker	3500,0
Rum	100,0

Die Drogen werden mit kochendem Wasser ausgezogen, abgepreßt, der Zucker in der Kolatur gelöst und der Rum zugegeben. 1 Teelöffel für eine Tasse Tee.

Gewürze und Würzen.

Anchovis-Gewürz-Kräuter.

Herba Mari veri		
Herba Origani cretici	aa	25,0
Fructus Amomi		
Fructus Piperis nigri	aa	50,0
Flores Caryophylli		
Macis		
Rhizoma Zingiberis		
Cortex Cinnamomi	aa	10,0
Semen Coriandri		25,0
Saccharum album		50,0
Natrium chloratum		100,0

Piper hispanicum		
Piper album		
Piper nigrum	aa	4,0
Fructus Coriandri		8,0
Fructus Amomi		48,0
Fructus Cardamomi		2,0
Semen Sinapis		18,0
Rhizoma Zingiberis		8,0
Cortex Cinnamomi		4,0

Herba Origani cretici		
Fructus Amomi		
Folia Lauri		
Piper album		
Fructus Capsici		aa

Alles feingeschnitten bzw. grob gepulvert anwenden.

Curry Powder.

Spanisch Pfeffer	75,0
Ingwer	75,0
Kurkuma	100,0
Kassiazimt	150,0
Kardamom	75,0
Piment	100,0
Koriander	300,0
Pfeffer, schwarz	125,0

Gurkengewürz.

Als Beigabe zum Einlegen von Gurken.

Dill	30,0
Gewürznelken	10,0
Piment	10,0
Lorbeerblätter	10,0
Senf, weiß	40,0
(Paprikaschoten	15,0)
(Ingwer	10,0)

Für „saure Gurken" nimmt man nur wenig Dill und Lorbeerblätter. Für Gewürzgurken die nicht eingeklammerten Gewürze, für Pfeffergurken werden auch die eingeklammerten mit zugesetzt.

Kuchengewürz.

Ceylonzimt	35,0
Nelken	8,0
Galgantwurzel	8,0
Ingwer	15,0
Kardamomen	15,0

Grobe Pulverform verwenden.

Gewürznelken	8,0
Muskatblüte	4,0
Muskatnuß	4,0
Ceylonzimt	21,0
Galgantwurzel	4,0
Ingwer	15,0

Grobe Pulverform verwenden.

Pfefferkuchengewürz.

Anis	60,0
Zimtblüte	15,0
Nelken	10,0
Pomeranzenschalen	10,0
Kardamom	5,0

Grobe Pulver verwenden.

Ceylonzimt	50,0
Nelken	20,0
Piment	15,0
Sternanis	15,0

Grobe Pulverform verwenden.

Zimt	50,0
Nelken	25,0
Piment	12,5
Macisblüte	2,5

Grobe Pulverform verwenden.

Für Thorner Lebkuchen.

Piment	25,0
Nelken	
Zimtkassie	
Kassiablüten	je 12,5
Kardamom	3,5
Vanillezucker	12,8

Feine Pulverform verwenden.

Nelken	20,0
Piment	20,0
Anis	20,0
Koriander	10,0
Zimt	130,0

Alles möglichst fein gepulvert verwenden.

Für Basler Lebkuchen.

Piment	50,0
Zimt	
Zimtblüte	je 20,0
Nelken	12,0
Mazisblüte	3,0
Vanille	5,0

Feine Pulverform verwenden.

Für feine Honigkuchen.

Kassiazimt	25,0
Zimtblüte	20,0
Nelken	12,5
Piment	
Koriander	
Anis	je 5,0

Feine Pulverform verwenden.

Für extrafeine Honigkuchen.

a) 3 Zitronen und 2 grüne Pomeranzen werden auf Zucker abgerieben. Dazu

Kaneel	125,0
Mazisblüte	20,0
Kardamom	5,0
Vanille	10,0

Gewürzessig (Einmacheessig) (Kräuteressig).

Nach den Bestimmungen des Lebensmittelgesetzes sind folgende Definitionen als verbindlich anzusehen: Essig ist das durch Essiggärung aus weingeisthaltigen Flüssigkeiten oder durch Verdünnen von gereinigter Essigsäure oder von Essigessenz mit Wasser gewonnene Erzeugnis oder das Gemisch beider mit einem Gehalt von mindestens 3,5 und höchstens 15 g wasserfreier Essigsäure in 100 ccm. Gärungsessig ist das ausschließlich durch Essiggärung aus weingeisthaltigen Flüssigkeiten gewonnene Erzeugnis. Weinessig ist Gärungsessig, dessen Maische ausschließlich aus verkehrsfähigem oder zur Weinessigbereitung zugelassenem Wein bestanden hat. Malzessig ist Gärungsessig, dessen Maische ausschließlich aus einer vergorenen Würze aus Malz mit oder ohne Getreidezusatz bestanden hat. Kräuteressig und Kräuteressigessenz (z. B. Estragonessig und Estragonessigessenz), Fruchtessig und Fruchtessigessenz (z. B. Himbeeressig und Himbeeressigessenz), Gewürzessig und Gewürzessigessenz und ähnlich bezeichnete Erzeugnisse sind durch Ausziehen von Pflanzenteilen mit Essig oder Essigessenz oder durch Vermischen von Essig oder Essigessenz mit Pflanzen- oder Fruchtsäften oder Fruchtsirupen hergestellte Erzeugnisse. Essig und Essigsäure mit Kräuter-, Frucht- oder Gewürzgeschmack (z. B. mit Estragongeschmack oder mit Himbeergeschmack) sind unter Verwendung von ätherischen Ölen oder natürlichen Essenzen hergestellte Erzeugnisse.

Nach dem Gehalt an wasserfreier Essigsäure werden unterschieden: a) Speise- oder Tafelessig mit mindestens 3,5 g wasserfreier Essigsäure in 100 ccm; b) Einmachessig mit mindestens 5 g wasserfreier Essigsäure in

100 ccm; c) Doppelessig mit mindestens 7 g wasserfreier Essigsäure in 100 ccm; d) dreifacher Essig mit mindestens 10,5 g wasserfreier Essigsäure in 100 ccm.

Gewürzessig (Einmacheessig) (Kräuteressig) (Fortsetzung).

Estragon, frisch	500,0
Muskatnuß	5,0
Gewürznelken	5,0
Lorbeerblätter	50,0
Spiritus	100,0
Acetum	5000,0

Macera per dies IV.

Knoblauch	2,0
Kalmuswurzel	2,0
Muskatnuß	2,0
Gewürznelken	2,0
Zimtrinde	2,0
Lavendel	
Pfefferminze	
Rosmarin	
Raute	
Salbei	
Beifuß	je 15,0
Essig	1000,0

3—4 Tage mazerieren.

Majoran	10,0
Melisse	10,0
Wacholderbeeren	2,5
Lorbeerblätter	2,5
Essig	1000

3—4 Tage mazerieren.

Estragon	
Pimpinelle	
Schnittlauch	
Geschälte Schalotten	je 50,0
Holunderblüten	37,0
Alles frische Kräuter	
12 Stück Gewürznelken	

Die Schalen von 2 Zitronen und, falls möglich, je 1 Bergamott- und Zedratfrucht werden mit den oben angegebenen Kräutern und mit 3 Liter Essig einige Wochen mazeriert.

Walnußkerne, reife	40,0
Muskatblüte	5,0
Senfkörner	10,0
Gewürznelken	3,0
Ingwerrhizom	3,0
Weißer Pfeffer	1,0
Lorbeerblätter	3,0
Meerrettich, geschält	100,0
Schalotten	25,0
Kochsalz	50,0
Essig	500,0

Die Kräuter und Drogen werden gequetscht und in einen Gazebeutel geschüttet. Nun legt man den zugebundenen Beutel in einen Porzellantopf oder in ein glasiertes Tongefäß, übergießt mit kochendem Essig und befestigt den Beutel so, daß der Essig ihn noch bedeckt. Dann wird doppeltes Pergamentpapier übergebunden und nach vierwöchiger Lagerung, wobei öfters zu schütteln ist, abgepreßt und filtriert. Dieser Essig wird tropfenweise angewendet.

Estragon	
Thymian	
Melissenkraut	
Pfefferkraut	
Schnittlauch	
(frische Kräuter)	je 10,0
Schalotten	3,0
Folia Lauri	3,0
Fructus Piperis nigri	2,0
Caryophylli	2,0
Acetum	10000,0

Contunde, macera per dies XX.
Am besten ist es, die Kräuter in einem Mullbeutel in den Essig einzuhängen und öfters darin hin und her zu bewegen.

Folia Lauri	
Herba Achilleae moschatae	aa 30,0
Fructus Anethi recentes	
Herba Dracunculi recentes	aa 225,0
Spiritus dilutus q. s.	
Acetum	50000,0

Die Kräuter werden mit Spiritus durchfeuchtet, 1 Tag stehen gelassen und dann 1 Woche lang mit dem Essig mazeriert.

Gewürze und Würzen.

Essig-Gewürz-Essenz.

Petersilienöl	5,0
Estragonöl	4,0
Pfefferkrautöl	4,0
Sellerieöl	8,0
Maitrankessenz	30,0
Spiritus	ad 800,0

1 g dieser Mischung auf 10 Liter Essig.

Aromatisierte Essigessenzen[1].

Mit Weinaroma.

Kognaköl	10,0
Essigäther	
Maitrankessenz	aa 20,0
Weingeist	aa 1000,0

1 g auf 100 g Essigessenz.

Kognaköl (Weinbeeröl)	3,0
Essigäther	
Birnenäther	aa 50,0
Alkohol	aa 500,0

2 g auf 100,0 Essigessenz.

Mit Estragonaroma.

Estragonöl	20,0
Maitrankessenz	30,0
Spiritus	ad 1000,0

1 g auf 100 g Essigessenz.

Estragon, frisch	100,0
Lorbeerblätter	10,0
Muskatnuß	1,0
Gewürznelken	1,0
Weingeist	20,0
Essig	1000,0

10 g auf 100 g Essigessenz.

Mit Kräuteraroma.

Herba Dracunculi rec.	200,0
Fructus Anethi rec.	200,0
Herba Achilleae moschat.	25,0
Folia Lauri	25,0
Spiritus dil.	q. s.
Essigessenz 80 proz.	5000,0

Die Kräuter werden mit Spiritus dil. durchfeuchtet und nach 24 Stunden mit der Essigessenz versetzt. Nach 5 Tagen abpressen und filtrieren. Wird nach Bedarf mit weiterer Essigessenz versetzt.

---

[1] Siehe die allgemeinen Bemerkungen zu Gewürzessig usw. auf S. 133.

Würz-Sauce nach Art der Worcestershire-Sauce.

Pfeffer, schwarz	16,25
Spanisch Pfeffer	13,75
Ingwer	11,25
Nelken	5,00
Piment	20,00
Kurkumawurzel	5,00
Zimt (Kassia)	7,50
Kardamom	3,75
Koriander	15,00
Schwarzer Senf	
Schalotten, zerschnitten	
Kochsalz	
Zucker	je 100,0
Tamarinden	250,0
Weinessig	2350,00
Sherry	1200,0

Die zerkleinerten Gewürze werden 1 Stunde lang mit dem Essig bei nahezu 100° gehalten. Dann gibt man den Sherry zu, läßt einige Tage an einem warmen, einige weitere an einem kalten Orte stehen, koliert, färbt wenn nötig mit Tinctura Sacchari tosti und füllt unfiltriert ab.

Tomaten-Catshup.

Reife unbeschädigte Tomaten werden zerschnitten und mit etwa $^1/_{10}$ ihres Gewichtes an Gewürzessig und etwa 3 Proz. Zucker zum Sieden erhitzt und zu Brei zerkocht. Man passiert die Masse durch ein Haarsieb, dampft zur Purée-Konsistenz ein und gibt nach Bedarf noch Gewürzessig zu. Man füllt in Flaschen und sterilisiert oder konserviert mit Nipagin.

Pilzextrakt.

a)	Champignon	500,0
	Eierpilze	50,0
	Kochsalz	20,0
b)	Pfeffer, schwarz	2,0
	Nelken	5,0
	Ingwer	2,5

a) nach viertägigem Stehen der zerschnittenen Pilze mit dem Salz stark auspressen, Kolatur mit b) 30 Minuten kochen, durchseihen, einige Tage verschlossen stehen lassen, abgießen, abfüllen.

Suppenwürze.

Mohrrüben	1000,0
Schnittlauch	100,0
Sellerieknollen	500,0
Sellerieblätter	100,0
Weißkohl	100,0
Wasser	4000,0

Die gewaschenen und geschnittenen Gemüse werden mit dem Wasser 1 Std. lang unter Ergänzung des verdampfenden Wassers gelinde gekocht. Es wird abgepreßt, die ablaufende Flüssigkeit in zwei Teile geteilt, die eine Hälfte im Vakuum zum dicken Extrakt verdampft und dieses zusammen mit 50,0 Kochsalz und 100,0 Fleisch- oder Hefeextrakt in der andern Hälfte der Flüssigkeit gelöst. Wenn nötig wird mit Zuckerkouleur gefärbt und dann filtriert. Im Filtrat werden 2,0 Natriumbenzoat oder Nipagin (siehe S. 117/118) gelöst.

Bouillonwürfel (Suppenwürfel).

a)	Selleriesalz	10,0
	Tafelsalz	670,0
	Fleisch-(Hefe-)Extrakt	250,0
b)	Rindertalg	70,0

a) gut durcharbeiten, leicht trocknen, b) geschmolzen zugeben, durcharbeiten. in Würfelform pressen.

Kochsalz, Verhüten des Feuchtwerdens.

Feuchtwerdendes Speisesalz wird auf einer Filternutsche entsprechender Größe mit heißer, heißgesättigter Kochsalzlösung mehrmals gewaschen, dann zum Trocknen ausgebreitet und zum Schluß zerrieben bzw. gemahlen.

Ein Zusatz von Natriumphosphat führt die zum Feuchtwerden neigenden Kalzium- und Magnesiumsalze in unlösliche Phosphate über und verhindert demnach das Feuchtwerden des Salzes. Gut durchmischen mit dem angefeuchteten Natriumphosphat, bei gelinder Wärme trocknen, zerreiben.

Jodiertes Speisesalz (Vollsalz).

Kalium jodatum	0,5 g
Speisesalz	ad 100 kg

Sellerie-Salz.

Sellerie	6,0
Kochsalz	16,0

Die Selleriewurzeln werden in Scheiben von 0,5 cm Dicke geschnitten, mit dem Salz ohne Druck vermischt. Wenn das Salz den Saft aufgesaugt hat, entfernt man die Scheiben, trocknet das Salz bis zum Zusammenbacken bei milder Wärme und pulvert es.

Selleriegrün	100,0
Oleum Petroselini aether.	1,0
Natrium chloratum	1000,0

Das frische Selleriegrün wird vorsichtig getrocknet, zuletzt im Kalktrockenschrank, gepulvert und mit den andern Bestandteilen fein vermengt.

a)	Selleriesamen, gequetscht	1,0
	Weingeist	3,0

nach 7 tägiger Mazeration filtrieren

b)	Kochsalz	120,0
	Selleriesamenauszug	7,0

Präservesalz.

Kochsalz	50,0
Salpeter	10,0
Natriumbenzoat	40,0

Pökelsalz.

Nitritpökelsalz für Fleisch- und Wurstwaren (entsprechend den gesetzlichen Bestimmungen).

Natrium nitrosum	0,5—0,6
Natrium chloratum	ad 100,0

Nur für große Fleischstücke.

Kalium nitricum	1,0
Natrium nitrosum	0,5—0,6
Natrium chloratum	ad 100,0

Andere Zusammensetzungen sind unzulässig im Sinne des Lebensmittelgesetzes.

Tafelsenf.

Der hierzu zu verwendende Senfsamen wird entweder nur zu grobem bis feinem Pulver zermahlen und mit dem gesamten Fettgehalt verarbeitet, oder er wird vorher entölt. Zu diesem Zweck wird er grob gequetscht und in hydraulischen Pressen entölt. Die Preßkuchen werden dann er-

Gewürze und Würzen.

neut vermahlen und zur Senffabrikation verarbeitet, und zwar liefert entölter Senfsamen mildere Sorten.

Zu dem auf die eine oder andere Weise erhaltenen Senfmehl gibt man die anderen Drogenzusätze und dann von der zu verwendenden Flüssigkeit so viel, daß das Pulver gut durchfeuchtet ist. Dann wird nach einigem Stehen auf einer Senfmühle vermahlen und dabei der Rest der Flüssigkeiten nach und nach zugegeben.

Deutscher Senf.

Senfmehl, weiß	
Senfmehl, schwarz	aa 1000,0
Zimtpulver	
Gewürznelkenpulver	aa 5,0
Weißwein	3000,0
Weinessig	20,0
Zucker	500,0
Zitronen	2 Stück

Die Zitronenschale wird mit Zuckerstücken abgerieben, der Zucker im Wein warm gelöst und der warme Wein über das Drogengemisch gegossen.

Senfmehl, schwarz	3000,0
Senfmehl, weiß	2000,0
Gewürznelkenpulver	50,0
Korianderpulver	50,0
Kochsalz	30,0
Essig	4000,0
Origanum	25,0
Zwiebeln	400,0

Origanum und Zwiebeln werden 2 Tage lang mit dem Essig mazeriert. Die Kolatur dient zum Anrühren der Drogenpulver.

Englischer Senf.

Senfmehl, weiß	1000,0
Senfmehl, schwarz	1000,0
Zucker	1000,0
Weißwein	5000,0
Weinessig	500,0
Zitronen	2 Stück

Bereitung wie bei Nr. 1. 2 Tage lang bei mäßiger Wärme stehen lassen.

Kremser Senf.

Zucker	250,0
Kümmel	15,0
Anis	15,0
Zimt	15,0
Ingwer	7,5
Nelken	7,5
Muskatnuß	3,75
Muskatblüte	3,75
Vanille	2,0
Senfmehl, weiß	1000,0
Senfmehl, schwarz	1000,0
Zitronenschale, frisch von 2 Zitronen	
Weinmost	10000,0

Alles möglichst fein gepulvert bzw. zerkleinert mit dem auf die Hälfte eingedickten Weinmost heiß übergießen.

Einfacher Tafelsenf.

Senfpulver	250,0
Gewürznelken	3,0
Weißwein	600 ccm

Die Masse wird einige Zeit sieden gelassen, bis die gewünschte Konsistenz erreicht ist.

Frankfurter Senf.

Senfmehl, weiß	
Senfmehl, schwarz	aa 500,0
Zucker	200,0
Nelken	30,0
Piment	60,0
Weinessig	q. s.

Meerrettich konservieren.

Meerrettich wird geschält, gewaschen und an der Luft leicht eintrocknen gelassen. Man reibt auf einem emaillierten oder gläsernen Reibgerät, setzt 3 Proz. Kochsalz und soviel Essig zu, daß der Meerrettich eben bedeckt ist. Kühl und in luftdicht verschlossenen, ganz gefüllten Gefäßen aufbewahren.

Petersilie konservieren.

Die Petersilie wird auf dem Hackbrett fein gehackt, mit 25 Proz. ihres Gewichtes an Kochsalz gemischt in luftdicht verschlossene Gläser gepackt.

Eier einlegen.

Wasserglas 36/38°	1 l
Leitungswasser	9 l

Man verwendet Gefäße von Steingut oder Holzkübel, die innen mit Paraffin. solid. ausgegossen sind.

Tinctura Sacchari tosti.

a) Saccharum plv.	200,0
Kalium carbonicum	4,0
Aqua dest.	60,0
b) Aqua dest.	80,0
Spiritus	200,0

a) in einer Metallschale bis zur tiefen Bräunung erhitzen (150—160°), b) zusetzen.

Labessenz, künstlich.

Pepsinum	8,0
Acidum tartaricum	5,0
Natrium chloratum	5,0
Aqua dest.	20,0
Vinum album	180,0
Spiritus	50,0

1 Teelöffel auf 1 l Milch geben.

a) Pepsinum	40,0
Acidum tartaricum	
Natrium chloratum	aa 25,0
Aqua dest.	100,0
b) Spiritus	100,0
Aqua dest.	ad 1000,0

a) 24 Stunden stehen lassen, dann b) zugeben.

Tabakbeize.

Fructus Cardamomi	
Cortex Cinnamomi	
Cassiae	aa 60,0
Folia Theae	15,0
Fructus Vanillae	95,0
Kalium nitricum	125,0
Saccharum	250,0
Vinum Samos	5000,0

8 Tage mazerieren, abpressen, in der Kolatur Salpeter und Zucker lösen.

Fructus Cubebae	
Cortex Cassiae	
Styrax calamit.	
Kalium nitricum	aa 60,0
Mel	50,0
Cortex Cascarillae	35,0
Spiritus	125,0
Aqua Rosae	5000,0

Man mazeriert die Drogen 6—8 Tage mit dem Weingeist und etwa 500,0 Rosenwasser, koliert und löst in der Kolatur den Honig. Dann gibt man die Lösung des Salpeters in dem Rosenwasser-Rest zu.

Kautabaksauce.

Kardamom	10,0
Kassiazimt	10,0
Teeblätter	2,5
Zucker	50,0
Kaskarillrinde	5,0
Vanille	5,0
Kaliumnitrat	20,0
Süßwein	1000,0

Bereitung siehe oben.

Mundperlen, Kaugummi und dergleichen.

Mundperlen.

Saccharum album	1000,0
Acidum citricum	4,0
Oleum Rosae	0,12
Moschus	0,1
Oleum Ivarancusae	0,4
Vanillin	0,2
Mucilago Tragacanthae	q. s.

Argento obduce!

Cachou.

a) Succus Liquiritiae	100,0
Catechu	30,0
Gummi arabicum	15,0
Aqua fervida	100,0
b) Cortex Cascarillae	
Mastix	
Carbo Ligni	
Rhizoma Iridis	aa 2,0
c) Oleum Menthae pip.	2,0
Tinctura Moschi	
Tinctura Ambrae	aa gtt. V

a) heiß lösen, zum dicken Extrakt eindampfen, b) heiß zusetzen, c) nach dem Abkühlen auf etwa 40° zusetzen, zu kleinen Pillen oder Täfelchen verarbeiten. Versilbern!

Prince-Albert-Cachou.

Macis	
Rhizoma Iridis	
Radix Liquiritiae	aa 4,5
Fructus Cardamomi	0,9
Flores Caryophylli	0,5
Vanillin	0,02
Cumarin	0,03
Moschus	0,06
Oleum Menthae pip.	gtt. III
Oleum Rosae	
Oleum Citri	
Oleum Neroli	aa gtt. II
Oleum Cinnamomi	gtt. I
Mucilago q. s.	

F. pilulae ponderis 0,05 g. Argento obduce.

Kaugummi.

Chicle-Gummi	130,0
Paraffinum solidum	37,3
Tolubalsam	6,2
Perubalsam	3,1
Zucker	370,0
Dextrose	150,0
Wasser	170,0

Chicle-Gummi läßt man in etwas Wasser quellen, arbeitet das geschmolzene Paraffin, die Balsame und den Sirup aus den Zuckern und den Rest Wasser ein. Aromatisieren mit Zimt, Schokolade, Myrrhe, Galgant, Ingwer, Kardamom, Wintergrün, Pfefferminze nach Wunsch.

Guttapercha wird in heißem Wasser geschmolzen, das Wasser wird abgegossen und die Aromastoffe werden der noch warmen Guttapercha in einer Emailleschale auf dem Wasserbade einverleibt, z. B. Pfefferminzöl 0,5—1,0 Proz., Zitronenöl etwa 1,0 Proz. Die Masse wird auf eine mit Talkum bestreute Glasplatte gegossen und nach dem Erkalten in Streifen geschnitten, die sofort gut in Wachspapier und Stanniol eingewickelt werden, um Luftzutritt zu verhüten.

Sahnenbonbons.

Puderzucker	160,0
Kakaopulver	30,0
Zuckersirup	40,0
Sahne	100,0

Unter Umrühren so lange kochen, bis die Masse dick wird und ein herausgenommener Tropfen auf einem eisgekühlten Teller sofort erstarrt. In eine geeignete flache Form ausgießen, Masse halbweich in viereckige Täfelchen schneiden, völlig erkalten lassen (Keller, Eisschrank), in Wachspapier einwickeln.

Pfefferminzpastillen, gepreßte.

Staubzucker	10 kg
Gelatine	4,0
Wasser	125,0
Pfefferminzöl	40,0

Limonaden-Sirupe, -Pulver und dergleichen.

Fruchtsäfte kalt bereiten.

Früchte (Erdbeeren, Pfirsiche)	1,0 kg
Zucker, ungeblaut	2,0 kg
Weinsäure	4,0 g

Weinsäure und Zucker gut mischen. In eine Steingutschale legt man ein Leinentuch, schichtet abwechselnd Fruchtstücke und Zucker darauf und läßt einige Tage im Keller stehen. Man hebt das Tuch heraus, läßt den Saft abtropfen und füllt ihn in kleine, dunkle, ganz gefüllte Flaschen ab. Aus dem Fruchtbrei koche man Marmelade.

Ebereschen-(Vogelbeeren-)Saft.

Reife Ebereschen werden mit der gleichen Menge Wasser zu einem Brei verarbeitet, den man bei 20° in einem offenen Faß so lange stehen läßt, bis eine Probe der Flüssigkeit sich mit dem halben Volumen Spiritus klar mischt. Abpressen. 350,0 Saft + 650,0 Zucker zum Sirup verkochen und filtrieren.

Erdbeersaft (kalt bereitet).

Erdbeeren	
Zucker	aa

Man schichtet wechselweise Erdbeeren und Zucker in einen Steinguttopf, seiht nach einigen Tagen den Saft ab und füllt nach Zusatz von etwas Rum auf Flaschen. Ist aller Zucker ohne Rückstand gelöst, so setze man dem abgeseihten Saft noch so viel Zucker zu, als sich kalt löst.

Limonaden-Sirupe, -Pulver und dergleichen.

Himbeersaft, klären.
Auf 1 kg Saft ½—1 Kaffeelöffel voll Milch. Schütteln. Filtrieren.

Ananas-Sirup (für Limonaden).
Preßsaft von geschälter
Ananas	1000,0
Zucker	2000,0

Zu Sirup verkochen.

Apfel-Sirup (für Limonaden).
Apfelpreßsaft (aus entkernten, gequetschten Äpfeln)	1000,0
Zucker	2000,0

Aufkochen, abschäumen.

Apfelsinen-Sirup (für Limonaden).
Preßsaft von geschälten
Apfelsinen	1000,0
Ananaspreßsaft	100,0
Zitronensäure	2,0
Weißwein, südfranzösisch	200,0
Zucker	2300,0

Man kann auch noch die Apfelsinenschalen mit verwenden. Man expulpiert sie, zerkleinert eine genügende Menge und läßt sie mit Weißwein (franz.) bedeckt 1—2 Tage mazerieren. Davon verwendet man zur Sirupbereitung 200,0 dieses Mazerates.

Ingwer-Sirup (für Limonaden).
a)	Saccharum alb.	500,0
	Mel	200,0
	Acidum tartaricum	12,0
	Aqua dest.	400,0
b)	Tinctura Zingiberis	60,0
c)	Aqua dest.	ad 1200,0

a) aufkochen, dabei etwas Carbo animalis oder Kieselgur zusetzen, blankfiltrieren, dann b) zugeben, zuletzt c), und schließlich mit Tinctura Sacchari tosti färben.

Zitronen-Sirup.
Zitronenpreßsaft (von ganzen Früchten)	4,0
Zucker	6,0

Zum Sirup kochen. Nicht längere Zeit aufbewahren!

Acidum citricum	10,0—20,0
Aqua dest.	330,0
Saccharum alb.	650,0
Spiritus Citri	20,0

Spiritus Citri für Sirup.
Schalen von 12 großen Zitronen feingeschnitten mit 1 l Spiritus 3—4 Tage mazerieren.

Limonaden-Brause-Pulver.
Weinsäurepulver	205,0
Zuckerpulver	600,0
Natriumbikarbonat	195,0
Geschmackstoffe q. s.	
Farbe q. s.	

Weinsäure, Zucker, Geschmackstoffe, Farbe, mischen, gut trocknen, dann Natriumbikarbonat zugeben.

Geschmacks- und Farbzusätze:
Ananas
Ananasessenz	13,0
Echtgelb	1,0

Erdbeer
Erdbeeressenz	25,0
Erdbeerrot	2,0

Himbeer
Himbeeressenz	30,0
Himbeerrot	2,5

Orange
Apfelsinenessenz	45,0
Orangegelb	0,2

Zitrone
Zitronenessenz	40,0
Echtgelb	1,5

Selterwasserpastillen.
Weinsäure	375,0
Natriumbikarbonat	500,0
Puderzucker	500,0
Natriumchlorid	25,0
Spiritus 96 proz. q. s.	

Die trocknen Pulver werden gemischt, mit Spiritus granuliert und zu Tabletten von etwa 2,0 g gepreßt.

Ginger-Ale-Extrakt.

Rhizoma Zingiberis	150,0
Cortex Citri recens	13,0
Fructus Capsici	13,0
Spiritus 60 proz.	400,0

8 Tage mazerieren, abpressen, filtrieren.

Eiscremepulver.

Reisstärke	650,0
Gelatinepulver	225,0
Agar-Agar-Pulver	25,0
Vollmilchpulver	100,0

Zucker, Farbe, Aroma nach Belieben.
10—20 g obiger Mischung mit 1 l Milch oder Wasser glattrühren und nach Zugabe der übrigen Zusätze kurz aufkochen, abkühlen lassen und zu Eiscreme verarbeiten.

Trockenmilch	500,0
Zucker	500,0
Natrium bicarbon.	20,0
Tartarus depur.	45,0
Himbeerrot	0,2
Vanillin	0,4

Himbeerrot mit etwas Spiritus anreiben, dann mit Zucker verreiben. Alle Bestandteile feinst gepulvert zusetzen, gut mischen. 100 g für 0,5 l Eiscreme verwenden.

Eiskaffee.

Gemahlener Kaffee wird statt mit Wasser mit kochender Milch aufgegossen. Die Kolatur wird gesüßt, stark gekühlt und mit Vanilleeis versetzt.

Tierarzneiliche Vorschriften.

Burowsche Mischung.

Alaun	1,0
Bleiazetat	2,0

Die für sich gepulverten Salze werden leicht gemischt.

Heilsalbe.

Emplastrum Lithargyri		
Oleum Rapae	aa	20,0
Cera flava		10,0
Vaseline		40,0
Zincum oxydatum		10,0
Balsamum peruvianum		5,0
(Phenolum		2,0)

Salzlecksteine.

Viehsalz, roh	950,0
Salmiak	50,0

werden zusammengeschmolzen und in mit Vaseline leicht gefettete Papphülsen gegossen. Durch die halberkaltete Masse wird ein starker, glühend gemachter Draht hindurchgestoßen.

Eisenhaltig.

Salmiak		50,0
Viehsalz		
Ferrosulfat	aa ad	1000,0

Herstellung wie vorstehend beschrieben.

Tinctura Gamgée.

Hydrargyrum bichloratum	8,5
Plumbum aceticum	17,0
Spiritus	73,5
Acidum hydrochloricum crd.	1,0

Ungeziefervertilgungsmittel [1].

Viehwaschpulver.

Semen Sabadillae plv.	75,0
Rhizoma Veratri plv.	15,0
Zincum sulfuric. crd.	10,0

Rhizoma Veratri	
Semen Cocculi	
Semen Sabadillae	
Semen Staphisagriae	
Zincum sulfuricum	aa

Lignum Quassiae	200,0
Zincum sulfuricum crd.	40,0
Tinctura Asae foetidae	10,0
Oleum Terebinthinae	2,0

Viehwaschessenz.

Tinctura Quassiae		
Tinctura Quillajae	aa	100,0
Tinctura Aloes		
Tinctura Asae foetidae	aa	50,0
Spiritus denaturatus		100,0

Die Tinkturen werden mit denaturiertem Spiritus hergestellt. Zum Gebrauch mit 20 l Wasser verdünnen.

---

[1] Siehe auch Einreibemittel zum Vertreiben von Bremsen S. 152, Fliegenbekämpfung S. 152, Mittel gegen Flöhe S. 153, Mücken- und Schnaken-Bekämpfung S. 159.

Waschessenz für Federvieh.

Perubalsam, kstl.	10,0
Kreolin	20,0
Spiritus	70,0

Zum Bespritzen gegen Milben. Stallungen mit 5 proz. Kreolin-, Bazillolusw. Wasser waschen, trocknen lassen, mit Wasserglas mehrmals streichen, damit Ritzen verklebt werden.

Vieh-Nährsalz.

Calcium phosphoricum	40,0
Kalium sulfuricum	2,5
Natrium phosphoricum	20,0
Sulfur praecip.	5,0
Natrium chloratum	60,0
Magnesium phosphor.	5,0
Sal thermar. Carol. factit.	60,0
Acidum silicicum	10,0
Calcium fluoratum	2,5

Futterkalk.

Calcium phosphoricum	60,0
Fructus Foeniculi	
Baccae Juniperi	
Radix Calami	aa 4,0
Radix Liquiritiae	6,0
Semen Foenugraeci	7,0

Futterkalk mit Kräutern.

Calcium phosphoric. crud.	600,0
Fructus Foeniculi	
Fructus Juniperi	
Rhizoma Calami	aa 40,0
Radix Liquiritiae	60,0
Semen Foenugraeci	70,0
Natrium chloratum	150,0

Abführpulver für Hühner.

Magnes. sulf. sicc.
Extractum Jalapae   aa
In Dosen von 0,12—0,6 g zu geben.

Kalomel	0,6
Succus Liquir. pulv.	3,0

In Dosen von 0,36 g zu geben.

Abführpillen für Hühner.

Aloe	0,03
Rhizoma Zingib. pulv.	0,033
Sapo med. pulv.	0,010

M. f. pil. Nr. I.

Darrepulver für Hühner.

Asa foetida	15,36
Piper nigr. plv.	3,84
Ferrum sulfur. sicc. plv.	7,68
Natrium sulfur. sicc.	7,68

Ein gehäufter Eßlöffel voll morgens ins Futter zu geben.

Kalkbeinsalbe für Hühner.

Sulfur praecipit.	10,0
Liquor Cresoli saponat.	5,0
Vaseline	ad 100,0

Mittel gegen Hühnerschnupfen.

Hühner warm halten, Köpfe mit Kampferwasser waschen, dem Trinkwasser einige Tropfen Kampferspiritus zusetzen.

Stall mit Kalkmilch desinfizieren, Hühnerköpfe mit Chinosolwasser 1 : 1000 waschen, dem Trinkwasser Chinosol 1 : 2000 zusetzen, Schnäbel mit Jodglyzerin auspinseln.

Jodum	0,1
Kalium jodatum	1,0
Glycerinum	10,0

Decoctum Foliorum Juglandis	15,0 : 200,0
Glycerinum	15,0
Kalium chloratum	5,0
Acidum salicylicum	0,6
Spiritus	15,0

Je nach Größe des Tiers ein- bis zweimal täglich ½ Teelöffel bis ½ Eßlöffel voll eingeben.

Gegen Federfressen der Hühner.

Federn mit Aloetinktur bestreichen.

Durchfallpulver für Federvieh.

Cortex Quercus
Natrium bicarbonicum
Natrium chloratum   aa

Eierlegepulver.

Je Huhn etwa ½ Teelöffel täglich ins Futter zu mischen.

Eisenoxyd	50,0
Ingwerwurzelpulver	100,0
Phosphorsaurer Kalk	100,0
Kohlensaurer Kalk	200,0

Eierlegepulver (Fortsetzung).
Brennesselsamenpulver	75,0
Schwarzes Pfefferpulver	25,0
Ingwerwurzelpulver	50,0
Phosphorsaurer Kalk	100,0
Eisenoxydpulver	50,0
Kohlensaurer Kalk	200,0

Calcium carbonicum praecipitatum	340,0
Ferrum sulfuricum plv.	56,0
Natrium phosphoricum	56,0
Fructus Capsici pulv.	28,0
Radix Gentianae pulv.	56,0

Ferrum oxydatum	10,0
Calcium carbonicum	10,0
Calcium phosphoricum	60,0
Kieselgur	10,0
Sulfur sublim.	5,0
Rhizoma Zingiberis	5,0

Vogelfuttermischungen.
Papageienfutter.
Hanf	650,0
Erdnüsse	50,0
Sonnenblumenkerne	50,0
Zirbelnüsse	100,0
Kürbiskerne	50,0
Bucheckern	50,0
Kanariensamen	50,0

Sonnenblumenkerne	
Erdnüsse	
Kanariensamen	
Bucheckern	
Kürbiskerne	aa 75,0
Zirbelnüsse	125,0
Hanfsamen	ad 1000,0

Kanarienvogelfutter.
Kanariensamen	300,0
Rübsamen	700,0

Kanariensamen	200,0
Rübsamen	250,0
Hirse	200,0
Leinsamen	100,0
Mohn	100,0
Hanf	100,0
Grassamen	25,0
Salatsamen	25,0

Kükenfutter.
1. Woche.
Weizenschrot	
Maisschrot	
Trockenbuttermilch	aa

2. Woche.
Weizenschrot	
Maisschrot	aa 1,0
Fleischmehl	0,5
Trockenbuttermilch	
Maizenafutter	aa 0,25

3. und 4. Woche.
Weizenschrot	
Maisschrot	aa 1,0
Weizenkleie	
Maizenafutter	
Fleischmehl	
Fischmehl	aa 0,5
Trockenbuttermilch	0,25

5. und folgende Wochen.
Weizenschrot	
Maisschrot	
Maizenafutter	aa 3,0
Weizenkleie	1,0
Fischmehl	2,0
Fleischmehl	1,0
Trockenbuttermilch	1,0

Von 2 zu 2 Wochen je 1 Teil grobe Weizenkleie zugeben.

Als Körnerfutter wird ein Gemisch angewendet aus
Maisgrütze	4,0
Hafergrütze	2,0
Gerstengrütze	2,0
Weizengrütze	2,0

Staupepillen für Hunde.
Chininum mur.	
Pepsinum	aa 1,0
Kalium bromatum	1,5
Extractum Rhei	6,0
Sulfur depur.	9,0

F. pil. Nr. XXX.
Großen Hunden 3—4, kleinen 2 Stück im Laufe des Tages geben.

Mittel gegen Hundewürmer.

Extractum Filicis 2,5
Kamala 5,0
Calomel 0,2
Santonin 0,1
Radix Althaeae q. s.
Fiant pil. Nr. X.
Mit Pause von 3 Tagen jedesmal 5 Pillen und 1 Eßlöffel Rizinusöl geben.

Cuprum oxydul. nigr. 0,05
Saccharum q. s.

Hundewurmpillen.

Aloe 4,0
Sapo med. 2,0
Semen Arecae 5,0
Flores Koso 1,0
Adeps suillus q. s.
Consperge Talco.
Für große Hunde 6, für kleinere 8—10 bis 12 Pillen aus der Masse formen. Morgens und abends 1 Stück geben.

Kamala 2,0—6,0
Adeps suillus q. s.
Fiat pilula.

Hundewaschmittel.

Kreolin 30,0
Aqua fervida ad 1000,0

---

a) Acidum arsenicosum 1,0
  Natrium carbonicum 5,0
  Aqua 5,0
b) Aqua 750,0
  Tinctura Quassiae 250,0
  Phenolum 3,0
a) bis zur Lösung kochen, b) zusetzen. Vorsicht! Gut nachspülen, damit das Tier beim Lecken sich nicht vergiftet.

Sapo venet. 250,0
Glycerinum
Spiritus denat. aa 62,5
Phenolum 15,0
Oleum Eucalypti 8,0
Aqua dest. ad 1000,0

Mittel gegen Hundeflöhe.

Man spritzt den Hund 4—5 Tage lang täglich mit Insektenpulver ein und badet ihn dann mit Schmierseifenlauge oder mit Kresolseifenlösung (1½—2 proz.).

Mittel gegen Hautjucken der Hunde.

Borsäure
Phenol aa 10,0
Aqua dest. ad 1000,0
Man betupft die juckenden Stellen mit der Flüssigkeit und streut mit Salizylstreupulver ein.

Hustenmixtur für Hunde.

Ammonium chloratum
Ammonium bromatum aa 6,0
Oleum Eucalypti 0,2
Glycerinum 20,0
Liquor Ammonii anis. 2,5
Mel Foeniculi ad 100,0
Tee- bis eßlöffelweise eingeben.

Freß- und Mastpulver für Schweine.

Sulfur sublim.
Stibium sulfurat. nigrum aa 10,0
Herba Absinthii 15,0
Rhizoma Calami
Radix Gentianae aa 20,0
Lignum Quassiae 15,0
Natrium sulfuricum 40,0
Natrium chloratum 20,0
Calcium phosphoricum crud. 40,0

Sulfur subl.
Rhizoma Calami aa 100,0
Radix Gentianae 200,0
Natrium sulfuricum
Natrium bicarbonicum
Calcium phosphoricum aa 250,0
Dreimal täglich 2 Eßlöffel voll.

Radix Gentianae
Rhizoma Calami
Stibium sulf. nigr. aa 20,0
Natrium bicarbonicum
Natrium chloratum
Natrium sulfuricum aa 100,0
Zweimal täglich einen Eßlöffel voll je Tier.

Hustenpulver für Schweine.
Ammonium chloratum 10,0
Stibium sulfuratum nigrum 20,0
Fructus Foeniculi
Fructus Anisi aa 40,0

Wurmmittel für Schweine.
Flores Koso
Kamala aa 10,0
Pulpa Sambuci 50,0
Auf einmal eingeben.

Natrium sulfuricum 60,0
Herba Tanaceti 5,0
Oleum Ricini 5,0
Naphthalin 0,5
Roggenmehl 5,0
Sirupus Sacchari q. s. ut fiat
Electuarium
Vier solche Gaben mit je zweistündigen Zwischenräumen geben.

Lebertranemulsion mit Kalk für Schweine.
Kalziumchlorid 50,0
Traganth in Stücken 5,0
Arabisches Gummi in Stücken 8,0
Lebertran (für Tiere) 400,0
Kalkwasser 230,0
Wasser 307,0

Traganth und arab. Gummi werden mit 250,0 Wasser übergossen und etwa 2 Tage stehen gelassen. Man löst dann das Chlorkalzium in 50 Teilen Wasser, setzt die Lösung und das Kalkwasser zu, mischt, seiht durch Gaze und zerreibt etwa vorhandene Schleimklumpen mit dem Rest des Wassers im Mörser. Der gesamte Schleim wird etwa 30 Minuten in der Emulsionsmaschine für sich geschüttelt und dann der Tran portionsweise zugegeben und solange emulgiert, bis völliger Verband eingetreten ist. Nach mehrstündigem Stehen ist das Emulgieren zu wiederholen.

Vieh-Emulsion.
Tubera Jalapae
Ferrum lacticum aa 18,0
Magnesia usta 36,0
Calcium carbonicum praec. 90,0
Calcium phosphoricum 180,0
Oleum Lini 270,0
Oleum Jecoris Aselli 810,0
Aqua Calcariae 1080,0

In der Emulsionsmaschine zuerst Kalkwasser, Magnesia und die Kalziumsalze gut mischen. Dann gibt man das mit etwas Leinöl angeriebene Gemisch aus Tubera Jalapae und Ferrum lacticum zu und läßt dann die Öle langsam unter ständigem Rühren einfließen. Diese Emulsion neigt zum Auseinandergehen, darf also nicht allzu lange lagern.

Oleum Jecoris Aselli 1850,0
Gummi arab. plv. sbt. 50,0
Tragacantha plv. sbt. 60,0
Glycerinum 600,0
Calcium hypophosphor. 40,0
Natrium hypophosphor. 20,0
Aqua 2000,0

Man reibt Gummi arabicum und Traganth mit dem notwendigen Quantum Glyzerin an, setzt unter fortgesetztem Schütteln den Lebertran und dann die Lösung der Salze in der angegebenen Menge Wasser in kleinen Anteilen zu. Dann wird bis zur völligen Emulgierung zweckmäßig in einer geeigneten Emulsionsmaschine geschüttelt bzw. geschlagen. Nach eintägigem Stehen wird nochmals emulgiert.

Bleibepulver.
Natrium thiosulfuricum 100,0
Natrium phosphoricum 250,0
Radix Valerianae 200,0
Asa foetida
Ferrum sulfuricum aa 50,0

Dreimal täglich einen Eßlöffel voll für Kühe, die Hälfte für Ziegen und Schweine in Sirup auf die Zunge streichen.

Ferrum sulfuricum 50,0
Natrium chloratum 250,0
Pulvis Herbarum 50,0

Dreimal täglich eine Stunde vor dem Füttern 3 Löffel voll in warmem Leinsamenschleim eingeben.

Catechu 3,0
Calcium carbonicum 5,0
Radix Valerianae 10,0
Oleum Menthae pip. gtt. V

Auf einmal zu geben. Drei Gaben am Tage für Kühe, für Schweine und Ziegen je die Hälfte.

Brunstmittel für Rinder und Pferde.

Boletus cervinus	45,0
Cantharides	15,0
Fructus Lauri	
Fructus Foeniculi	
Semen Foenugraeci	aa 60,0

Dosis 15,0 g in zwei Teilen im Verlaufe von 30 Minuten geben.

Fungus cervinus	
Pulvis aromaticus	aa 15,0

Rhizoma Galangae	10,0
Rhizoma Zingiberis	20,0
Cortex Cinnamomi Cass.	30,0
Fructus Amomi	5,0
Carbo vegetabil.	3,0
Cantharides	1,6

Pferden und Kühen je Tier 15 g in Milch.

Rhizoma Galangae	
Cortex Cinnamomi Cass.	
Boletus cervinus	aa 10,0

Für ein Pferd oder eine Kuh.

Tinctura Cantharidum	
Tinctura Caryophylli	aa 10,0
Tinctura Capsici	20,0
Spiritus Sinapis	5,0
Boletus cervinus	100,0
Bier	1000,0

In zwei Portionen zu geben.

Eutersalben.

Acidum boricum	
Balsamum peruvian.	
Bismutum subgallic.	aa 1,0
Cera flava	10,0
Oleum Olivarum	15,0
Adeps benzoatus	ad 100,0

Phenolum liq.	3,0
Emplastrum fuscum	20,0
Oleum Lauri	30,0
Unguentum flavum	60,0

Zusammenschmelzen. In der warmen Jahreszeit, wenn nötig, etwas Cera flava zusetzen.

Für frische Entzündungen.

Acidum salicylicum	5,0
Lanolinum	20,0
Adeps suillus	75,0

Camphora trita	7,5
Oleum Hyoscyami	10,0
Lanolinum	12,5
Adeps benzoatus	75,0

Für alte, verhärtete Entzündungen.

Camphora trita	
Plumbum acetic. crd.	aa 15,0
Sapo kalinus	70,0

Liniment gegen Euterentzündung.

Oleum Olivarum	
Oleum Lauri	aa 25,0
Oleum Rosmarini	
Oleum Menthae crispae	
Oleum Lavandulae	aa 0,3

Rindern, zu starkes, der Kühe.

Kampferpulver	20,0
Baldrianwurzelpulver	50,0

Im Verlaufe von 2 Tagen in insgesamt 6 Portionen ins Maul streuen.

Säuberungspulver für Kühe.

Natrium sulfuricum	500,0
Cortex Quercus plv.	75,0
Semen Lini plv.	150,0

Blähsucht der Rinder.

Magnesium carbonicum ponderos.	50,0
Rhizoma Calami	5,0

Auf einmal geben, wenn nötig nach ½ Std. wiederholen.

Carbo ligni	50,0
Magnesia usta	30,0
Rhizoma Veratri	5,0

Die Hälfte bis die ganze Dosis auf einmal mit Branntwein zu geben.

Magnesia usta	20,0
Natrium sulf. siccatum	100,0
Fructus Foeniculi plv.	
Radix Tormentillae plv.	
Stibium sulf. nigrum	aa 100,0
Rhizoma Calami plv.	200,0

Dosis ein bis zwei Eßlöffel dreimal täglich in Kleientrank oder feuchtem Futter.

Blähsucht der Rinder (Fortsetzung).

Calcium hydricum siccum 100,0
Saccharum album plv. 400,0
Dosis ein bis zwei Eßlöffel dreimal täglich in Kleientrank oder feuchtem Futter.

Rinderwurmmittel.

Aloe 150,0
Semen Arecae 240,0
Fructus Anisi 30,0
Semen Foenugraeci 60,0
Täglich 2 Eßlöffel ins Futter.

Zitwersamen 10,0
Faulbaumrindenpulver 30,0

Herba Absinthii
Herba Tanaceti
Aloe aa 30,0
Oleum animale foetid. 15,0
Oleum Lini 500,0
In 2 Portionen mit Zwischenraum von 5 Stunden zusammen mit einem Abführmittel eingeben.

Kälberpillen (Thüringer).

Pelletierin 0,1333
Myrobalanen 10,0
Extractum Rosae 2,0
Extractum Granati 2,0
Gummi arab. plv.
Saccharum plv. aa 1,0
F. pilul. XXIV

Acidum tannicum
Catechu aa 5,0
Rhizoma Tormentillae
Pulvis aromaticus aa 1,0
F. pilul. Nr. XII.

Cortex Granati 40,0
Aqua dest. 400,0
Macera per dies II, digera per horas II
Filtra, coque ad reman. 10,0
Myrobalan. 7,5
Extractum Rosarum 2,0
Gummi arab.
Saccharum aa 1,0
F. pilul. XXIV.

Acidum salicylicum 1,0
Fructus Foeniculi
Tannalbin aa 2,0
Extractum Faecis q. s.
Daraus 10 Pillen. Dreistündlich 1 Stück geben.

Kälbermastpulver (Kälbermehl).

Hafermehl 40,0
Leinkuchenmehl 40,0
Leinsamenmehl 15,0
Futterkalk 1,5
Chlornatrium 0,75
Natrium bicarbonicum 0,5
Süßholzpulver 0,25
Anis-(Fenchel-)Pulver 0,25

Augenwasser für Pferde.

Collyrium adstringens luteum
Aqua dest. aa 50,0
Mucilago Gummi arab. 10,0

Zu Augenwaschungen.

Zincum sulfuricum 1,0
Infusum Florum
  Sambuci 25,0 : 500,0

Zu Waschungen.

Drusepulver für Pferde und Rindvieh.

Den nachstehend aufgeführten 3 Pulvergemischen können auch noch auf die jeweils angegebene Menge 100,0—150,0 g Herbae narcoticae nach folgender Formel zugegeben werden.

Für Pferde und auch Rindvieh 1—2 mal täglich je eine Handvoll zum Futter zugeben.

Herbae narcoticae.
Herba Hyoscyami
Herba Conii
Herba Sabinae (1 Jahr gelagerte) aa partes

Drusepulver für Pferde und Rindvieh (Fortsetzung).

Sulfur sublim.	
Fructus Foeniculi	
Fructus Juniperi	
Folia Trifolii	aa 100,0
Semen Foenugraeci	600,0
Bolus alba	250,0
Antimonium crud.	1000,0
Natrium sulfuric.	2600,0
Asa foetida	10,0

Grobe Pulver verwenden.

Semen Foenugraeci	2000,0
Fructus Juniperi	500,0
Fructus Foeniculi	
Fructus Anisi	aa 200,0
Sulfur sublimat.	500,0
Bolus rubra	600,0
Radix Gentianae	100,0
Natrium sulfuricum	2000,0
Asa foetida	20,0
Oleum Terebinthinae	10,0

Semen Foenugraeci	2000,0
Fructus Juniperi	
Fructus Foeniculi	aa 500,0
Fructus Anisi	200,0
Radix Carlinae	1000,0
Folia Trifolii fibr.	1500,0
Sulfur sublimat.	
Natrium chloratum	aa 500,0
Natrium sulfuricum	1000,0
Asa foetida	20,0

Ammonium chloratum	
Sulfur sublimatum	aa 40,0
Calcium phosphoricum crd.	80,0
Rhizoma Calami	
Stibium sulfuratum nigrum	
Natrium chloratum	aa 75,0
Fructus Foeniculi	
Fructus Anisi	aa 80,0
Natrium sulfuricum	
Fructus Juniperi	aa 100,0
Semen Foenugraeci	150,0

Breiumschlag bei Druse der Pferde.

Placenta Seminis Lini	
Flores Chamomillae	aa 200,0
Furfur Tritici	ad 1000,0

Drusesalbe.

Oleum Lauri	100,0
Terebinthina	30,0
Oleum Terebinthinae	20,0
Sebum	50,0

Einreibung für Pferde.

Albumen ovi recens	25,0
Acetum pyrolignosum	50,0
Oleum Terebinthinae	75,0

Durch kräftiges Schütteln emulgieren.

Camphora	20,0
Oleum Papaveris	460,0
Liquor Ammonii caust.	120,0
Tinctura Arnicae	75,0
Oleum Rosmarini	
Phenolum	aa 12,0

Kampfer im Mohnöl lösen, mit Salmiakgeist Liniment bereiten, dann die anderen Bestandteile unter Schütteln zugeben.

Sapo kalinus	10,0
Aqua	80,0
Liquor Ammonii caust.	10,0
Oleum Terebinthinae	100,0

Fiat emulsio.

Liquor Ammonii caust.	50,0
Spiritus camphoratus	50,0
Spiritus aethereus	50,0
Oleum Terebinthinae	10,0

Signa: Umschütteln.

Tinctura Capsici	150,0
Spiritus	200,0
Spiritus camphoratus	100,0
Spiritus aethereus	100,0
Oleum Terebinthinae	10,0
Liquor Ammonii caust.	20,0
Ammonium chloratum	50,0
Natrium chloratum	20,0
Aqua dest.	350,0

Vor Gebrauch gut schütteln, mit 3 Teilen Wasser verdünnen und damit die Beine waschen. Nachher Beine in wollene Tücher einwickeln.

Restitutionsfluid für Pferde.

Fructus Capsici	100,0
Flores Arnicae	100,0
Camphora	150,0
Aloe	50,0
Spiritus	4000,0
Natrium chloratum	1000,0
Liquor Ammonii caustici	1500,0
Aether	500,0
Aqua fontana	6800,0

Die Drogen werden mit dem Gemisch von Weingeist, Wasser und Salmiakgeist ausgezogen, in dem Auszug wird das Natriumchlorid gelöst, zuletzt der Äther zugegeben.

Einreibung gegen Hüftlähme.

Oleum Terebinthinae	10,0
Spiritus camphoratus	30,0
Mixtura oleoso-balsamica	5,0
Liquor Ammonii caustici	30,0
Oleum Rapae	60,0

Einreibung gegen Fliegenräude der Pferde.

Sulfur sublim.	25,0
Sapo kalinus	50,0
Creolin	10,0
Pix liquida	15,0
Spiritus	100,0

Zum Auftragen (morgens und abends) auf die erkrankten Stellen.

Freßpulver für Pferde.
Zur Behebung von Freß-Unlust.

Radix Gentianae	100,0
Fructus Juniperi	100,0
Semen Carvi	50,0
Rhizoma Calami	100,0
Rhizoma Zingiberis	50,0
Herba Absinthii	50,0
Natrium chloratum	100,0
Tinctura Capsici	15,0

Man mischt 1—2 Handvoll mit Kleientrank.

Harnverhaltung der Pferde und Rinder.

Flores Chamomillae	15,0
Fructus Juniperi	60,0
Folia Uvae Ursi	25,0

Zur Abkochung auf 1—2 Liter Wasser.

Oleum Juniperi	15,0
Kalium nitricum	10,0
Kalium aceticum	20,0
Magnesium sulfuricum	
Natrium sulfuricum	aa 60,0
Folia Uvae Ursi	80,0
Fructus Juniperi	150,0

Mit Kleientrank eine Handvoll eingeben.

Wassertreibende Bissen für Pferde und Rindvieh.

Styrax	2,0
Oleum Juniperi	1,0
Rhizoma Zingiberis	2,0
Colophonium plv.	
Kalium nitricum	aa 6,0
Sapo med. plv.	8,0

Für 1 Stück.

Blasenkrampfpulver.

Kalium nitricum	5,0
Kalium aceticum	20,0
Natrium sulfuricum	100,0
Fructus Juniperi	300,0

Die gequetschten Wacholderbeeren werden mit dem Salzgemisch gemengt. Halbstündlich ist ein Eßlöffel voll in Wasser angerührt einzugeben.

Hustenpulver für Pferde und Rindvieh.

Stibium sulfuratum aurantiacum	60,0
Radix Liquiritiae	40,0
Fructus Foeniculi	
Fructus Anisi	
Semen Foenugraeci	aa 100,0

Kolikmittel für Pferde.
Tropfen.

Tinctura Aconiti	
Aether	aa 10,0
Spiritus camphoratus	15,0
Oleum Petroselini	5,0

Stündlich einen Teelöffel voll.

Tinctura Opii spl.	10,0
Spiritus Aetheris nitrosi	15,0
Spiritus aethereus	ad 100,0

1 Teelöffel bis 1 Eßlöffel voll in einem halben Liter Wasser einzugeben.

Kolikmittel für Pferde (Fortsetzung).
Pulver.
Aloes
Asa foetida aa 20,0
Amygdalae amarae 30,0
Flores Chamomillae 50,0
Magnesium sulfuricum 300,0
Mit Kleientrank vermengt eingeben.

Kolikmixtur.
Oleum Carvi 5,0
Oleum Olivarum 50,0
Auf einmal eingeben.

Mittel gegen Durchfall bei Pferden.
Cortex Quercus 50,0
Alumen 10,0
Zur Abkochung oder mit Mehl und Wasser gemischt zur Latwerge.

Für schwerere Fälle.
Ferrum sulfuricum
Alumen aa 25,0
Cortex Quercus
Rhizoma Calami aa 50,0
Mit Mehlkleister zur Latwerge verarbeiten.

Boli laxantes für Pferde und Rindvieh.
Aloe 20,0
Agaricus plv. 10,0
Sapo medic. 5,0
Aqua q. s.
Für ein Stück.

a) Aloe 12,0
Rhizoma Zingiberis 1,0
Glycerinum 1,0
Oleum Olivarum 1,0
b) Radix Gentianae q. s.
Die Masse a) wird auf dem Wasserbade zusammengeschmolzen und dann mit der erforderlichen Menge Radix Gentianae zum Bissen verarbeitet.

Verdauungstropfen für Pferde und Rindvieh.
Acidum hydrochloricum 20,0
Tinctura amara 20,0
Tinctura Chinae 10,0
Aqua Menthae piperitae ad 200,0
Löffelweise mit Wasser verdünnt eingeben.

Maukesalbe.
Ceratum Resinae Pini 70,0
Oleum Olivarum 30,0
Camphora trita
Oleum Rosmarini aa 5,0
Liquor Plumbi subacetici 50,0

Gallen-Umschlagwasser.
Ammonium chloratum 50,0
Spiritus camphoratus 100,0
Acetum 500,0
Aqua dest. 1000,0
Vor Gebrauch gut schütteln.

Waschmittel für Strahlfäule.
Alumen 20,0
Cuprum sulfuricum 40,0
Phenolum 2,5
Aqua 160,0

Huffett.
Cera flava
Terebinthina aa 3,5
Adeps suillus
Oleum Lini aa 7,0
Zusammenschmelzen.

Hufkitt.
Guttapercha depur. 450,0
Ammoniacum 200,0
Bei gelinder Wärme zusammenschmelzen, in Platten gießen.

a) Emplastrum Lithargyri
   compos. 100,0
Cera flava 20,0
Terebinthina 10,0
b) Ammoniacum plv. 50,0
Carbo ossium 10,0
a) schmelzen, b) zugeben, die halberstarrte Masse in Platten gießen.

Mittel gegen Satteldruckschäden.
Pinselung.
Acidum tannicum 15,0
Acidum boricum 5,0
Spiritus 15,0
Glycerinum 50,0
Aqua dest. 15,0
Zum Pinseln der betreffenden Stellen.

Mittel gegen Satteldruckschäden (Fortsetzung).
Salbe.

Unguentum diachylon	98,0
Acidum salicylum	2,0

Zincum oxydatum	10,0
Acidum salicylicum	2,0
Aqua dest.	10,0
Unguentum molle	ad 100,0

Die drei ersten Bestandteile für sich anreiben, dann den Salbenkörper einarbeiten.

Wurmmittel für Pferde.

Arekanußpulver	300,0

Auf einmal in Kleienschlepp geben.

Flores Cinae	10,0
Cortex Frangulae plv.	30,0

Flores Tanaceti plv.
Eßlöffelweise geben.

Radix Tormentillae plv.
Eßlöffelweise geben.

Aloepulver	30,0
Kaliseife	20,0
Terpentinöl	50,0

Aus der Masse werden 4 Pillen geformt, die vor der Applikation in Wasser zu tauchen sind.

Helminthochorthon	100,0
Flores Cinae	50,0
Natrium sulfuricum siccum	200,0

Misce. Divide in partes III.

Herba Tanaceti	
Herba Absinthii	
Aloe plv.	aa 30,0
Oleum animale foetidum	15,0
Oleum Lini	500,0

In zwei Teilen mit einer Pause von 5 Stunden zu geben.

Oleum Tanaceti	
Petroleum	aa 15,0
Herba Absinthii plv.	100,0
Asa foetida plv.	20,0
Aloe plv.	30,0
Farina Secalis	50,0
Aqua q. s. ut fiat Electuarium	

Dosis 20—30 g dreimal täglich.

Ferrum sulfuricum	20,0
Cuprum oxydatum	10,0
Fructus Foeniculi	
Fructus Anisi	
Radix Liquiritiae	
Radix Valerianae	
Farina Secalis	aa 100,0
Oleum Terebinthinae	15,0
Oleum animale crud.	50,0
Aqua q. s. ut fiat Electuarium	

Dosis zwei- bis dreimal täglich 20—30 g.

Mittel zur Bekämpfung tierischer und pflanzlicher Schädlinge.

Algen in künstlichen Teichen, Bassins und Aquarien vernichten.

Man scheuert die Wände des Behälters mit einer Lösung von Rohchloramin 1 : 1000,0, oder mit einer Lösung von techn. Kupfersulfat 1 : 10000,0. Falls zulässig, gebe man dem in den Behälter zu füllenden Wasser Kupfersulfat in Mengen von 1 g auf 100 Liter zu.

Ameisenvertilgung.

Natrium arsenicicum	0,2
Amygdalae dulces contus.	10,0
Aqua	10,0
Saccharum	
Panis contus.	aa ad 100,0

Das arsenigsaure Na wird in Wasser gelöst und mit dem Gemisch aus zerriebenen Mandeln, Brot und Zucker gemengt auf Teller ausgelegt.

Preßhefe	1,0
Honig	2,0

Auf Tellern auslegen.

Kaliumkarbonat	1,0
Wasser	9,0
Honig	10,0

Auf Tellern auslegen.

Medizinische Hefe	1,0
Sirupus simplex	10,0

Auf Tellern auslegen.

Mittel zur Bekämpfung tierischer und pflanzlicher Schädlinge.

Ameisenvertilgung (Fortsetzung).

Chloralhydrat	3,0
Sirupus simplex	120,0

Auf Tellern auslegen.

Tartarus stibiatus	0,5
Sirupus simplex	120,0

Auf Tellern auslegen.

Bücherwurm vernichten.

Man stellt die Bücher in luftdicht schließende Kästen mit durchlöchertem Doppelboden so ein, daß die Blätter möglichst weit aufgeblättert sind. Zwischen die Doppelböden bringt man Schwefelkohlenstoff (100 ccm je cbm Raum) oder Formaldehydlösung. Die Formalinbehandlung muß stundenlang an möglichst warmem Orte geschehen, die mit CS_2 ½—1 Stunde lang.

Einreibemittel zum Vertreiben von Bremsen.

Bremsen-Salbe.

Paraffin. solid.	350,0
Paraffin. liquid.	650,0
Lorbeeröl	50,0
Eukalyptusöl	40,0
Anisöl	10,0

Schmelzen, Öle zusetzen, kaltrühren.

Bremsen-Essenz.

Lorbeeröl	5,0
Naphthalin	10,0
Äther	10,0
Spiritus, denat.	60,0

Zum Einreiben der Tiere.

β-Naphthol	20,0
Tinctura Pyrethri	60,0
Oleum Lauri	
Spiritus denatur.	aa 100,0

Zum Einreiben der Tiere.

Bremsen-Öl.

Lorbeeröl	700,0
Naphthalin	
Essigäther	aa 100,0
Petroleum	75,0
Nelkenöl	25,0

Zum Einreiben der Tiere.

Rüböl	9,0
Kreolin	1,0

Kampfer	1,0
Rüböl	9,0

Warm lösen.

Lorbeeröl	15,0
Eukalyptusöl	10,0

Bremsen-Liniment.

Lorbeeröl	100,0
Sapo viridis	700,0
Wasser	700,0
Petroleum	100,0

Aus Lorbeeröl, Seife und Wasser stellt man im Dampfbade unter Rühren eine gleichmäßige Masse her, die man nach dem Abkühlen mit Petroleum versetzt. Dann kaltrühren.

Bremsen-Wasser.

Walnußblätter	200,0
Stinkasant	
Gewürznelke	aa 50,0
Pottasche	20,0
Wasser, kochend	5000,0

Zum Aufguß, mit dem die Tiere abzuwaschen sind.

Fliegenbekämpfung.

Einreibung.

Zum Fernhalten der Fliegen von Haustieren.

a)
Lignum Quassiae	
Herba Absinthii	
Folia Juglandis	aa 100,0
Kalium carbonicum	20,0
Flores Caryophylli	5,0
Creolin	10,0
Aqua	3000,0

Zum Decoctum.

b)
Oleum Eucalypti	2,0
Oleum Petroselini	2,0
Oleum Lauri	50,0
Gummi arabicum	20,0
Aqua	ad 200,0

F. emulsio.

b) wird mit a) verdünnt und die Tiere werden mit der Mischung bestrichen oder besprengt.

Mittel zur Bekämpfung tierischer und pflanzlicher Schädlinge. 153

Fliegenbekämpfung (Fortsetzung).
Fliegenessenz.
Anisöl
Eukalyptusöl aa 10,0
Kampferöl, leicht 80,0
Petroleum, raff. 500,0
Zum Verspritzen.

Spritzmittel.
a) Flores Pyrethri 10,0
Petroleum 100,0
b) Hexachloräthan 5,0
Kampferöl 4,0
a) 24 Stunden unter öfterem Schütteln mazerieren, abpressen, in der Kolatur
b) warm lösen.

Hexachloräthan 5,0
Kienöl oder Bornylazetat 3,0
Petroleum 100,0
Warm lösen.

Fliegenleim.
Leinöl unter freiem Himmel erhitzen, bis es sich entzündet. Brennen lassen, bis ein Tropfen Fäden zieht. Dem heißen Öl wird etwas Cera flava zugesetzt.

Kolophonium 2,0
Venez. Terpentin 1,0
Rapsöl 1,0
Rübensirup 1,3
Der Sirup ist der zuvor bereiteten Schmelze zuzurühren. Überhitzung über den Schmelzpunkt des Harzes vermindert die Klebkraft.

a) Kautschuk 2,0
Mineralöl (0,880—0,890) 25,0
b) Kolophonium 65,0
Rüböl 8,0
c) Honigaroma q. s.
a) Kautschuk klein geschnitten in Mineralöl bei etwa 90—100° lösen, Lösung mit der Schmelze von b) vermengen, dann parfümieren.

Kolophonium 11,0
Sesamöl 5,0
Zusammenschmelzen, die erkaltete Schmelze mit Honigaroma parfümieren. Nicht überhitzen (siehe oben).

Kolophonium 50,0
Rizinusöl 25,0
Honig 15,0
Glyzerin 5,0
Kolophonium und Rizinusöl zusammenschmelzen, Honig und Glyzerin einrühren. Nicht überhitzen (siehe oben).

Fliegenpapier. — Fliegenteller, giftfrei.
Lignum Quassiae 500,0
Fructus Piperis nigr. 50,0
Aqua 2500,0
Saccharum 100,0
Es wird eine Abkochung der Drogen hergestellt, auf 1 l eingedampft, der Zucker darin gelöst und mit der Lösung Fließpapier oder Pappteller getränkt.
Das Tränken der Pappteller (Bierglasunterlagen aus Zellulose) geschieht im großen durch Einlegen der Teller in die Lösung und Abpressen zwischen den entsprechend eingestellten Walzen einer Dreiwalzen-Salbenmühle. Dann wird auf Horden getrocknet.
Feucht bzw. erneut angefeuchtet auszulegen.

Fliegenvertilgung in Stallungen, Kellern usw.
(Siehe auch Mückenvertilgung. S. 159.)

Flöhe bekämpfen.
Ein Decoctum Herbae Absinthii wird mit Seifenwasser vermengt zum Scheuern des Fußbodens und der Holzteile der Betten verwendet.

Flores Pyrethri 10,0
Spiritus 96 proz. ad 100,0
Zur Tinktur (auch mit denaturiertem Spiritus).
Die Tinktur dient zum Verspritzen, Bestreichen usw.

Hundeflöhe.
Einstäuben mit Insektenpulver, nach 15 Minuten waschen mit
Lysol 50,0
Sapo kalinus 500,0
Wasser 1000,0

Mittel zur Bekämpfung tierischer und pflanzlicher Schädlinge.

Flöhe bekämpfen (Fortsetzung).
Tierflöhe.
(Siehe auch Viehwaschpulver S. 141.)

Creolin	30,0
Wasser, warm	1000,0

Man bürstet die Lösung auf die Tierhaut auf, jedoch nicht auf die ganze Hautoberfläche auf einmal, sondern täglich nur ¼—⅓ behandeln, falls nicht wie bei Hunden nachher gebadet werden kann.

Mordax	50,0
Wasser	ad 1000,0

Behandlung siehe oben.

Füchse vergiften.
Man formt aus Butter oder Margarine Bissen mit einer Füllung von 0,1—0,2 g Strychnin nitr. im Innern. Als Witterung bestreut man die Stelle, an der die Bissen ausgelegt werden mit einem Gemisch von

Camphora	0,5
Asa foetida	0,5
Moschus	0,25
Radix Valerianae	0,5
Oleum Anisi	gtt. III

Störenden Graswuchs entfernen.
Sprengen mit Gaswasser, Chlorkalziumlösung, Salzwasser, Chlormagnesiumlösung, Kalkmilch.
Ausstreuen von Kaliumperchlorat, roher Pottasche, Gaskalk.

Grillen vernichten.
Flores Pyrethri plv. verstäuben.

Borax	
Farina Tritici	aa

Auslegen und in die Ritzen und Spalten, in denen die Tiere vermutet werden, dick einstäuben.

Borax	
Saccharum	aa

Wie oben anwenden.

Borax	2,0
Salizylsäure	1,0
Erbsenbrei	9,0
Bier	q. s.

Auslegen.

Faex medicinalis	
Saccharum	aa

Wie oben anwenden.

Mit Bier getränkte Tücher auslegen, unter denen sich die Tiere sammeln und so gefangen werden können.

Hamsterpatronen.

Salpeter	5,0
Kohlepulver	1,0

Natronsalpeter	80,0
Schwefelpulver	15,0
Kohlepulver	5,0

Vorsicht beim Mischen! Mit Charta nitrata Patronen zu 100 g formen; mit langsam brennendem Zünder abbrennen.

Holzwurm vernichten
1. Mit kleinem Gummiball Bohrmehl aus den Gängen herausblasen.
2. Mehrmals Terpentinöl oder Benzin in die Gänge spritzen (Pravaz- oder ähnliche Spritze).

In gefährdete Möbelstücke Platten mit frischen geschälten Eicheln hineinlegen und von Zeit zu Zeit sammeln und verbrennen. Die Käfer ziehen sich in und an die Eicheln.

Naphthalin	8,0
Benzin	100,0

Zum Pinseln.

Tetrachlorkohlenstoff	60 ccm
Terpentinöl	30 ccm
Hexachloräthan	20 g
Hartparaffin	10,0

Bohrlöcher mit dieser Lösung mehrmals ausspritzen (Pravazspritze). Bohrlöcher dann mit Wachs füllen, überpolieren.

5 proz. Rohchloramin-Lösung
oder Hexachloräthan-Lösung
oder Formaldehyd-Lösung 1 + 3,
oder

Naphthalin	1,0
Tetrachlorkohlenstoff	9,0

Innerhalb 14 Tagen zweimal mit einer Spritze in die Bohrlöcher einspritzen. Möbelstücke nach dem Spritzen sorgsam abwischen.

Mittel zur Bekämpfung tierischer und pflanzlicher Schädlinge.

Holzwurm vernichten (Fortsetzung).
Zur Verhütung des Befalles mit Holzwurm.

I. Salizylsäure	25,0
Borax	15,0
Kaliwasserglas	25,0
Natronwasserglas	75,0
Wasser	150,0
II. Schellack	300,0
Salizylsäure	175,0
Borax	100,0
Aqua	2500,0

I. wird kalt gelöst. II. Schellack wird in der Boraxlösung durch Kochen gelöst, zum Schluß wird die Salizylsäure eingetragen.
Holz mit I. bestreichen, nach 8 Tagen mit II. bestreichen.

Hunde von Mauerecken usw. fernhalten.
Sprengmittel.

Formaldehyd sol.	1,0
Aqua	3,0

Zum Besprengen der Stellen.

a) Asa foetida	5,0
Spiritus denat.	95,0
b) Spirituslack, farblos	10,0

a) 5 Tage mazerieren, vom Bodensatz abgießen, b) (damit das Mittel besser haftet) zugeben, mischen.
Zum Besprengen der Stellen.

Streumittel.

Karbolkalk.

Aloe	5,0
Cortex Quillajae	45,0
Fructus Piperis	100,0
Asa foetida	50,0
Herba Rutae hort.	200,0
Asa foetida	50,0
Cortex Quillajae	100,0
Oleum Rutae	5,0
Flores Pyrethri	100,0
Aloe	50,0
Cortex Quillajae	25,0
Fructus Piperis	25,0

Hühner vertreiben.
Man streut Fructus Piperis alb.

Käfer usw. in Drogensammlungen oder Vorratsgefäßen vernichten.

Wenn die Drogen zum Verkauf bestimmt sind, so ist zuvor zu prüfen, ob die Droge nach Vernichtung der Käfer noch verkaufsfähig sein wird, andernfalls ist sie zu verbrennen.

Zur Abtötung der Insekten bringt man die Droge auf einem Siebboden in dünner Schicht in ein gut schließendes Gefäß, am besten einen Kasten aus Blech oder starkem Holz. Auf den Boden stellt man eine oder mehrere Schalen mit Schwefelkohlenstoff. Man schließt den Kasten gut, und beläßt die Droge je nachdem, ob sie leicht oder schwer durchdringbar ist, einen bis mehrere Tage in dem Kasten. Nachher wird gut gelüftet.

Das Gefäß, in dem die Droge aufbewahrt wird, kann in ähnlicher Weise behandelt werden, oder man scheuert es mit 2—5-prozentiger heißer Sodalösung aus und trocknet gut.

In Drogensammlungskästen legt man Kristalle von Paradichlorbenzol ein, um einen erneuten Befall durch Schädlinge zu verhüten.

Dem Schimmelbefall leicht ausgesetzte Drogen kann man davor bewahren, wenn man in das Aufbewahrungsgefäß einen mit Chloroform getränkten Wattebausch einbringt.

Katzen vertreiben.
Zum Bestreichen oder Bestäuben der Sammelplätze:

Formaldehyd solut.	1,0
Aqua	2,0—4,0
Asa foetida	5,0
Spiritus denat.	95,0

Mazera per dies VIII.

Oleum Terebinthinae	4,0
Carboneum tetrachlor.	6,0
Aloe plv.	5,0
Cort. Quillajae plv.	45,0
Piper alb. plv.	100,0
Asa foetida plv.	50,0

Katzen vertreiben (Fortsetzung).

Oleum Rutae	10,0
Spiritus denat.	90,0

Oleum Rutae	5,0
Piper alb. plv.	
Cortex Quillajae plv.	aa 100,0

Herba Rutae plv.	200,0
Oleum Rutae	5,0
Asa foetida plv.	50,0
Cortex Quillajae plv.	100,0

Chlorkalk.

Tabakextrakt aus Zigarrenstummeln und dergleichen.

Katzen vergiften.

Strychnin wird kleinen Stücken von Leberwurst oder von gebratener Leber derart einverleibt, das man ein Leberstückchen durchschneidet, in die Mitte etwas Strychnin gibt und die Hälften aneinander preßt. Abends auslegen.

Kellerasseln vertilgen.

Blumentöpfe mit gekochten Kartoffeln unter etwas Stroh im Keller auslegen (nicht stellen). Darin sich ansammelnde Tiere töten.

Krähen vertilgen.

1. Blut und Schlachthof-

abfälle	20,0
Phosphorlatwerge 10 proz.	1,0

Gemisch an abgelegenen Stellen auslegen. Wirkung tritt nicht sofort nach der Aufnahme ein.

2. Phosphoreier auslegen.

a) Phosphor	12,5 g
Glyzerin	250 ccm
b) Bolus alba q. s.	

a) solange anwärmen, bis der Phosphor schmilzt, bis zur Verteilung schütteln, dann soviel Bolus zugeben, daß ein dünnfließender Brei entsteht. Eier anbohren, mit einer Pipette mit weitem Ausfluß etwas Ei entnehmen, von obiger Masse etwa 6—8 Tropfen einfüllen, Ei mit Gipsbrei wieder verschließen. Eier entsprechend markieren, damit Verwechselung ausgeschlossen ist!

Läusemittel.

Goldgeist (gegen Kopfläuse).

a) Cortex Quillajae	25,0
Aqua dest.	50,0
Spiritus	100,0
b) Glycerinum	20,0
Mixtura oleoso-balsamica	10,0

a) 5 Tage mazerieren, kolieren, b) zusetzen, filtrieren.

Tinctura Quillajae	
Acetum Sabadillae	aa

Xylol	
Spiritus aethereus	aa

Mittel gegen Filzläuse.

Xylol	10,0
Acidum boricum	5,0
Vaseline flava	ad 100,0

Xylol	10,0
Sapo kalinus	ad 100,0

Mittel gegen Kleiderläuse.

Flores Pyrethri	90,0
Lignum Quassiae	10,0
(Rhizoma Veratri	5,0)
Naphthalinum	40,0
Talcum	90,0
Oleum Anisi	15,0

Zum Einstäuben.

Trikresol-Insektenpulver.

Trikresol	10,0
Talcum	
Bolus	aa 127,5
Magnesia usta	36,0
Oleum Sassafras	1,5

Mäuse- und Ratten-Vertilgungsmittel.

Bei der Herstellung von Rattenvertilgungsmitteln ist jede Berührung mit der Hand oder dem menschl. Körper sorgsam zu vermeiden, da die Ratten den Köder sonst nicht annehmen.

Meerzwiebelpaste.

Bei der Herstellung von Meerzwiebelpräparaten ist zu beachten, daß die Haut ungeschützter Hände leicht vom Meerzwiebelsaft stark gereizt wird, wobei langwierige Allgemeinstörungen entstehen können.

Meerzwiebelpaste (Fortsetzung).

Ölpreßkuchen (Rizinuspreßkuchen)	250,0
Meerzwiebel, frisch, fein gewiegt	350,0
Roggenmehl	100,0
Quark	100,0
Schmalz	50,0
Weingeist 95 proz.	150,0

Masse in der Misch- und Knetmaschine gut durcharbeiten, Weingeist dabei zuletzt zusetzen. In Blechdosen abfüllen, mit Paraffinum solid. (geschmolzen) übergießen. Zum Gebrauch Paraffinschicht abheben, Masse auf Brot streichen.

Meerzwiebel		2,0
Kartoffelmehl		
Weizenmehl	aa	0,5
Schmalz		1,0

Meerzwiebel durch den Fleischwolf drehen, Brei mit den andern Bestandteilen zur Paste verarbeiten, in Dosen füllen, mit Talg übergießen.

a) Meerzwiebel, frisch		250,0
b) Kartoffelmehl		
Weizenmehl	aa	150,0
Kochsalz		5,0
Talg		50,0
Milch		500,0
c) Anisöl		gtt. III

b) verrühren, zum Brei verkochen, nach dem Erkalten die durch den Fleischwolf gedrehte Meerzwiebel einarbeiten, dann c) zusetzen, schließlich in Dosen füllen und mit geschmolzenem Talg übergießen.

Meerzwiebelpulver.

Die möglichst frischen, roten Meerzwiebeln werden von den äußersten trockenen Schichten befreit. Dann werden sie in bleistift- bis kleinfingerdicke Stücke geschnitten und in einem vorher auf 80° angeheizten Trockenschrank bei dieser Temperatur bis zum konstanten Gewicht getrocknet. Das Material wird dann gepulvert und gut verschlossen aufbewahrt. Die tödliche Dosis soll, was durch Tierversuche zu bestätigen ist, 250,0 mg je Kilogramm Ratte sein. Für die Herstellung von Rattenvertilgungsmitteln ist es wichtig, zu wissen, daß eine hungrige Ratte in 15—20 Minuten etwa 1 Proz. ihres Körpergewichts an Futter aufnimmt. Eine Ratte wiegt durchschnittlich 30,0 g.

Rattengift.

Cantharides plv.		40,0
Maltum plv.		480,0
Moschus		0,06
Oleum Ligni Rhodii		
Oleum Carvi	aa	gtt. VI
Saccharum fusc.		60,0

M. f. pasta.
In kleinen Brocken auszulegen.

Bariumpaste.

Bariumkarbonat	200,0
Roggenmehl	60,0
Zucker	60,0
Anispulver	20,0
Zuckersirup q. s.	
Farbstoff q. s.	

Man setze eine Erdfarbe (Polierrot, Umbra oder dgl.) zu und verarbeite mit Sirup zur Paste.

Giftgetreide.

a) Weizen (oder besser geschälter Hafer)	1000,0
Wasser, heiß, q. s.	
b) Strychninnitrat (benzinfrei)	3,0
Wasser	500,0
Fuchsin q. s.	

Man durchfeuchtet das Getreide mit kochendem Wasser und läßt unter Warmhalten einige Stunden quellen. Dann gibt man die (feuchte!) Masse in einen doppelwandigen Kessel zu und gibt die gefärbte Strychninsalzlösung zu und hält 12 Stunden lang bei bedecktem Kessel bei etwa 70—80°. Die Einwirkung ist als hinreichend anzusehen, wenn einige Probekörner gleichmäßig durchgefärbt erscheinen. Wenn nötig ist zur Verbesserung der Quellung mehr Wasser zuzugeben. Das fertig getränkte Getreide wird auf Horden in der Sonne oder im Trockenschrank getrocknet.

Betr. Anwendung. Bei Frost und auf sehr trockenem Boden wirkt Giftgetreide bei Mäusen meist nicht. Bei Frost überhaupt nicht auslegen. Wenn keine Wasseraufnahmemöglichkeit aus dem Erdreich besteht, sollte Giftgetreide angefeuchtet ausgelegt werden.

Mittel zur Bekämpfung tierischer und pflanzlicher Schädlinge.

Giftgetreide (Fortsetzung).

a) Weizen	1000,0
Wasser, heiß	q. s.
b) Fuchsin	0,2
Strychninnitrat	5,0
Wasser	500,0
c) Saccharin	
Natriumbikarbonat	aa 1,0
Wasser	100,0

a) einige Stunden warm quellen lassen, dann in einen Autoklaven geben, unter Erwärmen zuerst evakuieren, dann Lösung b) zugeben und bei Überdruck einige Stunden einwirken lassen. Zuletzt mit c) bespritzen und dann bei gelinder Wärme trocknen.

Phosphorbrei.

a) Roggenmehl	1000,0
Zucker	200,0
b) Phosphor	2,0
Wasser	50,0

Man läßt aus a) Brote backen, schneidet das Brot, trocknet und pulvert es. Aus Phosphor, heißem Wasser und Brotpulver wird ein streichbarer Brei gemacht.

Phosphorlatwerge.

Phosphor	25,0
Glyzerin	50,0
Wasser	100,0
Salizylsäure	2,0
Semen Foenugraeci	10,0
Roggenschrot	110,0
Anisöl	gtt. II

Der Phosphor wird im Mörser mit der heißen Glyzerin-Wassermischung übergossen, sobald er geschmolzen ist, werden die andern Bestandteile eingearbeitet.

a) Traganth	
Spiritus	aa 5,0
Wasser q. s.	(ca. 50,0)
b) Phosphor	15,0
Schwefelkohlenstoff	30,0
c) Adeps suillus q. s.	ad 500,0

Man bereitet nach a) einen dicken Schleim, dem man die Lösung b) einarbeitet. Nach Emulgierung wird mit geschmolzenem und halberkaltetem Schweineschmalz gut gemischt.

a) Sirupus simplex	150,0
Wasser	500,0
Phosphor	20,0
b) Gelatine	15,0
Wasser	250,0
Ei, roh	1 St.

Man erwärmt den Phosphor mit dem Wasser-Sirupgemisch, rührt bis zur Verteilung des Phosphors, setzt die Gelatinelösung und das Ei zu und rührt bis zum Erkalten.

Mäusepillen.

Bariumkarbonat	350,0
Wasser	1000,0
Roggenmehl	2500,0

Etwa 1 g schwere Brocken herstellen.

Rattenpillen.

Bariumkarbonat	100,0
Brechweinstein	1,0
Mehl, geröstet	q. s.
Glyzerin	q. s.

Fiant pilul. ponder. 2,0 g.

Moos aus Rasen entfernen.

Kopfdüngung mit Kalkdünger (Staubkalk, Thomasschlacke) und Kali.

Bestreuen mit Asche.

Mittel zur Mottenbekämpfung.

Mottenäther.

Naphthalin	80,0
Kampfer	15,0
Nelkenöl	5,0
Chloroform	100,0
Petroläther	800,0

Zum Verstäuben auf Kleidungsstücke, in Schränke usw.

Phenolum	30,0
Naphthalinum	30,0
Camphora	75,0
Oleum Terebinthinae	75,0
Spiritus	1200,0
Olea aetherea nach Geschmack	ca. 75,0

Zum Verspritzen.

Mittel zur Bekämpfung tierischer und pflanzlicher Schädlinge.

Mottenäther (Fortsetzung).

Camphora	15,0
Naphthalinum	30,0
Oleum Patchouli	15,0
Benzin	600,0

Zum Verspritzen in Schränke usw.

Mottenpulver.

Patschulikraut	100,0
Kampfer	40,0
Baldrianwurzel	
Veilchenwurzel	aa 50,0
Patschuliöl	1,0

In Säckchen gefüllt zwischen die Kleidungsstücke legen oder hängen.

Lupulin	30,0
Kampfer	
Pfefferpulver	aa 240,0
Schnupftabak	450,0
Zedernholzmehl	900,0

Anwendung wie oben.

In Kästen, Schränke usw., in denen durch Motten gefährdete Gegenstände aufbewahrt werden, lege man p-Dichlorbenzol (Globol) bzw. Hexachloräthan aus. Die Dämpfe dieser Mittel töten Motten.

Mottentinktur.

Zum Tränken von Fließpapier, das zwischen die Kleidungsstücke gehängt wird.

a) Herba Meliloti	50,0
Spiritus	900,0
b) Camphora	50,0
Oleum Patchouli	
Oleum Lavandulae	aa 1,0

a) 8 Tage mazerieren, b) in der Kolatur lösen.
Zum Besprengen der zu schützenden Stücke.

Camphora	
Spiritus Rosmarini	
Tinctura Capsici	
Spiritus Lavandulae	aa 50,0
Tinctura Moschi	0,5

Zum Besprengen der zu schützenden Stücke.

Um Kleidungsstücke, Pelze, Wollsachen und dgl. über Sommer vor Mottenfraß zu schützen, wird neuerdings empfohlen, diese Sachen, gegebenenfalls zusammen mit geeigneten Mottenschutzmitteln (z. B. Globol, Hexachloräthan, Flores Pyrethri plv.), in Zellophanbeutel von entsprechender Größe zu verpacken, die dann durch Zukleben völlig geschlossen werden.

Mittel zur Bekämpfung von Mücken, Schnaken usw.

Mückenschutzcreme.

Natrium carbonicum	2,5
Tragacantha plv.	3,0
Spiritus	15,0
Glycerinum	45,0
Spiritus saponatus	10,0
Aqua dest.	22,0
Menthol	1,0
Natrium benzoicum	1,0
Oleum Citronellae	1,0

Man bereitet aus Tragant, 5 g Spiritus, Wasser und Glyzerin einen Schleim, in dem man die Soda zur Lösung bringt. Dann setzt man die Lösung der übrigen Bestandteile in Weingeist und Seifenspiritus zu und arbeitet gut durch.

Chininum hydrochlor.	1,0
Aqua dest.	2,0
Oleum Jecoris Aselli	15,0
Adeps Lanae anhydric.	42,0
Jonon q. s.	

Diese zwar wenig angenehm riechende Salbe soll ausgezeichnet auch gegen Moskitos und ähnliche gefährliche Insekten der heißen Gegenden Schutz gewähren.

Oleum Melissae	50,0
Adeps Lanae anhydr.	75,0

Mückenschutztinktur.

Flores Pyrethri	1,0
Spiritus dilutus	10,0

Fiat tinctura. Zum Verspritzen in geschlossenen Räumen und zum Bestreichen der Haut. An Stelle von Spiritus dilutus können auch andere Extraktionsmittel, wie Brennspiritus, Propylalkohol u. a. m. Verwendung finden.

Oleum Caryophylli	2,0
Spiritus coloniensis	10,0
Spiritus	50,0

Zum Bestreichen der Haut.

Mittel zur Bekämpfung von Mücken, Schnaken usw. (Fortsetzung).

Räucherkerzen.

Carbo Ligni plv.	500,0
Kalium nitricum	60,0
Phenolum	40,0
Flores Pyrethri plv.	250,0
Mucilago Tragacanthae q. s.	

Salpeter wird mit Wasser angefeuchtet, mit dem Gemenge der mit Traganthschleim zur dicken Paste angestoßenen übrigen Bestandteile gut gemischt. Aus der fertigen Masse werden Kegel geformt, die bei gelinder Wärme, wenn möglich in einem angewärmten Luftstrom, getrocknet werden.

Carbo Ligni plv.	500,0
Kalium nitricum	50,0
Flores Pyrethri plv.	150,0
Benzoe plv.	100,0
Balsamum tolutanum	100,0
Mucilago Tragacanthae q. s.	

Herstellungsgang siehe oben.

Wohlriechende Räucherkerzen.

a) Carbo Tiliae plv. gross.	90,0
Kalium nitricum	1,5
Aqua dest.	100,0
b) Tragacantha	2,0
Tinctura Benzoes	
Balsamum peruvianum	
Balsamum tolutanum	
Styrax	
Oleum Geranii	0,6
Oleum Bergamottae	
Oleum Citronellae	aa 0,7
c) Mucilago Tragacanthae continens 2 proz. Kalium nitricum q. s.	

a) die Kohle wird mit der Salpeterlösung getränkt und bei mäßiger Wärme getrocknet. Das Pulver wird mit b) und dann mit der erforderlichen Menge von c) zu einem steifen Brei angerührt, aus dem man Kegel beliebiger Größe formt, die man mit Bronzepulver bestreut und trocknet.

Mückenvertilgung in Kellern, Stallungen usw.

Räucherpulver.

Vorsicht beim Mischen der Pulver! Ohne Pistill, nur mit Kartenblatt mischen. Die Pulver werden auf ein Stück Blech geschüttet und durch einen von der Seite in das Pulver gesteckten Streifen Salpeterpapier in Brand gesetzt.

Man lasse den Qualm bei geschlossenen Fenstern und Türen einige (3—4) Stunden einwirken.

Flores Pyrethri	4,0
Rhizoma Iridis	
Amylum	aa 3,0
Kalium nitricum	7,0

Fructus Capsici	4,0
Radix Valerianae	
Flores Pyrethri	
Kalium nitricum	aa 2,0

Zerstäuberflüssigkeiten.

Natrium salicylicum	1,0
Glycerinum	5,0
Aqua	ad 100,0

Alumen	20,0
Aqua Calcaria	ad 1000,0

Formaldehyd solutus	30,0
Glycerinum	50,0
Aqua	ad 1000,0

a) Flores Pyrethri	10,0
Spiritus denatur.	50,0
b) Sapo kalinus virid.	18,0
Glycerinum	24,0
Carboneum tetrachloratum	3,0

a) 8 Tage mazerieren, stark auspressen, mit b) mischen. Zum Gebrauch 5 Teile der Flüssigkeit in 15 Teile Wasser eingießen.

Schaben, Russen, Ameisen, Grillen vertilgen.

Acidum boricum plv.	5,0
Phenolum	25,0
Oleum Citronellae	1,0
Flores Pyrethri plv.	
Folia Nicotianae plv.	aa 100,0

Zum Auslegen und zum Einstreuen in Ritzen, Spalten usw.

Rhizoma Veratri plv.	2,5
β-Naphtholum	40,0
Sulfur sublimat.	
Folia Nicotianae plv.	aa 60,0
Oleum Ligni Cedri	10,0

Zum Verstäuben in Ritzen, Spalten usw.

Mittel zur Bekämpfung tierischer und pflanzlicher Schädlinge.

Schaben, Russen, Ameisen, Grillen vertilgen (Fortsetzung).

Borax plv.	10,0
Saccharum plv.	50,0
Barium carbonicum plv.	100,0

Zum Auslegen.

Borax plv.	60,0
Amylum Secalis	15,0
Fructus Capsici plv.	30,0

Zum Auslegen.

Flores Pyrethri plv.	700,0
Fructus Capsici plv.	150,0
Euphorbium plv.	
Cortex Quillajae plv.	aa 75,0

Zum Verstäuben in Ritzen, Spalten usw.

Natrium fluoratum	50,0
Terra silicea	25,0
Natrium carbonicum siccum	5,0
Natrium sulfuricum siccum	10,0
Natrium chloratum	10,0

Sehr giftig, mit großer Vorsicht behandeln!

Wanzentinktur[1].

a) Insektenpulver	150,0
Koloquinthen	50,0
Weingeist 96 proz.	1000,0
b) Phenol	30,0
Terpentinöl	100,0

a) 8 Tage mazerieren, abpressen, b) zufügen. Die Tinktur kann auch zu Anstrichfarbe oder Tapetenkleister zugemischt werden.

Phenolum	5,0
Camphora	5,0
Oleum Thymi	15,0
Spiritus denat.	575,0
Carboneum tetrachlor.	650,0

Zum Zerstäuben auf Möbeln und Wänden.

Tinctura Colocynthidis	20,0
Hydrargyrum bichloratum	20,0
Aqua dest.	690,0
Acetum Sabadillae	ad 3000,0

S. Umschütteln. Zum Bepinseln von Möbeln. Vorsicht, sehr giftig!

---

[1] Siehe auch Formaldehydvergasung diese Seite.

Brieger, Pharm. Manual.

Tinctura Nicotianae 1:5	
Tinctura Colocynthidis 1:5	aa 250,0
Acidum carbolicum	50,0
Naphthalinum	100,0
Carboneum sulfuratum	
Benzolum	
Oleum Terebinthinae	aa 150,0

Zum Zerstäuben. Vorsicht, feuergefährlich!

Wespen vertreiben bzw. vernichten.

Wespennester lassen sich durch Chloroform, besser durch Schwefelkohlenstoff zerstören. Je nach den örtlichen Verhältnissen werden die Flüssigkeiten eingegossen oder eingespritzt und hierauf die Öffnung mit einem mit der gleichen Flüssigkeit getränkten Wattebausch verschlossen. Zum Eingießen genügen etwa 30 g. Liegen aber die Nester derart, daß man erwähntes Verfahren nicht anwenden kann, so lockt man die Tiere in eine Flasche. Zu diesem Zwecke gießt man, ohne den inneren Flaschenhals zu verschmieren, erwärmten Fliegenleim in eine Weinflasche (sehr gut eignet sich ein sog. Boxbeutel) und beobachtet, daß durch Drehen die Innenwand der Flasche mit Leim überzogen wird. Sobald dieser genügend abgekühlt ist, füllt man die Flasche etwa ¼ voll Zuckerlösung und hängt oder stellt die Falle in der Nähe des Wespennester auf. Der obere Teil des Flaschenhalses muß frei von Leim und Zuckerlösung bleiben, damit die Wespen abrutschen und die Öffnung nicht verstopfen können.

Formaldehydvergasung von Wohnräumen nach Doerr-Raubitschek.

Das Verfahren beruht darauf, daß käufliches 40 proz. Formaldehyd mit einer bestimmten Menge kristallisiertem Kaliumpermanganat zusammengebracht, aufschäumt und Formaldehyddämpfe ausstößt. Auf je 50 cbm Raum benötigt man 1 kg Kaliumpermanganat in Kristallen und 1 Liter Formaldehydlösung, die man mit der gleichen Menge Wasser vor Gebrauch verdünnt hat. Die Gefäße aus Holz (Fässer), in denen das Kaliumpermanganat mit dem verdünnten Formaldehyd übergossen wird, müssen möglichst groß gewählt werden, weil die Masse während der Reak-

Mittel zur Bekämpfung tierischer und pflanzlicher Schädlinge.

tion stark aufschäumt. Metallgefäße dürfen nicht verwendet werden. Bevor man mit Ausgasen beginnt, müssen Fenster, Ofentüren, Schlüssellöcher usw. gut abgedichtet werden, was am einfachsten durch Überkleben mit Papier mittels Stärkekleister geschieht. Nach dem Übergießen des Kaliumpermanganats mit dem Formaldehyd dauert es noch 10—12 Sekunden, bis die Gasentwicklung beginnt; es entwickelt sich das Formaldehydgas in Form eines dichten Nebels, der in alle Fugen eindringt; nach schnellem Verlassen des Raumes dichtet man die Tür von außen gut ab. Man läßt das Gas mindestens 6 Stunden einwirken, doch ist es besser, wenn man das Ausgasen abends vornimmt und dann erst am anderen Morgen gründlich lüftet.

Bordelaiser Brühe.

a) Kupfersulfat, roh	1
Wasser	50
b) Gebrannter Kalk	1
Wasser	4
c) Wasser	5
d) Wasser	45

a) lösen, b) innerhalb von 15 Minuten löschen, c) zugeben, durchsieben, mit d) und dann mit a) in einem Holzbottich vermengen.

Petroleumemulsion.

Schmierseife	400,0
Wasser, heiß	2000,0
Petroleum	1000,0

Fiat emulsio. Zum Gebrauch mit 27 l Wasser verdünnen.

Mittel gegen Blattläuse.

Spritzmittel.

Alaun	50,0
Wasser	3000,0
a) Koloquinthen	1,0
Roßkastanien	10,0
Weingeist 50 proz.	100,0
b) Salizylsäure	1,0
Schmierseife	5,0

a) einige Tage mazerieren, kolieren, in 100 g Kolatur b) lösen.

Amylalkohol, besten	32,0
Schmierseife	30,0
Kaliumsulfid	3,0
Wasser	ad 1000,0
Kernseife	100,0
Brennspiritus	40,0
Petroleum	300,0
Kresolseifenlösung	20,0
Wasser, heiß	4500,0

Je nach Alter und Art der Pflanze mit der 2—8fachen Menge Wasser verdünnt zum Abspritzen oder Waschen[1].

Pflanzenwaschmittel[1].

Faßseife	40,0
Wasser	650,0
Tabakextrakt	60,0
Fuselöl	50,0
Spiritus, denat.	200,0

Zum Gebrauch 1 zu 5 mit Wasser verdünnen.

Quassiaseife[1].

a) Lignum Quassiae	250,0
Aqua	2500,0
b) Sapo kalinus	150,0
Fuselöl	200,0
Spiritus, denatur.	800,0

Zu dem erkalteten Dekokt nach a) wird b) zugesetzt.

Pulver zum Verstäuben.

Fructus Colocynthidis plv.	4,0
Rhizoma Veratri plv.	16,0
Flores Pyrethri	8,0
Flores Pyrethri plv.	14,0
Lignum Quassiae plv.	6,0
Ammonium carbonicum plv.	2,0

Spritzmittel für Rosen.

Decoctum Ligni Quassiae	100,0 : 5000,0
Sapo viridis	100,0

Zum Bespritzen.

---

[1] Sollen Topfpflanzen gewaschen werden, so taucht man sie am besten mit der Spitze nach unten in die Flüssigkeit. Es muß vermieden werden, daß die Topferde mit erheblicheren Mengen des Waschmittels getränkt wird; ist das nicht zu vermeiden, so soll bald umgetopft werden.

Mittel zur Bekämpfung tierischer und pflanzlicher Schädlinge. 163

Mittel gegen Blutlaus.
Ausbürsten der befallenen Stellen mit:
Gaswasser	1,0
Wasser	2,0

Alaun	1,0
Soda	2,0
Wasser	15,0

Schmierseife	35,0
Fuselöl	60,0
Wasser	1000,0

Kresolseifenlösung	1 : 1000,0

Spritzmittel.
Tabakrippen	20,0
Wasser	300,0

Abkochen, kolieren.

Schmierseife	4,0
Wasser	100,0
Fuselöl	5,0
Tabakextrakt	6,0
Brennspiritus	20,0

Schmierseife	100,0
Wasser, heiß	600,0
Petroleum	200,0

Emulgieren und dann mit 10—15 Liter Wasser verdünnen.

Mittel gegen Erdflöhe.
Begießen mit Tabakabkochung 1 : 20.

Begießen mit Wermutabkochung 1 : 10,0—20,0.

Insektenpulver streuen.

Schwefelpulver streuen.

Raupenleim[1]**.**
Kolophonium	300,0
Wachs, gelb	20,0
Leinölfirnis	200,0

Der Leinölfirnis wird der halb erkalteten Schmelze von Harz und Wachs zugeführt.

---

[1] Die Klebkraft hängt wesentlich davon ab, daß das Kolophonium beim Schmelzen nicht überhitzt wird.

Resina Pini	200,0
Colophonium	1000,0
Terebinthina	140,0
Pix liquida	80,0
Adeps suillus	500,0
Oleum Rapae	240,0
Sebum	200,0

Zusammenschmelzen.

Kolophonium	400,0
Pech, schwarzes	200,0
Wachs	20,0
Rüböl	250,0

Zusammenschmelzen.

Colophonium	3,0
Oleum Rapae	4,0
Adeps suillus	2,0
Sapo virid.	1,0
Pix liquida	10,0

Die Seife wird der halberkalteten Schmelze der andern Bestandteile zugemengt.

Spritzmittel gegen Raupenfraß.
a) Quassiaholz	7,5
Wasser	50,0
b) Schmierseife	12,5
Wasser	50,0

a) aufkochen, nach 24 Stunden abgießen, b) zusetzen; mit der 5 fachen Menge Wasser zum Gebrauch verdünnen.

Schmierseife	10,0
Wasser	50,0
Brennspiritus	20,0
Tetralin	20,0

Mit der 5 fachen Wassermenge zum Gebrauch verdünnen.

Schnecken auf Gemüsebeeten vernichten.
Man streut Chilesalpeter oder Kalidünger und man legt kleine Bündel kurzgeschnittenen Schilfrohres aus, in denen sich die Schnecken sammeln.

Baumwachs.

Resina Pini	40,0
Cera flava	15,0
Cera japonica	15,0
Sebum taurinum	3,0
Terebinthina	24,0
Extractum Curcumae	0,2
Spiritus	0,8

Die Masse wird zusammengeschmolzen und in die Schmelze die Lösung des Kurkumaextraktes in Weingeist oder eine öllösliche gelbe Teerfarbe in entsprechender Menge eingebracht.

Baumwachs, halbflüssig.

Resina Pini	500,0
Spiritus denat. 96 proz.	200,0

Das Harz wird im Wasserbade geschmolzen und der Spiritus zugerührt.

Colophonium	12,0
Terebinthina	12,0
Spiritus denat. 95 proz.	3,0

Harz und Terpentin zusammenschmelzen (Wasserbad), vorsichtig Spiritus zugeben.

Colophonium	60,0
Sebum bovinum	5,0
Spiritus denat. 95 proz.	35,0

Harz und Talg zusammenschmelzen, Spiritus langsam zugeben.

Blumendüngesalz für Topfpflanzen.

Ammonium nitricum	40,0
Ammonium phosphoricum	20,0
Kalium nitricum	25,0
Calcium sulfuricum	6,0
Ferrum sulfuric. oxydulat. ammon.	4,0

4 g der Mischung auf 1 l Wasser zum Begießen.

Manganum chloratum	10,0
Calcium chloratum	100,0
Ammonium chloratum	1000,0
Kalium nitricum	
Calcium biphosphoricum aa	6000,0
Natrium nitricum	7000,0

1 Teelöffel voll auf 1 l Wasser zum Begießen.

Kalium nitricum	30,0
Kalium phosphoricum	25,0
Ammonium sulfuricum	10,0
Ammonium nitricum	35,0

1 Teelöffel voll auf 1 l Wasser zum Begießen.

Witterungen.

Für Fische.
Decoctum foliorum recent. Viciae fabae 10,0 : 150,0.

Spiritus Aetheris nitrosi	10,0
Oleum animale foetid.	gtt. II
Moschus	0,05
Zibethum	0,25
Balsamum peruvian.	4,0
Oleum Anisi	1,5
Balsamum peruvian.	
Oleum Lavandulae	
Alcohol absolutus	aa

Für Schmetterlinge.

Mel	50,0
Kumarin	0,2
Apfeläther	5,0

Zum Bestreichen von auf Schnüre gezogenen Apfelscheiben oder als Zusatz zu einem Leim aus

Colophonium	150,0
Oleum Lini	50,0
Cera flava	10,0

Für Füchse.

a) Moschus	0,25
Camphora	0,5
Asa foetida	0,5
Oleum Anisi	gtt. III
b) Adeps Anseris	95,0
oder Radix Valerianae plv.	5,0

a) ist mit b) zu mischen.

Für Marder und Iltisse.

Moschus	0,1
Oleum Anisi	0,5
Radix Valerianae	5,0
Fructus Foeniculi	25,0
Trimethylamin	10,0
Moschus	1,0
Asa foetida	
Radix Valerianae	aa 2,0

Tinten, Stempelfarben, Pausfarben und dergleichen.

Für Marder und Iltisse (Fortsetzung).
Castoreum 0,1
Zibethum 0,05
Radix Valerianae 2,0
(Adeps Anseris 30,0)
Mit oder ohne Gänsefett verwendbar.

Tinctura Moschi 0,5
Oleum Anisi 1,0
Aqua Foeniculi
Spiritus aa 0,5

Für Katzen.
Radix Valerianae.

Für Tauben.
Oleum Anisi.

Für Ratten und Mäuse.
Oleum Ligni Rhodii

Zibethum
Moschus aa 0,2
Castoreum 0,5
Oleum Cascarillae
Oleum Anisi aa gtt. VIII
Farina Tritici 35,0

Vogelleim.
Kolophonium 650 g
Rüböl 270 g
Honig 80 g

Kolophonium 200 g
Rüböl 100 g
Terpentinöl 100 g
Sirup 150 g

Man schmilzt Kolophonium mit Rüböl, nimmt vom Feuer, setzt unter den nötigen Vorsichtsmaßregeln das Terpentinöl zu, verrührt gründlich und fügt schließlich den Sirup zu.

Tinten, Stempelfarben, Pausfarben und dergleichen.
Tinte.
a) Blauholzextrakt 50,0
Wasser 250,0
Schwefelsäure 0,75

Man löst das Extrakt in dem Wasser, läßt 8 Tage absetzen, gießt ab und erhitzt nach Zusatz der Schwefelsäure 15 Minuten im Dampfbad.

b) Aluminiumsulfat 20,0
Wasser 200,0
Kaliumkarbonat 20,0
Oxalsäure 20,0
Kaliumdichromat 2,0
c) Gummipulver 5,0
Phenol 0,5

Aluminiumsulfat und Kaliumkarbonat getrennt in Wasser lösen. Lösungen vereinigen. Nach Beendigung der CO_2-Entwicklung Oxalsäure zugeben, bis zur Lösung des Niederschlags erwärmen, rühren, Kaliumdichromat zugeben.
b) in a) unter Rühren eingießen, 15 Minuten im Dampfbad erhitzen, dann erst Gummipulver in der Flüssigkeit lösen, zuletzt Phenol zugeben. Nach 14tägigem Stehen abgießen und abfüllen.

a) Blauholzextrakt 15,0
Wasser 900,0
Soda, krist. 15,0
b) Kaliumchromat 1,0
Wasser 100,0

Zu der gut dekantierten Blauholzextraktlösung wird in der Siedehitze erst die Soda und dann tropfenweise b) zugesetzt.

Tinte, blau fließend.
a) Gerbsäure 60,0
Wasser 540,0
b) Eisenchloridlösung 30,0
Wasser 400,0
Verdünnte Schwefelsäure 0,5
c) Zucker 10,0
d) Anilinblau 5,0
Wasser 20,0

Die Lösungen a) und b) vereinigen, 5 Minuten lang kochen, c) zusetzen, 5 Tage stehen lassen, klar abgießen, in d) hineingießen, filtrieren.

Schultinte.
a) Solutio Extracti Campechiani (1 : 6) 72,0
Solutio Kalii chrom. flav. (1 + 3) 8,0
b) Acidum hydrochlor. crud. 7,0
Aqua 200,0

a) kochen bis zur Blaufärbung, dann die Salzsäure, zuletzt das Wasser zusetzen. Nach längerem Stehen klar abgießen.

Tinte (Fortsetzung).

Urkundentinte.

Tannin	23,4
Gallussäure	7,7
Eisenvitriol	30,0
Gummi arabicum	10,0
Salzsäure	2,5
Phenol	1,0
Wasser	ad 1 l

Tannin und Gallussäure in Wasser lösen. Ebenso Eisenvitriol in Wasser lösen, Salzsäure zugeben. Beide Lösungen vereinigen, aufkochen. Gummi in Wasser gelöst und zuletzt Phenol zugeben, längere Zeit stehen lassen, klar abgießen.

Tinte, unauslöschbare.

a)
Cuprum chloratum	4,0
Natrium chloratum	5,0
Ammonium chloratum	25,0
Aqua	30,0

b)
Anilinum chlorat.	5,3
Gummi arabicum	21,0
Glycerinum	2,5
Aqua	120,0

1 Teil von a) mit 4 Teilen von b) mischen.

Kopiertinte.
Violett.

Methylviolett	15,0
Aqua dest.	480,0
Glyzerin	15,0
Kreosot	gtt. V

In der Reihenfolge der Vorschrift lösen bzw. mischen.

Rot.

Fuchsin	15,0
Dest. Wasser	480,0
Glyzerin	15,0
Kreosot	gtt. V

In der angegebenen Reihenfolge mischen bzw. lösen.

Blaue Tinte.

Resorzinblau	100,0
Glyzerin	300,0
Gummi arabicum	200,0
Wasser	400,0

Farbe mit Glyzerin (warm) anreiben, Gummischleim zufügen, falls zu dickflüssig, etwas mit Wasser verdünnen.

Wasserblau	100,0
Glyzerin	150,0
Wasser	750,0

Farbe mit erwärmtem Glyzerin anreiben, siedendes Wasser zufügen.

Rote Tinte.

a)	Karminrot	7,5
b)	Orangeschellack	35,0
	Borax	7,5
	Wasser	500,0
c)	Phenol	0,5

a) mit der kochenden Lösung b) anreiben, zuletzt c) zusetzen.

Karminlack	37,5
Kandiszucker	8,5
Glyzerin	7,0
Gummischleim (1 : 2)	300,0

Zucker in Gummischleim lösen, Glyzerin zugeben, Karminlack mit der Mischung anreiben.

Weiße Tinte.

Borax	25,0
Schellack	150,0
Wasser	1000,0
Zinkweiß	120,0

Das Zinkweiß wird mit der warm bereiteten Lösung angerieben.

Verblaßte Schriftzüge wieder lesbar machen.

Handelt es sich bei alten Schriften um eisenhaltige Tinten, so können die verblaßten Schriftzüge durch Reagenzien wieder sichtbar gemacht werden. Da es Reaktionen auf Eisen sind, werden bei stark eisenhaltigen Papieren die Erfolge nicht immer gleich gut ausfallen. Man wird deshalb zunächst an einer weniger wichtigen Stelle mit den verschiedenen Reagenzien Versuche anstellen, ehe man an die Hauptarbeit geht.

Als einfachstes Reagens kann zuerst Tinctura Gallarum genommen werden. Die Schriftzüge werden schwarz, aber das Papier färbt sich infolge des Eisengehaltes nach und nach ebenfalls dunkel und die Schrift wird dann schwerer lesbar. Ebenfalls schwarz werden die Schriftzüge durch ein Tanninreagens bestehend aus 1,0 Acidum gallicum, 1,0 Natrium acet., 10,0 Aqua dest. Auch Schwefelkalium oder Schwefel-

ammoniumlösung geben mit Eisentinten schwarze Schriftzüge. Man arbeitet am besten wie folgt:
Auf den Boden eines nicht zu hohen Kastens werden einige Schälchen mit Schwefelammonium aufgestellt. Einige Zentimeter darüber ist ein mit dünner Gaze bespannter Rahmen angebracht, auf welchen man das vorher mit einem nassen Schwamm angefeuchtete Schriftstück legt, worauf man den Kasten zur Beobachtung mit einer Glasscheibe bedeckt. Nach einiger Zeit tritt die Schrift so deutlich hervor, daß sie gut lesbar ist. Die Schrift verschwindet an der Luft wieder, doch kann dieses Verfahren ohne Beschädigung des Papieres wiederholt werden.
Mit Studemunds Reagens werden rote Schriftzeichen entwickelt, die aber nur kurze Zeit leserlich bleiben und dann wieder verlöschen. Die Lösung besteht aus 5,0 Kaliumrhodanid in 75,0 Wasser und 1,0 Salzsäure. Zuletzt sei noch Giobertis Reagens erwähnt, womit die verblaßten Schriftzeichen wieder in blauer Farbe zum Vorschein kommen: 1,0 Blutlaugensalz, 48,0 Wasser und 8,0 Salzsäure. Bei der Anwendung werden die Lösungen mit dem Pinsel aufgetragen, getrocknet, dann legt man ein Blatt Papier auf die Schrift und überfährt die Stelle mit einem warmen Bügeleisen. Auch Silbernitratlösung kann verwendet werden. Da man in früheren Jahrhunderten vielfach Gallustinten benützte, wäre auch eine Vorprobe mit Eisenvitriollösung unter Zuhilfenahme des Bügeleisens zunächst in Erwägung zu ziehen.

Da heute wohl vorwiegend Teerfarbstofftinten verwendet werden, so versuche man bei neueren Schriftstücken folgendes Verfahren. Man erzielt bei solchen Tinten gute Erfolge, wenn man die betreffenden Stücke in seitlicher Beleuchtung, evtl. unter Verwendung von Filtern, photographiert. Auch die Analysen-Quecksilberlampe gestattet es, vollkommen verschwundene Schriftzüge unter Umständen sichtbar zu machen. Eine sehr empfindliche Methode besteht dann noch darin, daß man das betreffende Schriftstück mit der Schriftseite nach dem Boden einer großen Petri-Schale zu, vermittels einer geeigneten Haltevorrichtung bringt, nachdem zuvor auf dem Boden zirka 10—20 g metallisches Jod ausgebreitet wurden. Nun bedeckt man mit einer zweiten Petri-Schale, und die spurenweise Entwicklung von Joddämpfen bringt die Schrift schnell zum Vorschein, die man nun photographieren, aber auch durch Behandlung mit stark verdünnter Palladiumchlorürlösung fixieren kann. Das Hervortreten der Schrift beruht darauf, daß sich an den Stellen des Papieres, wo sich die Schriftzüge befunden haben, die Joddämpfe niederschlagen, während die nicht beschriebenen Stellen praktisch freibleiben. Es ist dies auch eine der subtilsten Methoden, um Fingerabdrücke auf Schriftstücken usw. sichtbar zu machen.

Tinte, sympathetische.

Kobaltchlorür	1,0
Glyzerin	2,0
Wasser	90,0

Schrift wird beim Erwärmen lesbar.

Acidum sulfuricum crudum	1,0
Saccharum album	2,0
Aqua	97,0

Schrift wird beim Erwärmen schwarz.

Plumbum aceticum	3,0
Aqua	ad 100,0

Schrift wird durch Überpinseln mit einer Lösung von Kalium sulfuratum schwarz.

Solutio Aluminii chlorici	25,0 : 100,0
Saccharum album	20,0

Entwickler Methylenblaulösung.

a) Kobaltchlorür	1,0
Glyzerin	12,5
Gummi arabicum	2,0
Wasser	90,0
b) Natrium bicarbonicum	5,0
Wasser	ad 100,0
c) Natrium chloratum	10,0
Acetum	20,0
Aqua	ad 100,0

Papier wird mit Lösung a) bestrichen, nach dem Trocknen wird die Lösung b) aufgetragen und wieder getrocknet. Zum Schreiben wird Lösung c) benutzt. Beim Erwärmen erscheint die Schrift in blaßgrüner Farbe, um beim Erkalten wieder zu verschwinden.

Tinten, Stempelfarben, Pausfarben und dergleichen.

Die folgende Übersicht zeigt das Verhalten sympathetischer Tinten gegen Entwickler.

	Schreibflüssigkeit	Entwickler
Blaue Schrift geben:	Wässerige Lösung von Kobaltchlorür 1:25	Verdünnte Eisenchloridlösung oder Erwärmen; beim Erkalten verschwindet die Schrift wieder
	Kobaltnitratlösung	Oxalsäurelösung
	Kaliumferrocyanid 1:25	Verdünnte Eisenchloridlösung
	Oxalomolybdänsäure	Sonnenlicht, beim Erwärmen schwarz
	Stärke oder Mehlwasser	Jodlösung
Braune Schrift geben:	Verdünnte Schwefelsäure Kaliumferrocyanid 1:25	Beim Erwärmen Kupfersulfat
	Bromkalium 1,0, Kupfersulfat 1,0, Wasser 20	Beim Erwärmen
	Schwefelsaures Manganoxydul	Chlorkalklösung
	Auro-Natriumchlorat 0,5:15,0	Oxalsäurelösung 1:15,0
Gelbe Schrift geben:	Verdünnte Kupferchloridlösung	Beim Erwärmen, verschwindet beim Erkalten
	Kobaltchlorür und Kupferchlorid	Beim Erwärmen
	Kupfersulfat und Natriumchlorid	Beim Erwärmen
	Antimonchloridlösung	Tanninlösung
	Basisch essigsaures Blei	Jodwasserstoffsäure
Grüne Schrift geben:	Natriumchlorat 1:25,0	Kupfersulfatlösung
	Arsensaures Kalium	Kupfernitrat
	Kobaltnitrat und Nickelnitrat und Eisenchlorid	Beim Erwärmen
	Nickelchlorür; statt dessen Eisenchlorid, Chlorammonium und Kobaltchlorür in Wasser	Beim Erwärmen
Rote Schrift geben:	Auro-Natriumchlorat 0,5:50,0	Zinnsalzlösung
	Eisenchloridlösung 5:25,0	Schwach saure Kaliumrhodanidlösung, bei Einwirkung von Ammoniak verschwindet die Schrift wieder
	Alkoholische Phenolphthaleinlösung	Alkalikarbonatlösung
Rosa-violett-violette Schrift:	Salizylsäurelösung Kobaltnitrat und Zinksulfat	Ferrisalzlösung Beim Erwärmen
Schwarze oder blauschwarze Schrift geben:	Blei-, Kupfer-, Quecksilber-, Antimonsalz, Quecksilbersalzlösung	Abortabgase, Schwefelleberwasser, Schwefelwasserstoff, Zinnsalzlösung
	Ferrosulfat 1:25	Galläpfel- oder Gerbsäurelösung
	Gerbsäurelösung (eisenfreies Papier)	Ferrisalzlösung
	Mäßig starke Lösung von Goldchlorid oder Silbernitrat	Einwirkung des Sonnenlichts

Tinten, Stempelfarben, Pausfarben und dergleichen.

Tinte zum Schreiben auf Metall.

Kolophonium	12,0
Manilakopal	12,0
Leinölfettsäure	1,0
Weingeist, denat.	80,0
Spirituslöslicher Farbstoff je nach Farbe q. s.	
z. B. Gentianaviolett 6 B	3,4—4,0
Auramin	5,0—6,0
Fuchsin	3,0—3,5

Harze und Fettsäure in Weingeist lösen, dann Farbstoff zusetzen. Nach Lagerung abgießen.

Kopal	10,0
Terpentinöl	12,0
Kienruß	2,0

Kopal schmelzen mit Terpentinöl mischen, Farbe anreiben.

Rote Tinte zum Schreiben auf Metall.

a) Karmin	10,0
Salmiakgeist	250,0
b) Gummi arabicum	30,0
Wasser	750,0

a) gut anreiben, auf offener Flamme leicht anwärmen, unter Erwärmen b) in kleinen Anteilen zugeben.

Tinte zum Schreiben auf Messing.

Kupferkarbonat, techn.	50,0
Wasser q. s.	
Salmiakgeist q. s.	
Glyzerin q. s.	

Das mit wenig Wasser angeriebene Kupferkarbonat wird mit Salmiakgeist bis zur Wiederauflösung und das Gemisch dann mit 10 Proz. Glyzerin versetzt.

Messing- und Stahlätztinten

zum Einätzen von Initialen usw. in Messing- oder -Stahlwerkzeuge usw.

Stahlgerät mit Deckwachs überziehen, Initialen usw. eingravieren, ätzen, mit Wasser spülen, Deckwachs mit Tetrachlorkohlenstoff oder Benzin abwaschen.

Ätzflüssigkeiten.

Rauchende Salpetersäure	1 ccm
Essigsäure 80 proz.	5 ccm

Vorsichtig unter Rühren mischen.

Kupfersulfat	30,0
Alaun	8,0
Kochsalz	5,0
Essig	125,0
Salpetersäure	gtt. XX

Kupfersulfat	
Kochsalz	aa
Wasser q. s.	

Die Salze werden jedes für sich fein gerieben, gemischt und mit Wasser zu dünnem Brei verrührt, aufgetragen.

Natriumchlorid	2,0
Salzsäure roh	10,0

Das feinst gepulverte Natriumchlorid wird mit der Salzsäure angerieben und aufgetragen.

Stahldruck- und -schreibätze „Meyer".

Acidum selenosum techn. crist.	75,0
Cuprum sulfuricum techn. crist.	85,0
Acidum nitricum (1,4)	100,0
Aqua	ad 1000,0

Lösen.

Deckwachs.

Asphalt	8,0
Pech, schwarz	2,0
Burgunderpech	2,0
Wachs, weiß	8,0

Zusammenschmelzen, warm auftragen.

Asphalt	11,0
Kolophonium	6,0
Mastix	18,0
Wachs	36,0
Talg	3,0

Zusammenschmelzen, warm auftragen.

Fettstifte für Glas, Porzellan.

Zeresin	40,0
Karnaubawachs	32,0
Japanwachs	24,0
Talkum	50,0
Farbstoff q. s.	

Wachse schmelzen, Talkum und Farbstoff einrühren, etwa 30 Min. im Wasserbad erhitzen, in geeignete Stangenformen gießen.

Fettstifte für Glas, Porzellan (Fortsetzung).

Farbstoffe.

Weiß: Zinkweiß	15,0
Blau: Pariserblau	12,5
Rot: Zinnober (imitiert)	15,0
Gelb: Chromgelb	15,0
Schwarz: Lampenschwarz	8,0

Farbstifte zum Schreiben auf Glas.

Schwarz.

Kienruß	10,0
Talg	10,0
Wachs	40,0

Weiß.

Kremserweiß	40,0
Wachs	20,0
Talg	10,0

Blau.

Berlinerblau	10,0
Wachs	20,0
Talg	10,0

Rot.

Zinnober	
Wachs	
Talg	aa

Gelb.

Chromgelb	10,0
Wachs	20,0
Talg	20,0

Die Farbstoffe werden mit den geschmolzenen Fettstoffen innig angerieben. Die Masse wird unter Rühren möglichst weit gekühlt und dann in gut gekühlte Stangenformen rasch ausgegossen, oder es werden aus der fast erkalteten Masse mittels einer Pillenstrangpresse Stifte gepreßt, die man dann zum Festwerden kühl lagert.

Glastinten.

Weiß.

Bariumsulfat	1,0
Wasserglas	3,0—4,0

Schwarz.

Chinesische Tusche	1,0
Wasserglas	1,0—2,0

Mit Stahlfeder auftragen.

Glas-(Porzellan-)Schreibtinte.

a) Methylenblau oder Methylviolett oder Nigrosin 1,0
Kolophonium 20,0
Spiritus 96 proz. 150,0
b) Borax 35,0
Wasser 200,0

a) und b) mischen.

Mastix	2,0
Äther	50,0

Man bestreicht die zu beschreibende Fläche mit der Flüssigkeit und schreibt nach dem Trocknen mit gewöhnlichem Bleistift.

Glasschreibtinte, wasserfest.

a) Borax 17,5
Wasser 500,0
Schellack, hell 35,0
b) Formaldehydlösung 2,5

a) bis zur Lösung kochen, b) zusetzen, dann färben mit (für je 1 kg)

Blau.
Alkaliblau 10,0

Rot.
Karminrot 15,0

Gelb.
{Auramin 10,0
{Goldorange 1,0

Schwarz.
{Alkaliblau 1,0
{Lampenschwarz 40,0

Schwarz muß trübe sein, die anderen Farben klar.

Stempelfarbe für Fleischbeschauer.

a) Anilinviolett 10,0
Aqua dest. 70,0
b) Acetum pyrolignosum 20,0
Spiritus 60,0
Glycerinum 30,0
c) Indigokarmin 7,0
Glycerinum 20,0

a) heiß lösen, b) zugeben, nach mehrtägigem Stehen kolieren, c) anreiben, zugeben.

Methylenblau 3 B 3,0
Spiritus 90 proz.
Glyzerin aa ad 100,0

Anreiben.

Tinten, Stempelfarben, Pausfarben und dergleichen. 171

Stempelfarbe für Fleischbeschauer (Fortsetzung).
Berlinerblau	2,0
Lindenkohle	3,0
Olivenöl q. s. zur dichten Paste.	

Gummistempel reinigen.
Man reinigt Gummistempel mit einer alten Zahnbürste und Seifenspiritus unter Nachspülen mit Wasser.

Wäschezeichentinte.
Anilinum hydrochlor.	30,0
Dextrin	10,0
Cuprum sulfuricum	20,0
Glycerinum	5,0
Aqua q. s. bis zur Dünnflüssigkeit.	

Die Pulver werden mit Glyzerin feingerieben und dann wird Wasser zugegeben.

a) Argentum nitricum	5,0
Liquor Ammonii caustici	10,0
b) Mucilago Gummi arab.	15,0
Natrium carbonicum	7,0

a) und b) getrennt lösen, mischen, bis zur Schwarzfärbung erhitzen. Nach dem Beschreiben der Wäsche bis zum Auswaschen 4 Wochen liegen lassen.

a) Argentum nitricum	6,0
Cuprum sulfuricum	15,0
Liquor Ammonii caust.	25,0
b) Natrium carbonicum	10,0
Gummi arabicum	10,0
Aqua dest.	34,0
c) Liquor Ammonii caust. q. s.	

a) und b) jedes für sich lösen, mischen, c) bis zur Klärung zugeben.

Bügelmuster-Pausfarben.
Flüssig.
Für helle Stoffe.
a) Sandarak	2,0
Kolophonium	1,0
b) Indigo	2,0
Tetrachlorkohlenstoff	10,0

a) zusammenschmelzen, die Anreibung b) zusetzen.

Für dunkle Stoffe.
a) Sandarak	2,0
Kolophonium	1,0
b) Zinkweiß	2,0
Tetrachlorkohlenstoff	10,0

Herstellung wie oben.

Honig	150,0
Glyzerin	10,0
Wasser	75,0
Sikkativ	10,0
Gummi arabic.	75,0
Phenol	2,0
Farbe Bleiweiß 10,0 oder	
Anilinfarbe q. s.	

Die Farben werden mit der Feder auf den Musterbogen aufgetragen, man läßt trocknen und bügelt dann ab.

Pulverförmig.
Dammar, plv.	
Kolophonium, plv.	aa 3,0
Indigo, plv.	4,0
(Zinkweiß, plv.	2,0)

Aufbürstfarben.
Als Aufbürstfarben verwendet man wasserlösliche Anilin- usw. Farbstoffe. Aus ihnen werden Gemische nach folgender Formel mit der Anweisung hergestellt, das Pulver in ½ l heißen Wassers gelöst mit einer nicht zu weichen Bürste aufzutragen.
Farbstoff	2,5
Alaun	12,0
Oxalsäure	1,0
Dextrin	4,5

Lichtpausverfahren.
Für schwarze Lichtpausen.
a) Ferrosulfat	10,0
Weinsäure	10,0
Gelatine	10,0
Wasser	100,0
Eisenchlorid	0,02
b) Gallussäure	4,0
Oxalsäure	1,0
Wasser	500,0

a) lösen, wobei das Eisenchlorid zuletzt zuzugeben ist. Lösung warm mittels Schwamm auf Papier streichen. Kopieren bis der Grund hell geworden ist, dann mit Lösung b) entwickeln.

Schreibmaschinenfarbbänder oder Stempelkissen auffrischen.

Methylviolett oder Methylenblau oder Nigrosin, lösl.	100,0
Glyzerin	450,0

Anreiben, erwärmen bis zur Lösung, auf etwa 50°, abkühlen lassen. Durch derartige Lösungen werden die zu erneuernden Farbbänder hindurchgezogen, oder man bürstet die Lösungen auf (Zahnbürste).

Hektographenmassen.

Leim	250,0	300,0	140,0
Wasser	250,0	500,0	160,0
Glyzerin	1000,0	1100,0	800,0

Zucker	75,0	—	—
Gelatine	450,0	125,0	100,0
Wasser	680,0	335,0	220,0
Glyzerin	1425,0	590,0	520,0

Man läßt den Leim (bzw. die Gelatine) in Wasser quellen, erhitzt dann im Dampfbade bis zur Lösung, gibt das Glyzerin (und den Zucker) zu, ferner ein Konservierungsmittel (Nipagin, das in zur Lösung des Leims zu verwendendem Wasser zuvor heiß gelöst worden ist, s. S. 117) und gießt dann aus.

Buchdruckwalzenmasse.

a)	Gelatine	50,0
	Aqua	16,0
b)	Glyzerin	50,0
	Borax	1,0
	Stearinöl	1,5

a) quellen lassen, im Dampfbad schmelzen, b) zusetzen.

Entfernung von Flecken.

Entfernen von Arznei- und ähnlichen Flecken.

In allen Fällen, wo man die anzuwendende Methode nicht als absolut sicher bereits kennt, empfiehlt es sich, eine kleine Probe an einer wenig sichtbaren Stelle des betreffenden Stoffes erst vorzunehmen. Man erkennt dabei auch, ob der Stoff dem Reinigungsmittel standhält.

Albarginflecken lassen sich, wenn sie noch frisch sind, mit Seifenwasser aus der Wäsche entfernen. Ältere Flecken verschwinden durch Behandeln mit warmer 10—20 proz. Natriumthiosulfatlösung.

Alkaliflecken. Flecken mit Wasser einweichen, dann bei gefärbten Stoffen mit Essig oder etwa 10 proz. Zitronensäurelösung behandeln, auswaschen. Bei Weißwaren ist etwa ½ proz. Salzsäure anwendbar, gut nachspülen. Eventuell mit Lackmus prüfen, ob alles Alkali entfernt ist.

Anilinfarben, Methylenblauflecken entfernt man mit Chlorlauge (Liquor Natrii hypochlorosi, Chlorkalkanreibung). Auch Ausziehen mit verdünnter Salzsäure hilft meist. In beiden Fällen muß mit Wasser gut nachgewaschen werden. Sehr beständige Anilinfarben lassen sich durch mehrstündiges Mazerieren mit 0,1 proz. Permanganatlösung, Nachspülen mit Wasser und Nachbehandlung mit Oxalsäurelösung entfernen.

Apiolflecken, von grünem Apiol. Entfernungsmittel sind Alkohol und Äther. Verbleibende grüne Farbflecken sind wie Chlorophyllflecken zu behandeln.

Argentum nitricum, Höllensteinflecken lassen sich, wenn sie nicht zu alt sind, schnell mit Zyankalilösung entfernen; man kommt auch zum Ziele durch Behandlung der Flecken mit 10 proz. Jodkaliumlösung. Die sich dabei bildenden gelben Jodsilberflecken entfernt man später mit Natriumthiosulfatlösung, oder man betupft sie mit Ammoniak, wäscht mit Seifenspiritus und dann in Wasser aus. Um Höllensteinflecken von der Haut zu entfernen, wird folgendes „Sublimatfleckwasser" empfohlen: Hydrarg. bichlorat., Ammon. chlorat. aa 10,0, Aqua dest. 80,0. Auch Betupfen der Flecken mit konzentrierter Kupferchloridlösung und Nachwaschen mit Thiosulfatlösung wird empfohlen. Vor Anwendung eines der genannten Mittel entfette man mit Tetrachlorkohlenstoff oder Ätherweingeist.

Aurum colloidale, Aurum chloratum, Goldflecken lassen sich von den Händen und ebenso aus der Wäsche leicht durch konzentrierte (etwa 20 proz.) Zyankaliumlösung entfernen.

Balsamum sulfuratum- (Haarlemer Öl-)Flecken versuche man mit Terpentinöl, Chloroform oder Schwefelkohlenstoff (feuergefährlich!), wenn nötig durch längeres Weichen darin, zu entfernen. Zum Schluß mit Wasser und Seife oder Quillajaabkochung waschen.

Bleiessigflecken (Bleiwasserflecken). Mit Bleiessig (Bleiwasser) verunreinigte Wäsche zeigt nach dem Behandeln mit Sauerstoffwaschmitteln oft gelbe Flecken, die sich mit Natron- oder Kalilauge (stark verdünnt) wie auch mit Essigsäure entfernen lassen. Sind Laugen verwendet worden, so ist mit Essig nachzuspülen.

Entfernung von Blutflecken. Bei frischen Flecken und sehr empfindlichem Gewebe versuche man folgendes Verfahren: Man stellt aus Reisstärke und Wasser aa einen Brei her und trägt davon auf den Fleck auf. Man hängt zum Trocknen. Durch Abblättern der angetrockneten Masse wird meist auch der in diese eingezogene Farbstoff mit entfernt. Eine Wiederholung kann zweckmäßig sein. Man kann ferner ein Herauswaschen des Fleckes mit verdünntem Salmiakgeist (1 + 5) oder mit Quillajarindenauszug versuchen. Wenn Stoff und Farbe es zulassen, verwendet man Wasserstoffsuperoxydlösung. Man entfettet zunächst durch Betupfen mit Tetrachlorkohlenstoff, und tropft dann 3 proz. Wasserstoffsuperoxydlösung, erforderlichenfalls mit doppelter Menge Wasser verdünnt, auf, bis die Schaumbildung aufhört; dann wird mit Wasser, dem ganz wenig Salmiakgeist zugesetzt ist (etwa 1 : 30), gut ausgewaschen. Es kann auch ein Versuch unternommen werden, mit einer Lösung von Trinatriumphosphat die Flecken auszuwaschen.

Brandlinimentflecken. Mit Tetrachlorkohlenstoff die Kalkseifenflecken entfernen. Verbleibende Kalkreste lassen sich mit verdünnter Essigsäure leicht beseitigen. Oder: Stoff anfeuchten, mit einem in Terpentinöl getauchten Schwamm abreiben, dann mit Filtrierpapier bedeckt heiß bügeln, schließlich in warmem Seifenwasser auswaschen.

Bromflecken. Bromspritzer so schnell wie möglich mit weingeistiger Ammoniaklösung (Spiritus Dzondii) und Nachwaschen mit reinem Wasser beseitigen.

Captol-Flecken. Flecken mit Essig anfeuchten, mit Ferrosulfatlösung betupfen, dann eine konzentrierte Kaliumbioxalatlösung aufstreichen, heiß überbügeln und mit Wasser auswaschen.

Chlorophyllflecken. Bei frischen Flecken (Gras usw.) ist konzentrierter warmer Alkohol anwendbar; bei älteren Natriumperboratlösung, ammoniakalische Wasserstoffsuperoxydlösung, verdünnter weingeistiger Salmiakgeist, verdünnte Zinnchloridlösung; bei hartnäckigen Flecken Chlorkalk, Bleichwasser, schweflige Säure, Hydrosulfit, Bisulfite u. a.

Chromsäure- (Chromat-) Flecken. Schwache schweflige Säure in wässeriger Lösung oder konzentrierte, mit einigen Tropfen Schwefelsäure versetzte Natriumthiosulfatlösung auftropfen, dann gründlich auswaschen. Wenn die Stoffe es vertragen, kann man mit Bleiazetatlösung auf der Faser Bleichromat fällen und dieses nach dem Auswaschen mit destilliertem Wasser mit Natronlauge auflösen.

Chrysarobinflecken werden am besten mit Hilfe von Benzol entfernt, auch Chloroform, Tetralin und absoluter Alkohol führen zum Ziel. Erwärmen der Lösungsmittel steigert ihre Wirkung.

Cignolinflecken. Man wäscht am besten mit Benzol, Chloroform oder absolutem Alkohol aus. Erwärmen verstärkt die Wirkung.

Darmgleitmittel-Flecken. Fett mit Tetrachlorkohlenstoff oder Benzin, Emulgierstoffe dann mit Seifenspiritus, Seifenwasser oder Quillajarindenabkochung beseitigen.

Eisenflecken. Flecke von Eisenchlorid, Eisentinkturen, Rost u. a. weichen einer Behandlung mit Chlorzinnlösung 10 proz., Zitronensäurelösung etwa 10 proz., warmer 5 proz. Oxalsäure- oder Kleesalzlösung unter Zusatz von Glyzerin, heißer Natriumpyrophosphatlösung; ferner eignen sich schwache wässerige Lösungen von Ammoniumfluorid oder Kaliumbifluorid (in Blei-, Guttapercha-, Paraffin- oder Holzgefäßen arbeiten!). Ferner besonders bei Weißwaren: Flecken, mit Oxalsäure bestreuen, dann in mit etwas Schwefelsäure angesäuerte $^1/_{10}$-Normal-Kaliumpermaganat tauchen, anwärmen, Wasserstoffsuperoxydlösung in kleinen Anteilen bis zur Entfärbung zugeben, mit Wasser, dann mit Sodalösung und zuletzt wieder mit Wasser spülen. Bei Weißwaren kommen ferner Hydrosulfite, z. B. das Natriumhydrosulfit (aufstreuen und Wasser aufträufeln), in Betracht. In allen Fällen ist mit Wasser gut nachzuwaschen.

Entwickler- (Hydrochinon-) Flecken. 1. Betupfen mit 10 proz. Ferrosulfatlösung, anschließend Behandlung mit konzentrierter Kleesalzlösung. 2. 5 proz. Natriumsulfitlösung der 1 Proz. Zitronensäure zugesetzt ist. 3. Ammoniakalische Wasserstoffsuperoxydlösung. 4. Burmol (I. G. Farbenindustrie). 5. In Liquor Natrii hypochlorosi oder Chloraminlösung einige Minuten einweichen, dann für einige Minuten in 2 proz. Salzsäure bringen. Zuerst mit Natriumthiosulfatlösung, dann mit Wasser nachwaschen.

Essigsaure Tonerde-Flecken. (Nur für frische Flecken.) 1. Einweichen des Stoffes in 5 proz. Sodalösung, nachfolgend Betupfen mit verdünnter Salzsäure, Wasserspülen. 2. Essigsäure 80 proz., Wasserspülen. 3. Weinsäurelösung, Wasserspülen.

Fixierbadflecken. Flecken von frischem Fixierbad werden mit Kaliumpermanganatlösung befeuchtet, dann mit Schwefelammonium behandelt und gut mit Wasser gespült.

Flecken von schon gebrauchtem, also silberhaltigem Fixierbad werden wie Silbernitratflecke behandelt.

Fluidextraktflecken. In den meisten Fällen genügt 20—30 proz. Weingeist und eine Nachbehandlung mit Seifenspiritus bzw. Seifenwasser, um die Flecke zu beseitigen.

Gallenfarbstoffflecken. Abreiben mit Äther, Spiritus aethereus, Spiritus, Auswaschen mit warmem Wasser.

Hämoglobinflecken. Frische Flecken (Blut usw.) mit lauwarmem Wasser auswaschen, ältere mit warmer Boraxlösung, verdünntem Salmiakgeist oder Seifenspiritus erweichen und eventuell mit 2 proz. Kleesalzlösung nachbehandeln; bei alten Flecken sind auch Pepsin-Salzsäurelösung oder andere Enzym-Präparate anwendbar.

Harzflecken entfernt man mit starkem Spiritus (siehe auch Kanadabalsam).

Ichthyolflecken lassen sich aus der Wäsche durch warmes Seifenwasser entfernen.

Jodflecken verschwinden von den Händen und aus der Wäsche, wenn man sie mit Zyankaliumlösung, Ammoniak oder Natriumthiosulfatlösung befeuchtet.

Kaliumpermanganatflecken. Die braunen Manganflecken werden entfernt mit verdünnter schwefliger Säure, verdünnter Salzsäure, Oxalsäurelösung, Sulfitlaugen, Hydrosulfiten. Z. B. wie folgt behandeln: Mit einer 20 proz. Lösung von Natrium subsulfur. bestreichen, dann mit verdünnter Salzsäure betupfen, gut auswaschen. Bei empfindlichen Stoffen und Marmor, die eine saure Behandlung nicht vertragen, befeuchtet man die Flecken mit Schwefelammoniumlösung, wäscht aus und löst das gebildete Mangansulfid mit 10 proz. Zyankaliumlösung.

Kaffeeflecken siehe Milchkaffeeflecken.

Kanadabalsamflecken. Frische wie angetrocknete Flecken lassen sich entfernen mit Äther, Amylalkohol, Benzol, Chloroform, Terpentinöl, Tetrachlorkohlenstoff, Schwefelkohlenstoff und Toluol; in den meisten Fällen auch mit Alkohol, Azeton, Methanol, Essigäther und Petroläther.

Kautschukpflasterflecken werden aus Wäsche mit Benzin, Benzol und Chloroform, von der Haut mit den gleichen Lösungsmitteln, oftmals auch mit schon fetten Ölen entfernt.

Kollodiumflecken. Als Lösungsmittel dienen Äther und Ätherweingeist. Zurückbleibende Farbflecken z. B. von grünem Salizylkollodium sind wie Chlorophyllflecken zu behandeln.

Kopaiva-Balsam-Flecken. Zum Auflösen der Flecken dienen Äther, Terpentinöl, Chloroform, Benzol, Essigäther, Petroläther, Alkohol und Schwefelkohlenstoff.

Kopierstiftflecken. Wässerige Natriumbisulfitlösung, Brennspiritus aa. Mit dieser Mischung wird die Stelle mehrfach behandelt, dann mit Weingeist und zuletzt mit Wasser ausgewaschen.

Kupfersalzflecken werden mit warmer, etwa 30 proz. Jodkaliumlösung entfernt, oder man betupft die Stellen mit 10 proz. Essigsäure, darauf mit lauwarmer 20 proz. Natriumchloridlösung; ferner kann Zyankaliumlösung angewendet werden.

Lebertranflecken. Tranflecken und solche von eingetrockneter Lebertranemulsion behandelt man mit Tetrachlorkohlenstoff, Benzol und Schwerbenzin. Das beste Lösungsmittel für Tranflecken ist Methylal. Eventuell ist ein Nachwaschen mit Seifenwasser bzw. Seifenspiritus notwendig.

Leimflecken. Flecken mit heißem Sodawasser zu erweichen versuchen. Mit Seife-Soda-Wasser nachwaschen. Spülen.

Leinölflecken. Zum Auflösen der Flecken (auch bereits eingetrockneter) eignen sich am besten Tetralin, Hexalin und warmer Amylalkohol. Bei Weißwaren und echtfarbigen Sachen ist ein Zusatz von spirituosem Salmiakgeist angebracht.

Lorbeerölflecken werden wie Fettflecken, verbleibende grüne Farbflecken wie Chlorophyllflecken behandelt.

Mastisolflecken löst man mit Äther, Azeton, Benzol, Chloroform und Tetrachlorkohlenstoff.

Milchkaffeeflecken. Aus ungefärbten Stoffen. Mit Benzin oder Tetrachlorkohlenstoff entfetten, dann mit 0,5 proz. schwach ammoniakalischer Wasserstoffsuperoxydlösung bleichen. Gut auswaschen.

Aus farbigen Stoffen: Fleck erst mit Tetrachlorkohlenstoff oder ähnlichem Fettlösungsmittel behandeln. Dann mit Glyzerin befeuchten, nach 10 Min. mit Wasser oder Quillajarindenabkochung ausreiben.

Mineralöl- (Paraffinöl)flecken. Mit Äther, Benzin, Benzol, Chloroform, Dichloräthylen, Tetrachlorkohlenstoff behandeln.

Naphtholflecken. Man versuche es zunächst mit Zitronensäurelösung. Hilft dies nicht, so betupfe man zunächst mit 10 proz. Eisenvitriollösung, behandle nach einiger Zeit mit Oxalsäurelösung und wasche mit Wasser nach.

Öl- und Fettflecken. Wie Mineralölflecken; man arbeitet zweckmäßig auf Unterlagen aus Filtrierpapier, Leinenlappen, Kieselgur, Kaolin usw., um die Fettlösung aufsaugen zu lassen.

Perubalsamflecken sind meist sehr hartnäckig. Durch anhaltende Behandlung mit Chloroform, Essigäther oder Amylalkohol sollen sie aus weißer Wäsche zu entfernen sein. Alte Flecke vorher mit Benzylbenzoat einweichen.

Pflasterflecken werden mit Terpentinöl oder Chloroform ausgewaschen.

Pikrinsäureflecken. Man läßt kurze Zeit (etwa eine Minute) die Lösung irgendeines Alkalisulfids, z. B. von Kalium sulfuratum, auf die Flecken einwirken und wäscht dann mit Seife und Wasser gut nach. Ferner wurde empfohlen, frische Pikrinsäureflecken mit einem Brei aus Magnesiumkarbonat und Wasser zu bedecken und nach einiger Zeit den Brei mit dem Finger auf dem Fleck zu verreiben.

Protargolflecken lassen sich, so lange sie frisch sind, leicht mit Seifenwasser auswaschen. Ältere, durch Belichtung dunkel gewordene Flecken können durch Behandlung mit Jodkaliumlösung, Thiosulfatlösung oder Ammonpersulfatlösung, auch durch Wasserstoffsuperoxyd und Ammoniak entfernt werden.

Pyrogallolflecken. Wenn diese Flecken alt sind, ist jede Mühe vergebens. Noch nicht zu alte Flecken zu entfernen oder doch sie weniger bemerkbar zu machen, gelang auf folgende Weise. Man läßt eine 5—10 proz. Ferrosulfatlösung so lange unter Erwärmen auf die Pyrogallolflecken wirken, bis dieselben tief schwarzblau geworden sind. Dann wäscht man gut mit Wasser nach und behandelt die zurückbleibenden Flecken sofort mit Kleesalzlösung. Nach dem Verschwinden der Farben ist sorgfältig mit Wasser nachzuspülen. Wenn nötig, wiederholt man das Verfahren bis zum Erfolg.

Quecksilbersalzflecken (Sublimat usw.). Jodtinktur aufträufeln, das gebildete Quecksilberjodid mit starker Jodkaliumlösung entfernen; ferner mit Zyankaliumlösung oder Jodkaliumlösung eintrocknen lassen. Flecken dann mit warmer Natriumthiosulfatlösung auswaschen.

Reagenzienflecken. Esbachsche Lösung: wie Pikrinsäure; Fehlingsche sowie Hainesche Lösung: wie Kupfersalz; Günzburgsche Lösung: wie Pyrogallol; Giemsa-Lösung, Löfflers Methylenblaulösung, Karbol-Fuchsinlösung, Gentianaviolettlösung, Indikatorenfarbstofflösungen: wie Teerfarbstoffe; Lugolsche Lösung: wie Jod; Mayers und Neßlers Reagens: wie Quecksilbersalz; Weigertsche Lösung sowie Stockesche Flüssigkeit: wie Eisensalz.

Resorzinflecken. Frische Flecken behandle man mit Glyzerin, Dichlorhydrin, Äther, Alkohol, ältere mit Zitronensäurelösung; sehr alte sind wie Teerfarbstoffflecken zu behandeln.

Rhabarberflecken. Zur Entfernung von Rhabarberflecken aus hellen Stoffen wird heißes Benzol empfohlen. Zur Reinigung der Hände dürfte die Zuhilfenahme von etwas Essig oder Bimssteinseife genügen.

Rivanolflecken. a) Baumwollene und Leinen-Wäsche wird in eine Lösung, die auf je 1 Liter Wasser 1 g übermangansaures Kali und etwa $^1/_8$ Liter Essig enthält, 3—4 Stunden unter zeitweiligem Umrühren belassen, gut in Wasser gespült und nunmehr einige Zeit in Natrium-Bisulfitlösung (40 g auf je 1 Liter Wasser) gelegt. Nach der Behandlung mit Bisulfit-Lösung säuert man die Wäsche kurz in verdünntem Essig an; hierauf wird gut nachgespült. b) Wolle, Kunstwolle, Halbwolle: Man gießt in einen Holzbottich kochendes Wasser und fügt je Liter etwa $^1/_8$ Liter Essig hinzu, gibt in diese Mischung die Wäsche und beläßt sie unter wiederholtem Umrühren $^1/_2$ Stunde darin. Hierauf spült man die Wäsche sehr gründlich mit reinem Wasser nach. Nötigenfalls ist das Verfahren zu wiederholen. Stark gebräunte Rivanolflecke behandelt man indem man die Wäsche nachträglich noch in warmes Wasser, dem man je Liter $^1/_8$ Essig und 1 Eßlöffel voll Wasserstoffsuperoxyd (3 proz.) zugesetzt hat, einlegt.

Rizinusölflecken. Mit absolutem Alkohol, Äther, Chloroform, Benzol behandeln. Benzin bzw. Gasolin sind zum Entfernen nicht geeignet.

Rotweinflecken. 1. Eau de Javelle, Aqua aa. Auftropfen. Nach einigen Minuten gut auswaschen. 2. Acidum citricum 5,0, Aqua ad 50,0. Auf die Flecken auftropfen, nach 5 Min. auswaschen. 3. Wasserstoffsuperoxyd 5,0, Salmiakgeist, Wasser aa 50,0. Eintauchen. Nach 5 Minuten gut auswaschen.

Salbenflecken sind im allgemeinen wie Fettflecken zu behandeln. Bei färbenden Salben sind nach Entfernung der Fettbestandteile die entsprechenden Verfahren anzuwenden, siehe z. B. unter Chrysarobin, Silbernitrat u. a.

Salvarsanflecken. Die Stoffe werden mit Seife gewaschen, wenn die Flecken noch frisch sind. Ältere Flecken sind nicht zu entfernen.

Säureflecken in farbigen Kleiderstoffen werden mit Ammoniak oder Natriumbikarbonat behandelt und gut nachgewaschen.

Silbersalze siehe Argentum nitricum.

Stempelfarbenflecken. Manche schwarzen Stempelfarben lassen sich durch Waschen mit Benzol entfernen oder wenigstens aufhellen. Stempelfarben als Teerfarben verschwinden oft ganz beim Waschen mit Weingeist (Brennspiritus). Wenn nötig und möglich, lasse man Betupfen mit 0,5 proz. schwach ammoniakalischer Wasserstoffsuperoxydlösung folgen. Danach gut spülen.

Tannin-(Gerbstoff)flecken. Man wendet an: verdünnte Essigsäure, Wein- oder Oxalsäurelösung, ein Gemisch aus gleichen Teilen Weingeist, Glyzerin oder Dichlorhydrin und Wasser; bei stark gefärbten Flecken auch Sulfitpräparate. Sie lassen sich auch mit Bleiessig entfernen. Auch Behandlung mit Eisenvitriol und Entfernen der so entstandenen Tinte durch Kleesalz wird empfohlen.

Targesinflecken werden mit 20 proz. Natriumthiosulfatlösung behandelt.

Teer- und Teerpräparateflecken. Erweichen erhärteter Flecken mit warmem Öl, dann Benzol, Xylol, Chloroform, Tetrachlorkohlenstoff, Trichloräthylen, Tetralin oder Dekalin zum Auflösen (Filtrierpapierunterlage) nehmen, mit Seifenspiritus oder

Entfernung von Flecken.

Seifenwasser nachwaschen. Bei waschechten Stoffen ist Hexalinseife unter Zusatz von Tetrachlorkohlenstoff anwendbar.

Teerfarbstoffe. Man verwendet Wasserstoffsuperoxyd, Perborate, Peroxyde (Sauerstoffpräparate bei Seide und empfindlichen Stoffen); Chlorkalk, Hypochloritlösungen, Chloramin, Aktivin u. a. Chlorpräparate bei Leinen, Baumwolle und Papier (Nachbehandlung mit Natriumthiosulfatlösung oder schwachem Salmiakgeist empfehlenswert); schweflige Säure, Sulfitlaugen, Bisulfite, Hydrosulfite (bei allen Stoffarten, z. B. Wolle, Seide und Mischgeweben, ferner Holz, Papier u. a. anwendbar). — Oft genügt die Anwendung von heißem Glyzerin oder von Dichlorhydrin bzw. von Essigsäure, Wein- oder Zitronensäure. Auch mit starkem Seifenspiritus kann man Erfolg haben. Es sind stets an einer unauffälligen Stelle Vorversuche zu machen, ob der Stoff die Behandlung verträgt. In jedem Falle muß gut ausgewaschen werden.

Thiolflecken. Auswaschen mit lauwarmem Seifenwasser.

Tintenstiftflecken (Methylviolett). Von der Haut entfernt man sie mit konzentriertem Glyzerin, Dichlorhydrin, Äthylenglykol; aus Stoffen mit den gleichen Mitteln, bei hartnäckigen Flecken behandelt man sie wie Teerfarbstoffflecken.

Traumatizinflecken. Man verwendet Chloroform, Schwefelkohlenstoff, auch Äther oder Alkohol.

Trypaflavinflecken werden mit Aflavol entfernt. Wäsche wird in der üblichen Weise eingeweicht, abgeseift, durchgespült, und dann in einem Kessel in einer Lösung, die je Liter 25 g Aflavol enthält, 15—20 Minuten lang gekocht. Hierauf wird die Wäsche in der üblichen Weise weitergewaschen. Aus wollenen Kleidern sollten sowohl Trypaflavin- als auch Argoflavinflecken möglichst bald entfernt werden, bevor ein Eintrocknen der Lösung erfolgt. Es genügt dann meist Waschen in warmem Wasser mit etwas Seife, gutes Nachspülen. Sind die Flecken bereits eingetrocknet, so wird das Kleidungsstück mit warmem Wasser ausgewaschen. Man erwärmt darauf Wasser auf ungefähr 50^0, setzt je Liter 2 g Salzsäure zu und behandelt das Kleidungsstück $^1/_4$ Stunde lang mit dieser Lösung. Dann ist gründlich zu spülen und zu trocknen.

Tumenolflecken. Seifenwasser entfernt die Flecken beim Waschen.

Vioformflecken entfernt man durch 2 stündiges Einweichen des Wäschestückes in 2 proz. Essigsäure, Nachspülen und Auswringen. Darauf legt man die Wäsche 1 Stunde in 2 proz. Thiosulfatlösung, wäscht gut nach, kocht schließlich 10 Minuten in Seifenwasser und spült mit kaltem Wasser nach.

Wollfett- (Lanolin)flecken entfernt man mit Äther, Azeton, Benzol, Benzin, Chloroform; nicht geeignet ist Spiritus.

Fleckwässer.

Tetrachlorkohlenstoff.

Tetrachlorkohlenstoff	850,0
Schwerbenzin	150,0

Essigäther	120,0
Äther	120,0
Terpentinöl	120,0
Benzin	640,0

Benzin	80,0
Äther	8,0
Essigäther	5,0
Spiritus 96 proz.	2,0
Salmiakgeist 0,910	2,0
Leichtes Kampferöl	2,0

a) Ölsäure	5,0
Spiritus 96 proz.	20,0
Kalilauge 50^0	2,0
b) Benzin	70,0
Äther	3,0

a) gut mischen, nach 1 Stunde b) zusetzen, kräftig schütteln.

Tetrachlorkohlenstoff	60,0
Benzin	35,0
Ölseife, wasserfrei (Kaliumoleat)	5,0
Aqua	4,0
Sapo domesticus	4,0
Natrium carbonicum	0,5
Fel Tauri	1,0

Heiß lösen, bald verwenden.

Radierwasser.

Oxalsäure	80,0
Natriumhyposulfit	20,0
Wasser	900,0

Tintentod.
2 Lösungen
a) Kaliumpermanganatlösung mit Phosphorsäure angesäuert.
b) Natriumbisulfit in wässeriger Schwefligsäurelösung gelöst.
Mit a) betupfen, Rest von a) mit gutem Filtrierpapier aufsaugen, b) auftupfen.

Tintenflecken aus Holz, Bein und dgl. entfernen.
1. Etwa vorhandenen Lack mit Weingeist oder Benzin entfernen.
2. Feingepulverte Zitronensäure oder Oxalsäure mit Wasser angefeuchtet auflegen. Nach 1—2 Stunden mit Wasser abwaschen.
3. Mit Liquor Natrii hypochlorosi oder mit ammoniakalischer Wasserstoffsuperoxydlösung betupfen.
4. Mit Wasser, Seife (und Bürste) waschen.
(3. nur, falls 2. nicht genügend gewirkt hat, versuchen.)
Nach Entfernung der Flecken Lacküberzug wiederherstellen.

Tintenflecken aus Leder entfernen.
1. Mit Benzin entfetten.
2. Wenn angängig, mit feinstem Schmirgelpapier die Hauptmenge unter kreisförmigen Bewegungen abreiben.
3. Bleichen.
a) Kaliumpermanganatlösung, 1 proz., auftragen, mit Natriumthiosulfatlösung 1 : 10 betupfen, mit roher verdünnter Salzsäure 1 : 4 entfärben, mit Wasser nachwaschen, trocknen lassen.
b) Hydrogenium peroxydatum solutum Spiritus saponatus aa.
Mit dieser Lösung die Flecken abreiben. Mit Wasser spülen, trocknen lassen.
4. Je nach Art des Leders leicht einfetten (Degras, Lebertran, Rizinusöl) oder mit einer spirituösen Farblösung oder mit einer Farbcreme wieder auffärben.

Tuscheflecken.
1. Einweichen in Sodawasser oder hexalinhaltigem Seifenwasser. Spülen.
2. Abreiben mit Brennspiritus.
3. Wenn nötig Bleichen mit Eau de Javelle, Chloramin oder ammoniakalischer Wasserstoffsuperoxydlösung. Gut spülen.

Schreibmaschinen-Farbbandschrift entfernen.
Frische Schrift läßt sich meist (blau, violett) mit Brennspiritus abwaschen. Eingetrocknete Schrift kann manchmal durch Behandeln mit verdünnter Essigsäure und Burmol gebleicht werden. Schwarze, unter Verwendung von Lampenschwarz hergestellte Farben trotzen der Bleichung.

Fliegenschmutz aus Geweben entfernen.
Man entfettet erst mit einem Brei aus Magnesia und Petroläther und behandelt dann mit der Bürste, wenn nötig mit warmem Wasser, dem man etwas Salmiakgeist zugegeben hat.
Man wäscht mit warmem Wasser, dem man ein Gemisch von Savonade und Tetrachlorkohlenstoff (90 : 10) oder (70 : 30) zugesetzt hat.

Fettflecken aus Papier und Pappe entfernen.
Fettflecke von trocknenden Ölen sind, wenn sie alt sind, schwer entfernbar.
1. Mit Benzin, Benzol oder Tetrachlorkohlenstoff abreiben. (Vorsicht falls farbige oder bedruckte Papiere oder Pappen.)
2. Bolus mit Benzin, Benzol oder Tetrachlorkohlenstoff zur Paste anreiben, Paste auflegen, mehrfach wechseln. (Betreffs Farben siehe oben.)
3. Meerschaumpulver (von Herstellern von Meerschaumwaren zu beziehen) messerrückendick aufstreuen, bestreute Stelle gut beschweren. Ein bis mehrere Tage liegen lassen.

Fettflecken von Marmor entfernen.

Magnesia usta	
Benzin	
Chloroform	aa q. s.

Man formt eine Paste, die man dick auflegt und öfters erneuert. Um zu rasches Verdunsten zu verhüten, überdeckt man mit einer Glas- oder Porzellanschale.

Entfernung von Flecken.

Fettflecken (Tranflecken) aus farbigen Schuhen entfernen.
Man reibt mehrfach mit Tetralin ab, oder legt einen Tetralin-Magnesiabrei auf die Flecken auf. Nachher muß mit einer guten Terpentinöl-Wachsschuhcreme behandelt werden.

Fettflecken aus empfindlichen Stoffen entfernen.
(Besonders für farbig-fettige Flecken, wie Soßenflecken, Milchkaffeeflecke u. dgl. geeignet.)

Salmiakgeist	25,0
Äther	50,0
Benzin	20,0
Lavendelöl	5,0
Quillajatinktur	250,0
Weingeist 90 proz.	540,0
Wasser	100,0
Kaliseife	10,0

Ohne Wärmeanwendung lösen bzw. mischen; nach mehrtägigem Stehen filtrieren.

Kaliumpermanganatflecken von Marmorplatten entfernen.
Waschen mit Natriumbisulfitlösung, nachpolieren mit Pariserrot oder Tripel.

Milchflecken von Marmorplatten entfernen.
Man reibt mit Marmorstaub oder einem wässerigen Brei von 5 Teilen Kaolin und 1 Teil Kieselgur ab und poliert dann mit Marmorpolitur (s. d.) nach.

Schweißflecken aus Seide entfernen.

Ammoniakflüssigkeit	20,0
Wasser	80,0

Boraxlösung.
Mit einer der genannten Lösungen auswaschen, nachspülen.

Stockflecken entfernen.
Stockflecken sind stets mit einer Strukturänderung des Materials verbunden, eine völlige Wiederherstellung des ursprünglichen Zustandes ist daher kaum zu erwarten.

Aus Lederwaren.
Einhängen der Lederwaren für längere Zeit in einen verschlossenen Behälter, dessen Boden mit Ammoniumkarbonat bedeckt ist.

Aus Wäsche (auch Seide).

Hydrogenium peroxydatum sol.	6,0
Liquor Ammonii caustici	1,0
Aqua dest.	25,0

Flecken öfters benetzen, schließlich auswaschen.

Aus Seidenstoffen

Ammonium carbonicum	3,0
Natrium chloratum	5,0
Aqua dest.	ad 100,0

Flecken öfters betupfen, gut ausspülen, an der Sonne trocknen lassen.

Aus alten Kupferstichen.

Wasserstoffsuperoxyd	200,0
Wasser	800,0

Die Stiche werden eingetaucht, durch reines Wasser gezogen und zwischen Glasplatten in der Sonne getrocknet.

Aus alten Stahlstichen.

Natrium phosphoricum	8,0
Aqua	90,0

Je nach Intensität der Flecken 1—30 Stunden in die Lösung einlegen und zwischen Glasplatten in Zugluft trocknen.

Tabakflecken von der Haut entfernen.
(Zigarettenfinger bleichen.)
Waschungen mit Bimssteinseife und anschließend Betupfen mit einer Lösung von

Hydrogenium peroxydatum sol.	
Liquor Ammonii caust.	aa

Für frische Flecken:
a) Kalium permanganicum 5,0
   Aqua 100,0
b) Kalium bioxalicum 2,5
   Aqua 100,0

Mit Seife waschen, spülen, Flecken erst mit a), dann mit b) betupfen, mit Wasser nachwaschen.

Tabakflecken von der Haut entfernen (Fortsetzung).
Für alte Flecken:
a) Kalium permanganicum 5,0
　Aqua 100,0
b) Natrium subsulfurosum 5,0
　Aqua 100,0
c) Acidum hydrochloricum.

Mit Seife waschen, spülen. Flecken erst mit a), dann mit b), dann mit c) betupfen, mit Wasser nachspülen.

Walnußflecken von Händen entfernen.
a) Natrium sulfurosum 5,0
　Aqua dest. ad 100,0
b) Salzsäure.

Mit a) betupfen, trocknen lassen, mit b) bestreichen, ohne Seife gut mit Wasser spülen.

Flecken in Marmor von Silbernitrat oder Kaliumpermanganat oder Eisensalzen.
Bedecken des Fleckes mit einer aus Schwefelammonium und Kaolin hergestellten Paste, wobei Sulfide gebildet werden. Entfernen dieser Paste, kurzes Abwaschen mit Wasser und erneutes Bedecken der Flecken mit einer Paste aus Kaolin und 20 proz. Zyankaliumlösung (Vorsicht!!). (Die Sulfide von Ag, Mn und Fe sind frisch gefällt in Zyankalilösung löslich.)

Pflege von Kunstgegenständen und Ähnlichem.

Lack für Ölgemälde.
Sandarak	3,0
Mastix	1,0
Schellack	1,0
Kolophonium	1,0
Dammar	1,0
Venez. Terpentin	1,0
Alkohol, absol.	10,0
Terpentinöl, rekt.	20,0

Die Harze in heller Qualität, gepulvert anwenden. Lösung gut absetzen lassen.

Benzin	1000,0
Dammar	500,0

Das Benzin (niedrigsiedend) ist mit Natriumsulfat zu entwässern. Das Dammarharz soll möglichst hell, durchsichtig und gut getrocknet sein.

Ölgemälde reinigen.
Kartoffeln roh reiben, Saft durch ein Leinentuch abpressen. Mittels Wattebausch, der mit Kartoffelwasser getränkt ist, reibt man das Gemälde mehrfach vorsichtig ab, trocknet durch Abtupfen mit Mull. Nach völligem Trocknen überreibt man leicht mit einem in Mohnöl getauchten Wattebausch.

Man nimmt die Gemälde aus dem Rahmen und fährt mit einer frisch aufgeschnittenen Zwiebel in geraden Strichen von oben nach unten und von rechts nach links mehrmals (unter Erneuerung der Zwiebelschnittfläche) über das Gemälde. Dann wird mit Mull abgetupft.

Fixatif für Pastellkreidezeichnungen.
Sandarak	80,0
Spiritus	920,0

Lacca alba	30,0
Colophonium	5,0
Alcohol absolutus	1000,0

Lacca alba	100,0
Alcohol absolutus	400,0

Sandarak	4,0
Weingeist 96 proz.	14,0
Terpentin, dick	1,5

Mastix	1,0
Terpentin, dick	1,0
Weingeist 96 proz.	14,0

Lackfirnis für Aquarellbilder.
Sandarak	165,0
Mastix	66,0
Kampfer	8,0
Weingeist	345,0

Am warmen Ofen unter öfterem Schütteln lösen, absetzen lassen, abgießen.

Pflege von Kunstgegenständen und Ähnlichem. 181

Bilderrahmen antiquisieren.

Liegt gefärbte Aluminiumbronze vor, so gelingt etwas Derartiges nicht. Für echte Goldauflage oder Messing- usw. Auflage eignet sich ein- bis mehrfaches Betupfen mit einer Lösung von

Schwefelkalium	10,0
Ammoniumkarbonat	20,0
Wasser	ad 1000,0

Der Erfolg zeigt sich nach längerer Einwirkung.

Marmorpolitur.

Zinnasche	20,0
Präzipitiertes Kalziumkarbonat	30,0
Hartparaffin	20,0
Terpentinöl	30,0

Man schmilzt Paraffin, rührt Terpentinöl (feuergefährlich) ein und verarbeitet mit dem Gemisch die Pulvermischung.

Wachs	10,0
Japanwachs	2,0
Terpentinöl	88,0

Vor Anwendung dieser Politur ist mit Marmorstaub abzureiben, um Unebenheiten zu entfernen.

Gipsbüsten reinigen.

Farbflecken werden vorsichtig abgekratzt und die etwa entstehenden Löcher mit dünn angerührtem Alabastergips ausgefüllt, wobei man sorgsam nachmodelliert. Fettflecken werden durch Auflegen von mit Tetrachlorkohlenstoff getränkten Leinenlappen entfernt.
Dann wird die Büste mit einer Anreibung von

Zinkoxyd, roh	5,0
Milch, ungekocht	95,0

abgewaschen.

Um Staub und Flecken (nicht Fettflecken) von Gipsbüsten zu entfernen, stellt man sie für mehrere Stunden in gesättigte Gipslösung und bearbeitet sie dann in dieser Lösung mit einem dicken und weichen Haarpinsel.

Verstaubte Gipsbüsten bepinselt man mit Stärkekleister. Man läßt ihn antrocknen. Er blättert dann ab und entfernt dabei die Unreinlichkeiten.

Elfenbein reinigen.

Man verwendet wässerige Zitronensäurelösung 5—10 proz. Man legt den Gegenstand in diese Lösung, bürstet ihn darin mit einer weichen Bürste und spült schließlich mit Wasser nach.

Geigenlack.

Schellack, orange	24,0
Mastix (Tränen)	12,0
Sandarak	48,0
Elemi	12,0
Drachenblut	6,0
Orlean	1,5
Spiritus 96 proz.	ad 500,0

Durch längeres Stehenlassen an einem mäßig warmen Orte lösen, nach dem Absetzen klar abgießen.

Bleichen von Schädeln, Geweihen u. dgl.

1. Zwecks Entfettung in 5 proz. Sodalösung solange kochen, bis sich Fleisch, Fett usw. leicht ablösen lassen. Herausnehmen, in lauwarmer Sodalösung nochmals spülen bzw. bürsten, dann mit klarem Wasser spülen. Darauf

2. entweder: Mit 5 proz. Kaliumpermanganatlösung bestreichen, eintrocknen lassen. Darauf mit 10 proz. Natriumthiosulfatlösung bestreichen, eintrocknen lassen. Darauf mit roher Salzsäure, 1 + 1 mit Wasser verdünnt, rasch überstreichen (Wattebausch um Holzstab gewickelt), sofort in Wasser spülen.

Oder:
Einlegen in eine Lösung aus

Wasserstoffsuperoxydlösung	60,0—100,0
Wasser	1000,0
Salmiakgeist	4,0

Sobald die Bleichung genügt, mit klarem Wasser gut spülen.

3. Nach dem Trocknen mit einer dünnen Lösung eines wasserlöslichen blauen Anilinfarbstoffes bepinseln. Dadurch geht der letzte gelbliche Schimmer in weiß über.

Gehörn bzw. Geweih braun färben.

Man bepinselt die entfetteten Geweihe einmal oder mehrere Male mit 1 proz. Kaliumpermanganatlösung und läßt an der Luft trocknen. Die Färbung stellt sich erst nach einiger Zeit ein. Sollen nachträglich einzelne Stellen wieder weiß gemacht werden, so schabt man sie mit feinem Glaspapier ab.

Kaliumpermanganat	1,0
Zinksulfat	1,0
Wasser	98,0

Behandlung wie oben.

Klaviertasten bleichen.

Die Klaviertasten werden zuerst mit warmer 2—5 proz. Sodalösung gewaschen, bzw. abgerieben, um sie von Schmutz und Fett zu befreien. Dann wird mit klarem Wasser nachgespült und trocknen gelassen.
Zum Bleichen werden die Tasten entweder mit

Ammoniakalischer Wasserstoffsuperoxydlösung

abgerieben, oder sie werden mit einem aus

Chlorkalk und wenig Wasser

bereiteten Brei bedeckt, den man einige Stunden liegen läßt und dann abweicht.

Straußfedern reinigen.

a) Reinigungsbad. 10 proz. Sodalösung. Federn einhängen, 1 Stunde auf 80—90° halten, gut spülen.
b) Bleichbad. Mit Ammoniak neutralisierte 3 proz. Wasserstoffsuperoxydlösung. Für 10—12 Stunden vor Staub und Licht geschützt einlegen. Wieder spülen.

Tabak-Pfeifen beizen und färben.

Nußbraun.

Kaliumpermanganat		
Magnesiumsulfat	aa	10,0
Wasser		100,0

Goldbraun.

Kaliumpermanganat		
Magnesiumsulfat	aa	10,0
Kaliumdichromat		3,0—10,0
Wasser		100,0

Durch Variierung der Kaliumdichromatmenge kann man den Ton verschieden gestalten.

Kaliumbichromat		
Oxalsäure	aa	10,0
Wasser		100,0

Man pinselt die Farblösungen auf die gedrehten und geschliffenen Pfeifenköpfe auf, bis die gewünschte Farbe erreicht ist. Dann taucht man für 2 Minuten in siedendes Leinöl, läßt abtropfen, trocknet im Trockenschrank 4—5 Stunden, schleift mit Glaspapier und lackiert mit feuerfestem Bernsteinlack. Dann wird wieder im Trockenofen getrocknet.

Beschlagen der Brillengläser verhüten.

Sapo kalinus	14,0
Glycerinum	5,0
Oleum Terebinthinae	1,0

Hauchdünn auf die Brillengläser auftragen.

Pflege von Sportgerät.

Tennisschlägerlack.

Schellack	60,0
Sandarak	30,0
Rizinusöl	10,0
Spiritus, denaturiert	300,0

Zum Aufpinseln auf das trockene Racket.

Schellack	90,0
Manilakopal	25,0
Sandarak	22,5
Rizinusöl	5,5
Methylalkohol	900 ccm

Zum Aufpinseln. Giftigkeit der Methylalkoholdämpfe beachten!

Heller Kopallack.

Tennisschlägeröl.

Leinöl.

Auftragen und mit dem Handballen kräftig einreiben.

Skiwachs.

Montanwachs, roh	18,0
Paraffin	60,0
Ozokerit	4,0
Wollfett	6,0
Kolophonium	12,0

Zusammenschmelzen.

Steigwachs.

Zeresin	10,0
Paraffin	20,0
Wollfett	28,0
Kolophonium	15,0
Montanwachs, roh	27,0

Kolophonium	30,0
Talg	55,0
Zeresin	25,0

Gleitwachs.

Paraffin	60,0
Zeresin	16,0
Palmöl	14,0
Talkum	10,0

Talg	14,0
Paraffin	60,0
Zeresin	16,0
Talkum	10,0

Heiß auf die Skier auftragen.

Ski-Sommerpflege.

Oleum Petrae	1,0
Oleum Lini	3,0

Mit dieser Mischung ist das Brett so lange zu behandeln, bis es völlig getränkt ist.

Instandhaltung der Apotheken-Räume, -Einrichtung, -Standgefäße usw.[1]

Holzregale gegen Feuchtigkeit schützen.

a) Kolophonium 375,0
Schwefelblüte 500,0
Lebertran oder Leinöl 75,0
b) Ocker q. s.
Leinöl q. s.

Man schmilzt a) zusammen, setzt zu der noch warmen Mischung die Anreibung von Ocker in Leinöl zu und streicht warm auf. Der Anstrich ist ein zweites Mal (ebenfalls heiß) zu wiederholen.

---

[1] Siehe auch Pflege von Möbeln, Fußböden S. 198.

Man streicht mehrmals mit einer Mischung gleicher Teile von Wasser und Natronwasserglas. Vor jedem weiteren Anstrich läßt man trocknen. Der Anstrichmasse für den letzten Anstrich setzt man 10 Proz. Schlämmkreide zu.

Leinöl	750,0
Leinölfirnis	250,0
Wachs	50,0

Die Masse wird nach Zugabe von Erdfarbe heiß aufgestrichen. Der Anstrich wird 2—3 mal wiederholt.

Man streicht mit farbigem Karbolineum (Rütgerswerke) an. Vorher ist das Holz abzubeizen, falls es bereits gestrichen war, und sorgsam trocknen zu lassen. Abbeizmittel s. S. 199.

Wandanstrich für Laboratorien.
Zur Vorbereitung der Wände werden alte bröcklige Farbenschichten abgestoßen oder mit Lauge abgewaschen und Löcher mit Gips oder Kalkmörtel verputzt.
6 kg zu Staub gestoßener, gut zerriebener Weißkalk (der gewöhnliche Graukalk ist weniger geeignet) und 1 kg Kochsalz werden in 4 l Wasser gemischt und zum Kochen erhitzt. Der abgestoßene Schaum wird abgeschöpft. Nach dem Kochen, aber noch vor dem Erkalten, rührt man in die Lösung 250 g Alaun, 100 g Eisenvitriol, 150 g Pottasche und soviel feingeriebenen Sand hinzu, daß sich die Masse noch mit dem Pinsel streichen läßt.
Der Anstrich ist abwaschbar.
Zum Sockelanstrich verwendet man Asphaltlack, warm in Terpentinöl gelöst und warm aufgetragen.
(Über Wandanstriche für chemische Laboratorien siehe ferner Micksch, Pharm. Ztg. 1930 S. 456.)

Schutzanstrich, wetterfest.

Paraffinum solid.	1,0
Steinkohlenteeröl	3,0

Warm auftragen.

Zinksulfat	100,0
Stärkekleister	5000,0
Farbe nach Bedarf.	

Anstriche für Dachpappe.

Kolophonium	
Benzol	aa 1000,0
Schwerbenzin	400,0
Farbe	600,0

Das Kolophonium wird unter Rühren geschmolzen, dann wird, fern von jeder Flamme, das Benzol eingerührt und dann das Schwerbenzin und die Farbe zugegeben:

weiß: Lithopone L-K.
rot: Englischrot,
gelb: Ocker,
blau: Ultramarin,
schwarz: Erdschwarz.

Kolophonium	100,0
Terpentinölersatz	30,0
Brennspiritus	35,0
Farbstoff	150,0

Verfahren wie oben.

Steinfließen auffärben.

Man reibt Eisenoxyd (Polierrot) mit Wasserglas an und bürstet diese Anreibung auf. Nach dem Trocknen wird mit einer Lösung von kieselfluorwasserstoffsaurem Magnesium zwecks Härtung überstrichen.

Beschlagen von Fensterscheiben verhüten.

Sämtliche vorgeschlagenen Mittel helfen nur für kurze Zeit. Z. B.:

Glyzerin	5,0
Brennspiritus	70,0
Wasser	25,0

Sapo domesticus	100,0
Caput mortuum	1,0
Oleum Terebinthinae	5,0

Fensterscheiben-Politur.

Spiritus denaturatus.

Spiritus, denaturiert	250,0
Salmiakgeist	250,0
Wasser	ad 10000,0

Bolus, weiß	50,0
Wiener Kalk	100,0
Ölsäure	10,0
Brennspiritus	750,0
Salmiakgeist	150,0
Wasser	200,0

Die festen Bestandteile werden erst mit der Ölsäure, wenig Spiritus und dem Salmiakgeist verrieben, dann wird das andere zugegeben.

Putzpulver für Glas.

Kohlensaure Magnesia	3,0
Bolus	1,0
Polierrot	1,0
Kalziumkarbonat, gefällt	1,0

Mattieren von Glasscheiben usw.

Gelatine	5,0
Wasser	100,0
Natriumfluorid	5,0

Man löst die Gelatine in dem Wasser, gibt das Natriumfluorid zu, schüttelt kräftig und gießt warm auf die Glasplatte. Man stellt die Platte aufrecht, läßt trocknen und taucht (unter dem Abzuge oder im Freien mit Augen- und Atemschutz!) in Salzsäure (6,0:100,0). Man läßt wieder trocknen und legt schließlich in heißes Wasser, um den Gelatineüberzug zu entfernen.

Glasanstrich (an Stelle von Mattierung).

a)
Sandarak	50,0
Mastix	30,0
Äther	500,0

b) Benzin
c) Petroleum.

Die Lösung a) wird mit Benzin in kleinen Anteilen versetzt, bis eine Probe auf Glas gebracht, einen geeigneten matten Überzug liefert. Die mattierte Glasscheibe wird mit Petroleum überspült und mit einem Wattebausch leicht gerieben.

Gelatine	3,0
Wasser	100,0
Glaubersalz	2,0
Bariumchlorid	1,5

Man löst Glaubersalz und Bariumchlorid in je 40,0 Wasser, löst dann die Gelatine warm in dem Rest Wasser, gibt erst die Bariumchloridlösung und zuletzt die Natriumsulfatlösung zu und gießt die gut durchgerührte Masse auf die zu mattierenden Gegenstände. 0,15—0,2 proz. Nipagin in dem zur Herstellung der Lösungen erforderlichen Wasser heiß lösen!

Gerüche aus Holzkästen entfernen.

Man scheuert mit einem aus Senfmehl und kochendem Wasser bereiteten Brei gut aus, spült mit Wasser nach und läßt an der Sonne trocknen.

Rezeptiertische auffrischen.

Wenn die Tische mit *Linoleum* belegt sind, wird ein gutes Bohnerwachs (Terpentinölware) oder eine Wachsmasse von folgender Vorschrift verwendet.

Cera alba	20,0
Elemi	10,0
Benzol	15,0
Spiritus, denat.	25,0
Oleum Lavandulae	1,0

Vorher wird mit Sodawasser und Brennspiritus unter Zusatz von Bimssteinpulver (wenn nötig) gesäubert, nach dem Trocknen wird, wenn erwünscht, eine Farblösung in Spiritus oder Terpentinöl aufgestrichen und dann mit der Wachsmasse bearbeitet.

Wenn die Tische mit *Wachstuch* bezogen sind, verwendet man Leinölfirnis und nach dem Trocknen Bohnerwachs oder einen aus

Kolophonium	300,0
Benzin	1000,0

eventuell unter Farbzusatz bereiteten Harzlack (Vorsicht, feuergefährlich!).

Kitt für Berkefeldfilter siehe S. 205.

Eisenkitt für Destillierblasen usw. siehe S. 205.

Treibriemenwachs siehe S. 204.

Porzellanknöpfe (Kastengriffe) befestigen siehe Steinkitte S. 211.

Ofenschwärze.

Graphit	600,0
Glyzerin	120,0
Formaldehydlösung	25,0
Talgkernseife	80,0
Wasser	650,0
Paraffin	100,0

Man reibt den Graphit mit dem Glyzerin und der Formaldehydlösung an, setzt von dem Wasser bis zur Dünnflüssigkeit zu und gibt diese Flüssigkeit in die kochend heiße Lösung der Seife im Wasserrest, auf der das Paraffin zuvor geschmolzen wurde. Kaltrühren, wenn fast erkaltet, ausgießen.

Ofenglanzpasta.

a)	Zeresin	30,0
	Karnaubawachs	5,0
b)	Terpentinöl	230,0
	Lampenschwarz	30,0
	Graphit	25,0

a) schmelzen, vom Feuer nehmen, b) (feinst verrieben) zugeben, bis zum beginnenden Erkalten rühren, ausgießen.

a)	Zeresin	90,0
	Montanwachs	30,0
b)	Terpentinölersatz	600,0
c)	Graphit	275,0
	Lampenschwarz	125,0

a) zusammenschmelzen, vom Feuer nehmen, c) mit einem Teil von b) angerieben langsam zugeben, Rest von b) zusetzen, rühren bis halberkaltet, ausgießen.

Ofenlack.

Holzteer	100,0
Eisenvitriol	6,5

In den sehr heißen Holzteer wird das gepulverte Eisenvitriol eingetragen, gut verrührt und die heiße Mischung auf den warmen Ofen aufgetragen.

Ausbessern schadhafter Stellen in Emaille-Badewannen, -Ausgüssen usw.

Schadhafte Stelle reinigen, trocken reiben, mit Schmirgelleinen blank machen und dann mit einem aus Zinkoxyd und hellem Leinöl gut geschmeidig angestoßenem Kitt bestreichen. Die ausgebesserte Stelle bleibt um so länger haltbar, je länger man sie trocknen läßt. (Am besten mehrere Wochen.)

Etiketten auf Standgefäßen anbringen.

1. Etikett auf das vorher entfettete und gut getrocknete Standgefäß aufkleben (geeignete Klebmassen siehe unter Etikettenkleister). Etikette dazu nicht direkt mit Klebstoff bestreichen, sondern reich-

lich Klebstoff auf ein Stück Pappe oder dgl. streichen, Etikette auflegen und dann seitlich abziehen. (Dadurch wird der Klebstoff vollständig und in richtiger Menge auf der Etikette verteilt.)
2. Gut antrocknen lassen.
3. Zweimal mit Kollodium überstreichen, nach jedem Überstreichen gut antrocknen lassen.
4. Mit Etikettenlack überziehen (2- bis 3 mal).

Die Kollodium- und die Lackschicht ist dabei so aufzutragen, daß diese Schicht etwas über den Rand der Etikette auf die Standgefäßwandung übergreift.

Etikettenkleister.

Mucilago Gummi arabici D.A.B.
In dem zur Herstellung des Schleims zu verwendenden Wasser sind zuvor durch Aufkochen 0,2—0,3 Proz. Nipagin M zu lösen. Mit der erkalteten Lösung wird der Schleim bereitet.

Weizenstärke	20,0
Wasser, kalt	60,0
Wasser, siedend	120,0
Nipagin	0,4
Formaldehydlösung (10 Tropfen)	

Die Stärke mit dem kalten Wasser anrühren, in das siedende Wasser, dem zuvor das Nipagin zugesetzt worden ist, eingießen, zum Kleister verkochen.

Kartoffelstärke	5,0
Chlorkalziumlösung 25 proz.	25,0
Wasser	ad 50,0

Die Stärke wird in der kalten Chlorkalziumlösung angerührt und im Dampfbade längere Zeit auf etwa 65° erwärmt. Der klar gewordenen Masse wird warmes Wasser ad 50,0 zugesetzt. Kaltrühren.

Dextrinum alb.	60—90
Saccharum	15,0
Alumen	4,0
Aqua	120,0
Phenolum liq.	0,5

Kochen, durch Mull pressen. Phenol in Wasser gelöst zusetzen. An Stelle von Phenol kann 0,3 g Nipagin in der zu verwendenden Wassermenge gelöst werden.

Für feuchte Räume.

a) Weizenstärke	40,0
Wasser	100,0
b) Gelatine	4,0
Nipagin M	0,6
Wasser	180,0
c) Natronwasserglas	40,0
d) Terpentin	20,0

a) kalt anrühren, in dünnem Strahle in die kochende Lösung b) eingießen. Zum Kleister verkochen, c) zugeben, zuletzt nach einiger Abkühlung d) einarbeiten.

Für Blech-, Glas- oder Porzellangefäße in feuchten Räumen.

Man schneidet ein Stück Guttaperchapapier in der Größe der Etikette, erwärmt das Standgefäß, besonders die zu beklebende Stelle mäßig (Trockenschrank), legt das Guttaperchapapier und sofort die Etikette auf. Das Guttaperchapapier schmilzt und haftet nach dem Erkalten sehr fest.

Klebstoff für Papieretiketten auf Blech (Weißblech, Schwarzblech).

1. a) Tischlerleim	30,0
Essig	100,0
b) Weizenstärke	50,0
Wasser	400,0
c) Phenolum liq.	2,0
2. a) Guttaperchapapierreste	10,0
Elemi weich	10,0
Chloroform	50,0
b) Benzin q. s.	

1a) 24 Stunden quellen lassen, 1b) zugeben, bis zur Kleisterbildung kochen, 1c) zugeben.
2a) im Wasserbade lösen, Chloroform größtenteils verjagen, nach dem Erkalten doppeltes Volumen Benzin einrühren.
Bei Bedarf 3 T. 1 mit 2 T. 2 verrühren, auf die mit Benzin gereinigte Blechfläche auftragen, trocknen lassen, dann mit der Mischung Etikett bestreichen, feucht aufkleben.

a) Tischlerleim	45,0
Wasser	55,0
b) Chlorkalzium, kalziniert	13,0
c) Phenol	0,5

a) einquellen und erwärmen (nicht kochen!) bis völlige Lösung erfolgt, b) zusetzen (gepulvert), weiter erwärmen bis zur völligen Lösung, c) zugeben.

Instandhaltung der Apotheken-Räume, -Einrichtung, -Standgefäße usw.

Klebstoff für Papieretiketten auf Blech (Weißblech, Schwarzblech) (Fortsetzung).

a) Weizenstärke	400,0
Wasser	1000,0
b) Leim	40,0
Wasser	1800,0
c) Natronwasserglas	400,0
d) Terpentin	200,0

a) kalt anrühren, in dünnem Strahl in die kochende Lösung b) eingießen. Nach vollendeter Kleisterbildung erst c), dann d) einrühren, kaltrühren.

Blechdose mit Spirituslack oder Benzoetinktur bestreichen, trocknen lassen, dann mit Gummischleim gummierte Etikette aufkleben.

Blechdose mit Benzoetinktur bestreichen, Etikette mit Mastisol bestreichen. Aufkleben.

Blech mit Bernsteinlack, Papier auf der Rückseite mit Kollodium oder Gelatinelösung bestreichen. Trocknen lassen und dann mit Bernsteinlack aufkleben.

Etikettenlack.

Sandarak	200,0
Mastix	150,0
Kampfer	10,0
Kopaivabalsam	10,0
Alkohol, absolut	650,0

Lösen, absetzen lassen, filtrieren oder ganz klar abgießen.

Sandarak	25,0
Mastix	10,0
Kopaivabalsam	3,75
Venetian. Terpentin	7,5
Terpentinöl	10,0
Spiritus, denaturiert	45,0

Nach Lösung gut absetzen lassen, klar abgießen.

Resina Dammar
Oleum Terebinthinae rect.

Das Dammarharz wird geschmolzen, nach dem Erkalten gepulvert und in 2 Teilen Terpentinöl gelöst. Nach gutem Absetzen klar abgießen.

Standgefäße dunkel färben.

Asphaltlack
Terpentinöl q. s.
bis zur Dünnflüssigkeit.
Mehrfach mit der Lösung überstreichen.

Elemi	4,0
Mastix	5,0
Sandarac	10,0
Lacca in tabul.	10,0
Oleum Terebinthinae	4,0
Terebinthina venet.	4,0
Spiritus denat. 96 proz.	100,0
Lampenschwarz oder andere Erdfarben q. s.	

Die Lösung der Harze läßt man vor Zugabe des Farbstoffs, der mit wenig Weingeist oder dem Terpentinöl angerieben wird, gut absetzen.

---

1. Grundieren mit einem Firnis aus Leinölfirnis, dem Lampenschwarz und 5 proz. Sikkativ zugesetzt sind.
2. Nach völligem Trocknen bis zur Glashärte überziehen mit gutem Asphaltlack.

Lacca in tabul.	200,0
Colophonium	100,0
Terebinthina laricina	30,0
Oleum Resinae	20,0
Spiritus denat. 96 proz.	700,0
Anilinbraun, spritlösl. q. s.	

Bei gelinder Wärme zu lösen.

Entfernen eingebrannter Schrift.

1. Man beklebe (Leim) kleine flache Holzstücke mit Schmirgelleinen, und versuche, die Schrift abzureiben, was bei nicht tief eingebrannter Beschriftung gelingen mag.

2. Man überzieht die Fläche, von der die Schrift entfernt werden soll, mit Hartparaffin (Aufgießen von geschmolzenem Paraffin), kratzt den Überzug von den zu entfernenden Zeichen wieder ab (so daß also nur das nicht zu ätzende Glas geschützt ist) und bedeckt mit einem aus Bariumsulfat, Fluorammonium (aa) und Wasser bereiteten Brei. Vorsicht!

Entfernen aufgeklebter Schilder.

Man entfernt die Lackschicht durch Abreiben mit Schmirgelleinen und weicht dann mit Wasser ab.

Kalilauge	1,0
Brennspiritus	2,0

Man mischt, tränkt mit der Mischung Mullflecke und bedeckt damit die zu entfernende Etikette. Behandlung je nach Haftfestigkeit wiederholen.

Festsitzende Glasstopfen lockern.

Man kann dreierlei Arten festsitzender Glasstopfen unterscheiden, solche, die

a) festgekeilt,
b) angesaugt,
c) festgekittet sind.

Festgekeilte Glasstopfen. Durch schiefes Einsetzen des Stopfens oder schlechte Schliffe verursachtes Festsitzen der Stopfen, wird stets durch Anwärmen oder Klopfen mit dem Holzhammer zu beheben sein.

Festgesaugte Glasstopfen auf Gefäßen, die warm gefüllt und vor völligem Erkalten geschlossen worden sind, werden gelüftet, indem man die Gefäße in lauwarmes Wasser setzt, und wenn nötig, langsam auf dem Wasserbade weiter anwärmt. Holzhammer nach dem Anwärmen zu Hilfe nehmen.

Festgekittete Glasstopfen werden gelöst durch Anwendung von Hitze (Fächeln des Stopfens mit dem Bunsenbrenner) oder durch Lösemittel, wobei man die Lösemittel entweder in die zwischen Stopfen und Flaschenhals befindliche Rille bringt, oder die Gefäße mit dem Stopfen nach unten in die Flüssigkeiten taucht: Man verwendet je nach Art der Kittsubstanz:

Wasserstoffsuperoxydlösung 3 proz.,
Weingeist (Methylalkohol löst besonders gut),
Benzol,
verdünnte Salzsäure,
verdünnte Kalilauge.

Besonders gut lösend soll folgende Mixtur wirken:

Chloralhydrat	10,0
Glyzerin	5,0
Wasser	5,0
Salzsäure 25 proz.	3,0

Man bringt die Flüssigkeit in die Rinne zwischen Flaschenhals und Stopfen und läßt einige Minuten einwirken. Wenn nötig ist Flüssigkeit nachzugeben. Vor dem Öffnen der Gefäße ist die überflüssige Lösung mittels Filtrierpapieres zu entfernen.

Flaschen reinigen.

Petroleumflaschen.

Bleiglätte	1,5
Pottasche	9,0
Wasser	20,0
Feiner Sand q. s.	
zum dünnen Brei.	

Der Brei wird in die Flaschen geschüttet, durch Drehen dafür gesorgt, daß die Wände benetzt werden. Nach einigem Stehen wird kräftig geschüttelt und schließlich mit Sodalösung und dann mit Wasser nachgespült.

Öl-(Mineralöl-)Flaschen.

Senfmehl	500,0
Wasser, kalt	2000,0
Wasser, heiß	5000,0

Das Senfmehl wird mit dem kalten Wasser angerührt und nach 10 Minuten mit dem heißen Wasser versetzt. Man füllt die Flaschen mit dem Gemisch, läßt einige Zeit stehen, schüttelt öfter gut durch und spült schließlich mit Sodawasser und klarem Wasser nach.

Schmierseife	500,0
Hexalin	500,0
Wasser	5000,0

Man schüttelt die Flaschen unter Mitverwendung von Filtrierpapierabfällen mit der Mischung gut durch und spült mit klarem Wasser nach.

1. Schütteln mit Sand oder Sägespänen und heißer Soda-, Pottasche- oder Schmierseifenlösung.
2. Nachspülen mit Sodalösung.
3. Nachspülen mit Wasser.

Flaschen reinigen (Fortsetzung).
Zum Reinigen von Speiseöl- und Lebertranflaschen hält man eine Mischung von etwa ¼ l Salmiakgeist und einem Schuß, etwa 10,0 Olein (Acid. oleinic. crud.) sowie einen kleinen Blechtrichter bereit. Sobald eine leere Ölflasche zurückgebracht worden ist, wird die Ammoniakmischung durch den Trichter eingegossen und einmal umgeschüttelt. Die Flasche bleibt an dafür bestimmter Stelle, die bequem zur Hand ist, stehen, bis die nächste Ölflasche zurückkommt. Man schüttelt die Putzflüssigkeit um und gießt sie in die neu angekommene Flasche, die nach Umschütteln wieder zur Aufbewahrung der Flüssigkeit dient. Wird die Flüssigkeit im Laufe der Zeit zu dick, so gießt man wieder etwas Ammoniak nach. Die jedesmal entleerte Flasche braucht nur noch, wie jede andere Flasche, gelegentlich des Geschirrspülens in warmes dünnes Seifenwasser gelegt und klar nachgespült zu werden.

Korke fettundurchlässig machen.

Gelatine	15,9
Glyzerin	24,0
Wasser	500,0
Nipagin	0,75

Gelatine erst quellen lassen, dann durch kurzes Aufkochen in Lösung bringen. Man erwärmt auf 44—48° und legt die Korke für mehrere Stunden in die Lösung. Nachher trocknet man sie.

Wasserglasstandgefäße reinigen.
Meist wird jeder Versuch erfolglos verlaufen, da das Wasserglas Silikate am Glase ausscheidet, die nur in heißen Alkalien löslich wären, die aber auch Glas trüben.

Ein Versuch mit verdünnter warmer Kalilauge unter Zusatz von Bimssteinpulver führt bei frischen Belägen an den Standgefäßwandungen vielleicht zum Ziele.

Papier durchsichtig machen.

a)	Paraffin	5,0
	Kanadabalsam	10,0
	Terpentin	50,0
b)	Paraffin	7,0
	Kolophonium	20,0
	Elemi	20,0
c)	Terpentinöl	120,0

a) und b) getrennt schmelzen, die Schmelze vereinigen und mit c) (Feuergefahr!) verdünnen. Ein- bis zweimal aufstreichen, gut trocknen lassen.

Schellack, gebleicht	15,0
Mastix	5,0
Spiritus 96 proz.	100,0

Zum Bestreichen des Papiers.

Cera alba	10,0
Spiritus 96 proz.	30,0
Äther	5,0

solve leni calore.
Zum Bestreichen des Papiers.

Flaschenkapsellack.

Gelatina	100,0
Aqua q. s.	
Barium sulfuricum	100,0
Glycerinum	25,0
Spiritus	50,0

Man läßt die Gelatine mit Wasser über Nacht quellen, gießt das überschüssige Wasser vorsichtig ab, schmilzt über Dampf und setzt die Anreibung von Bariumsulfat in Glyzerin und Weingeist zu. In die warme Masse taucht man die Flaschenhälse.

Zincum oxydatum crudum	10,0
Gelatina alba	30,0
Glycerinum	20,0
Aqua	100,0
Nipagin M	0,2

Die Masse ist warm zu verwenden.

Zelluloid	80,0
Azeton	210,0
Amylazetat	700,0
Rizinusöl	10,0
Bronzepulver oder Anilinfarbstoff q. s.	

Das gewaschene und getrocknete Zelluloid läßt man in verschlossener Flasche mit dem Azeton zur dicklichen Masse quellen, gibt Amylazetat und das in Rizinusöl angeriebene Bronzepulver zu.
Feuergefährlich!

Flaschenkapsellack (Fortsetzung).

Azetylzellulose	
(Zelluloid azetonlösl.)	180,0
Azeton	700,0
Benzol	150,0
Methyläthylketon	100,0
Methylalkohol	50,0
Teerfarbstoff, spirituslösl.	
oder Bronzepulver q. s.	

Das weitgehend zerkleinerte Zelluloid wird in Azeton gelöst, dann werden die andern Bestandteile zugegeben.

Weiß werdend.

Zelluloidlösung 10 proz. in Azeton wird mit 90 proz. Weingeist versetzt. Beim Trocknen findet Weißtrübung statt.

Zelluloid	15,0
Kampfer	1,0
Amylazetat	30,0
Äther	20,0
Azeton	20,0
Leichtbenzin	15,0
Rizinusöl	3,0
Titandioxyd Extra X. q. s.	

Man läßt das gewaschene und getrocknete Zelluloid in Azeton quellen, gibt die übrigen Lösungsmittel und den Kampfer zu, und nach erfolgter völliger Lösung reibt man das Titandioxyd mit dem Rizinusöl und der erforderlichen Menge der Lösung gut an.

Azetylzellulose	4,0
Azeton	
Benzol	aa 13,5

Die Azetylzellulose-Azeton-Lösung wird nach und nach mit Benzol versetzt. Beim Trocknen wird der Lack weiß.

Kaltsiegellack (Flaschenkapsellack).

a)	Lacca in tabul.	200,0
	Colophonium	150,0
	Terebinthina venet.	50,0
b)	Alcohol absolut.	500,0
	Aether	100,0
	Anilinfarbe q. s.	

a) im Wasserbade bei gelinder Wärme verflüssigen, vom Wasserbade nehmen, b) langsam einrühren, in gut verschlossene Gefäße abfüllen.

Kollodiumwolle	70,0
Äther	30,0
Methylalkohol	900,0
Rizinusöl	10,0
Anilinfarbe, spirituslösl. q. s.	

Die Kollodiumwolle wird mit dem Äther einige Zeit stehen gelassen, dann in dem Methylalkohol gelöst. Der Lösung wird Rizinusöl und Farbe zugegeben.

Metall-Putz- und -Färbemittel und Ähnliches.

Putzmittel für Kupfer-, Messing- und ähnliche Metall-Gegenstände.

Die zu verarbeitenden pulverförmigen Bestandteile müssen gefällt, bzw. fein gemahlen sein und vor Verarbeitung durch Sieb 6 gesiebt werden.

Putzpulver.

Weinsteinsäure	2,0
Tripel	2,0
Polierrot	1,0

Das Pulver ist bei Gebrauch anzufeuchten.

Polierrot	2,0
Kochsalz	1,0
Alaun	1,0
Bimssteinpulver	3,0

Das Pulver ist bei Gebrauch anzufeuchten.

Oxalsäure	15,0
Wasser	250,0
Infusorienerde	35,0

Die Infusorienerde wird mit der Oxalsäurelösung angerieben.

Flüssige Putzmittel.

Olein	160,0
Petroleum	450,0
Infusorienerde	250,0
Salmiakgeist	45,0
Spiritus, denat.	95,0

Die Infusorienerde wird mit den Flüssigkeiten angerieben, der Salmiakgeist wird der fertigen Anreibung unter Schütteln nach und nach zugegeben.

Metall-Putz- und -Färbemittel und Ähnliches.

Flüssige Putzmittel (Fortsetzung).

Schmierseife	30,0
Wasser	60,0
Spiritus, denat.	10,0
Bolus	80—100,0

Der Bolus wird mit der Seifenlösung angerieben.

Petroleum	30,0
Olein	10,0
Natronlauge 30° Bé	4,0
Spiritus, denat.	6,0
Tripel	40,0—50,0

Die Natronlauge wird mit dem Spiritus verdünnt der Anreibung der andern Stoffe unter Schütteln nach und nach zugegeben.

Petroleum	50,0
Olein	15,0
Spiritus, denat.	10,0
Salmiakgeist	5,0
Tripel	20,0

Herstellung siehe voriges Präparat.

Petroleum	200,0
Olein	50,0
Wasser	50,0
Tripel	200,0
Spiritus, denat.	10,0
Salmiakgeist	15,0

Der Salmiakgeist wird, mit Wasser gemischt, der fertigen Anreibung unter Schütteln nach und nach zugegeben.

Metallputzpaste (-Pomade).

Soda, kalz.	5,0
Kernseife	20,0
Schmirgel, feinst geschlämmt	100,0
Wasser	100,0

Der Schmirgel wird mit der warmen Seifen-Soda-Lösung in der Wärme angerieben. Kaltrühren.

Zeresin	6,0
Olein	44,0
Kieselkreide	50,0

Die fein gesiebte, gut getrocknete Kieselkreide wird in die zuvor bereitete Zeresin-Olein-Schmelze eingerührt. Kaltrühren.

Olein	10,0
Stearin	2,0
Zeresin	5,0
Vaselinöl, dick	33,0
Schlämmkreide	30,0
Neuburger Kieselkreide	20,0

Herstellung wie oben.

Olein	20,0
Zeresin	20,0
Stearin	10,0
Kalziumkarbonat, gefällt	50,0

Herstellung wie oben.

Schweineschmalz	500,0
Stearin	70,0
Olein	180,0
Tripel	600,0

Herstellung wie oben.

Kieselgur	
Schlämmkreide	aa 50,0
Schmirgel, feinst	25,0
Petroleum	25,0
Vaseline	200,0

Anreiben.

Caput mortuum	10,0
Tripel	40,0
Olein	50,0

Anreiben.

Putzmittel für Silber und silberähnliche Metalle.

Die einzelnen Pulver müssen fein gemahlen sein (sofern sie nicht gefällt sind). Die Pulvergemische werden durch Sieb 6 geschlagen.

Pariserrot	600,0
Gebrannte Magnesia	400,0

Pariserrot	150,0
Kalziumkarbonat, gefällt	100,0

Pariserrot	5,0
Wiener Kalk	95,0

Kalziumkarbonat, gefällt	40,0
Wiener Kalk	5,0
Bolus, rot	20,0
Magnesiumkarbonat	10,0
Weinstein	5,0

Putzmittel für Silber und silberähnliche Metalle (Fortsetzung).

Olein	20,0
Stearin	60,0
Kalziumkarbonat, gefällt	20,0—30,0

Olein und Stearin werden zusammengeschmolzen, man setzt das Kalziumkarbonat zu, läßt erkalten und pulvert.

Kalziumkarbonat, gefällt	40,0
Wiener Kalk	5,0
Bolus	20,0
Magnesiumkarbonat	10,0
Weinstein	5,0

Infusorienerde, geglüht	40,0
Kalziumkarbonat, gefällt	60,0
Pariserrot	5,0

Schlämmkreide	25,0
Pfeifenton	11,0
Magnesia, gebrannte	2,3
Polierrot	1,0

Silberputztücher.

Wachs	35,0
Ölsäure	175,0
Stearinsäure	37,0
Kieselkreide	60,0

Die Fettstoffe werden geschmolzen, die Kieselkreide wird feinst gesiebt und eingerührt. In diese flüssige Masse taucht man unter Rühren Flanelltücher, die dann zwischen Walzen sehr scharf ausgepreßt werden.

Man benetzt Baumwolltücher mit einer Lösung von Ölsäure in Benzin, derart, daß auf Taschentuchgröße 1 g Olein kommt. Das Benzin läßt man verdunsten.

Silber-Putzwatte.

Kernseife	15,0
Magnesia, gebrannt	4,0
Polierrot	6,0
Wasser	ad 100,0

Die Kernseife wird in der Hälfte des Wassers heiß gelöst, in die heiße Lösung rührt man die Anreibung der Magnesia und des Polierrots mit dem übrigen Wasser ein. Durch diese Flüssigkeit zieht man Watte bis zur völligen Tränkung, drückt aus und trocknet.

a)	Magnesiumkarbonat	6,0
	Polierrot, feinst	1,0
	Kalziumkarbonat, gefällt	10,0
b)	Karmin	0,1
	Salmiakgeist q. s.	
c)	Natriumthiosulfat	1,0
d)	Spiritus	20,0
e)	Watte	50,0

Das feinst gesiebte Pulvergemisch a) wird mit der Lösung b) übergossen, c) zugesetzt und dann mit d) alles fein verrieben. Mit dem Gemisch wird die Watte getränkt, die man trocknen läßt. An Stelle von Polierrot kann auch Kienruß verwendet werden, die Watte wird dann schwarz.

Silberwaren reinigen (Glanzbeizen für Silber).

Weinstein	50,0
Kochsalz	30,0
Wasser	1000,0

Man kocht 1 Std. mit dieser Lösung, spült mit Wasser, trocknet und poliert mit Wolltüchern und Schlämmkreide.

Natriumthiosulfat	4,0
Ammoniumchlorid	2,0
Kaliumzyanid	1,0
Salmiakgeist	1,0
Wasser	40,0

Eine halbe Stunde einlegen, gut spülen, trocknen. Vorsicht, sehr giftig!

Alaun	
Kochsalz	
Weinstein	aa 20,0
Wasser	ad 1000,0

Die Silbergegenstände werden in die siedende Lösung getaucht und darin gebürstet.

Silberborten auffrischen.

Calcaria viennense
Spiritus q. s.

Man stellt eine Paste her, mit der man die Borten abreibt. Nach dem Verdunsten des Alkohols bürstet man den noch auf der Borte sitzenden Kalk mit einer weichen Bürste aus.

Silberborten auffrischen (Fortsetzung).

Magnesia usta 90,0
Caput mortuum 10,0
Spiritus q. s.
Behandlung wie oben.

Nickelputzmittel.

Pulverförmige Bestandteile sind als feinste Pulver durch Sieb 6 gesiebt anzuwenden.
a) Bestreichen mit Linimentum saponatum ammoniatum (wenn nötig, einlegen in diese Flüssigkeit).
b) Wiener Kalk 80,0
Caput mortuum 20,0
Stearinöl (Olein) q. s. zum dicken Brei.

Nach der Behandlung mit a), wird mit b) poliert (was bei stark verschmutzten Stücken lange Zeit erfordert).

a) Olein 20,0
Mineralöl (0,87) 15,0
Brennspiritus 30,0
Salmiakgeist 12,0
Wasser 200,0
Neuburger Kieselkreide 120,0
b) Neuburger Kieselkreide.

a) wird zur Schüttelmixtur angerieben (Salmiakgeist zuletzt zugeben). Damit werden die zu putzenden Stücke abgerieben und dann wird mit b) nachpoliert.

Alumen ustum 2,0
Calcium phosphoric. crd. 8,0
Calcaria viennense
Terra silicea aa 20,0
Caput mortuum 50,0

a) Sapo venet. 25,0
Spiritus 50,0
Aqua dest. 250,0
b) Terra tripolitan. 100,0
c) Liquor Ammonii caust. 50,0

a) lösen, mit der Lösung b) anreiben, zuletzt c) zusetzen.

I. Putzflüssigkeit.

a) Kieselgur 335,0
Brennspiritus 160,0
Olein 210,0
b) Salmiakgeist 135,0
c) Benzin 140,0
Methylhexalin 20,0

II. Poliermasse.

a) Paraffin 10,0
Talg 20,0
Stearin 20,0
b) Neuburger Kieselkreide 50,0

I a) anreiben, b) zugeben, schütteln, c) zugeben und kräftig schütteln.
II a) im Wasserbad schmelzen, b) fein gesiebt in die Schmelze einrühren, bis zum beginnenden Erstarren rühren.
I. dient zum Putzen, II. dann zum Polieren der Stücke bzw. Beschläge.

Aluminiumputzpulver.

Stearinsäure
Fullererde aa 30,0
Tripel 180,0

Stearinsäure geschmolzen mit den Pulvern verreiben.

Metallputzwasser für Uhrmacher.

Spiritus Dzondii 50,0
Spiritus saponatus 100,0
Aether aceticus 25,0

Rostlösende Mittel für Eisengeräte.

Man bestreicht mit Petroleum, läßt dieses einige Zeit einwirken und reibt dann mit Zellstoff oder Zeitungspapier ab oder man benutzt folgende Paste, die man aufträgt, einige Zeit einwirken läßt und dann mit einem Wolltuch verreibt.

Olein 200,0
Talg 20,0
Hartparaffin 40,0
Bimsstein (oder Schmirgel) 300,0

Bimsstein oder Schmirgel werden als feinste Pulver mit dem geschmolzenen Gemisch der Fettstoffe angerieben.

Rostschutzmittel für Waffen usw.

Wachs, gelb 50,0
Wollfett 20,0
Zusammenschmelzen.

Wollfett 70,0
Wachs, gelb 20,0
Paraffinöl 35,0
Zusammenschmelzen.

Wollfett 20,0
Paraffin 20,0
Vaselinöl 60,0
Zusammenschmelzen.

Gewehröl.
Bei Verwendung von Schwarzpulver.
Paraffinum liquidum.

Bei Verwendung von rauchschwachem Pulver

Ölsäure	30,0
Vaselinöl, gelb	60,0
Spirituöse Ammoniakflüssigkeit	10,0

Brünierflüssigkeit für Eisen.

a) Ferrosulfat	25,5
Wasser	100,0
Ferrichloridlösung (1,28)	28,1
b) Kupfernitrat	5,0
Wasser	35,0
c) Wasser	133,65

a) lösen, b) zusetzen, c) zusetzen.

Die zu bräunenden Gegenstände sind abzuschmirgeln, nachdem sie mit Benzin, Benzol oder Tetrachlorkohlenstoff entfettet worden sind. Darauf trägt man die Brünierflüssigkeit ein- oder mehrmal auf, spült zuletzt mit Wasser, trocknet und fettet mit gutem Bohnerwachs ein. Dann reibt man mit einem Lederlappen ab.

---

a) Ferrichlorid	14,0
Merkurichlorid	3,0
Kupfersulfat	3,0
Salpetersäure, rauchend	3,0
Aqua	80,0
b) Kalium sulfuratum	10,0
Aqua	990,0

Mit a) bestreichen, dann für 30 Minuten in b) einlegen. Sonstige Behandlung siehe oben.

Cuprum sulfuricum	1,0
Liquor Ferri sesquichlor.	4,0
Spiritus	3,0
Tinctura Ferri chlorati aeth.	3,0
Acidum nitricum	2,0
Aqua dest.	80,0

Wie oben blank gescheuerte Läufe bestreichen, 8 Tage stehen lassen, dabei täglich mit der Drahtbürste abreiben, dann mit kochendem Wasser abbrühen, trocknen, ölen.

Liquor Stibii chlorati

Mehrmals aufstreichen. Weitere Behandlung siehe oben.

Liquor Ferri sesquichlor.	20,0
Liquor Stibii chlorati	20,0
Acidum gallicum	10,0
Aqua dest.	50,0

Anwendung wie oben.

Eisen blau färben.

a) Natriumthiosulfat	140,0
Wasser	1000,0
b) Bleiazetat	35,0
Wasser	1000,0

a) und b) mischen. Das entfettete und blankgebeizte Eisen mit Wasser abspülen und in die Flüssigkeit einlegen. Nachher spülen, trocknen.

Eisen grau färben.

Die Gegenstände sind zu entfetten und durch Eintauchen in Salzsäure blank zu beizen. Dann erfolgt die eigentliche Behandlung.

Acidum arsenicosum	80,0
Ferrum sesquichloratum	80,0
Acidum hydrochlor. conc.	1000,0

Man taucht die Gegenstände in die unter einem gut ziehenden Abzug (Arsenwasserstoffentwicklung!) befindliche Lösung, wäscht dann in Wasser, trocknet in warmem Sägemehl und fettet leicht mit Paraffinöl.

a) Salzsäure	2,0
Zinnchlorür	1,0
Wasser	2,0
b) Kupfervitriol	1,0
Wasser	16,0
Ammoniakflüssigkeit q. s. bis zur Wiederlösung des entstehenden Niederschlages.	
c) Kaliumsulfid	1,0
Wasser	20,0

Den wie oben vorbereiteten Gegenstand mit a) und dann sofort mit b) bestreichen, mit Wasser gut spülen und mit c) bestreichen. Wieder mit Wasser spülen, trocknen wie oben.

Metall-Putz- und -Färbemittel und Ähnliches.

Eisen grau färben (Fortsetzung).

Lebertran auf 300° erhitzen, gut blankgebeizten Gegenstand eintauchen. Abkühlen lassen, mit Wolle blank reiben und mit Benzin entfetten.

Eisen schwarz färben.

Man erhitzt zur Rotglut und taucht in Rüböl. Nach dem Erkalten mit einem Wolltuch abreiben.

Terpentinöl	450,0
Schwefel	50,0

Vorsichtig (Rückflußkühler) bis zur Lösung kochen. Eisenteile, blank und trocken, mit der Lösung bestreichen. Sie werden kalt dunkelbraun, beim Erhitzen schwarz (FeS bildet sich).

Die entfetteten blanken Gegenstände werden in kochendes Wasser und dann sofort in 10 proz. Kaliumdichromatlösung hineingestoßen. Nach dem Trocknen an der Luft erhitzt man bis zur Rotglut.

Kupfer, Messing, Bronze patinieren.

Zur Vorbereitung Gegenstand entfetten (mit Benzin, Benzol oder Tetrachlorkohlenstoff abreiben). Dann mit feinem Schmirgelpulver und wollenen Lappen blankreiben. Erst jetzt beginnt die Färbung.

a) Gegenstand mit verdünnter Natronlauge abbürsten, mit Wasser abspülen, mit stark verdünnter Schwefelammoniumlösung bestreichen, trocknen lassen.

b) Kaliumbioxalat		1,0
Chlorammonium		
Kochsalz	aa	2,0
Eisessig		12,5
Wasser		250,0

Öfters auftragen, auftrocknen lassen.

c) Um blaugrüne Patina zu erhalten, zum Schluß mit Ammoniumkarbonatlösung 1:20 bestreichen.

d) Nach der letzten Trocknung mit einer reinen ganz weichen Bürste bearbeiten.

e) leicht einfetten.

An Stelle der Lösung b) kann auch folgende Lösung verwendet werden

b) Ammoniumchlorid	10,0
Weinstein	10,0
Kochsalz	45,0
Kupfernitrat	80,0
Essigsäure	60 ccm
Wasser	1000,0
Salmiak	1,0
Weinstein	3,0
Kochsalz	9,0
Kupfernitratlösung (d = 1,1)	8,0
Wasser	15,0

Lösung aufkochen, auf den mit verdünnter Natronlauge kräftig gebürsteten und in Wasser gespülten Gegenstand aufstreichen, an feuchter Luft stehen lassen.

Chlorammonium	1,0
Ammoniumkarbonat	3,0
Wasser	24,0

Gegenstände entfettet und blank mit der Lösung bestreichen oder in sie einhängen.

Messing goldfarben färben.

a) Ätznatron	4,0
Milchzucker	4,0
Wasser	100,0
b) Kupfervitriol	4,0
Wasser q. s.	

a) lösen, 15 Minuten lang kochen, b) lösen, zu a) zugeben, Bad auf 80° einstellen, Gegenstand einlegen oder einhängen. Mit Wasser nachspülen, trocknen.

Glanzbrenne für Messing.

Kochsalz	1,0
Salpetersäure, roh	150,0
Schwefelsäure 66° Bé	200,0

Gegenstand in die kalte Flüssigkeit eintauchen, mit Wasser spülen, trocknen.

Mattbrenne für Messing.

Kochsalz		
Zinksulfat	aa	1,5
Salpetersäure, roh		300,0
Schwefelsäure 66° Bé		200,0

Gegenstand in die kalte Flüssigkeit eintauchen, mit Wasser spülen, trocknen.

Kupfer, Messing, Bronze usw. braun färben.

Gegenstände entfetten und blank reiben (siehe oben).
Abreiben mit feinstgemahlenem Polierrot (Caput mortuum) erzeugt braunen Ton.

Abreiben mit Stibium sulfuratum nigrum erzeugt braunschwarzen Ton.

---

a) Kalium sulfuratum 50,0
Kali causticum 25,0
Aqua dest. 500,0
b) Liquor Ammonii caust. 100,0

a) lösen, kurz aufkochen, vom Feuer nehmen, b) zugeben. Gegenstand in kochendem Wasser auf etwa 100° vorwärmen, in die heiße Beize bis zum Auftreten des gewünschten Tons (nicht zu lange, blättert sonst ab!) eintauchen. Mit einer in Quillajarindenabkochung getauchten Messingdrahtbürste abbürsten, Färbung wenn nötig wiederholen, mit Wasser spülen, mit Sägemehl trocknen.

Kaliumchlorat 15,0
Kaliumnitrat 7,0
Natriumsulfat 20,0
Chlorammonium 20,0
Essigsäure, verd. 400 ccm
Wasser 1000,0

Behandlung wie vorstehend.

Kupferazetat 5,0
Essigsäure, verd. 3,0
Chlorammonium 7,0
Wasser ad 100,0

Behandlung wie vorstehend.

Ammoniakflüssigkeit 20,0
Essigsäure q. s. zur sauren Reaktion
Ammoniumchlorid 10,0
Wasser ad 1000,0

Öfters auftragen.

Kaliumnitrat 1,0
Kochsalz 10,0
Chlorammonium 20,0
Ammoniumazetat 20,0
Eisessig 60 ccm
Wasser 1000,0

Kalte Lösung auf erwärmten Gegenstand mehrmals auftragen.

Kupfer, Messing, Bronze schwarz färben.

Gegenstände entfetten und blankreiben (siehe oben).
Mit gelber Schwefelammoniumlösung den erwärmten Gegenstand abreiben.

Mit Wismutnitratlösung bestreichen und dann in ein Gefäß einhängen, dessen Boden mit angesäuerter Natrium- oder Kaliumsulfid-Lösung bedeckt ist.

Mit verdünnter Schwefelsäure abreiben, dann in folgende auf 100° erhitzte Lösung einhängen und darin 5 Min. lang bewegen.

Natronlauge 5 proz. 1000,0
Kaliumpersulfat 10,0

Bei Nachlassen der Sauerstoffentwicklung von neuem 10,0 Kaliumpersulfat zugeben. Mit Wasser spülen, mit einem Tuch trockenreiben.

Gegenstand in heiße Salpetersäure eintauchen, herausnehmen und erhitzen. Die Farbe geht über blau in schwarz über.
Dann wird mit einer Messingdrahtbürste unter Verwendung von etwas Bohnerwachs abgebürstet.

Gebeizte Kupfer-, Messing- usw. Gefäße an einzelnen Stellen blank machen.

Man befeuchtet ein Leinenläppchen, das man über die Fingerkuppe des rechten Zeigefingers spannt, an dieser Stelle mit Wasser, taucht in Natriumbikarbonat und reibt mit dem so präparierten Finger einzelne Stellen des patinierten oder brünierten Gegenstandes blank.

Goldwaren mattieren.

Salpeter 8,0
Alaun 5,0
Kochsalz 7,0

Die Stücke an einem Draht im Ofen vorwärmen, Mattierpulver mehrmals mit dem Pinsel auftragen, jeweils anwärmen bis nahezu zur Verflüssigung des Pulvers. Zum Schluß in kaltes Wasser einbringen (abschrecken).

Bronzetinktur.

a) Schellack	15,0
Borax	2,5
Wasser (60⁰)	100,0
b) Schellacklösung a	30,0
Bronzepulver	60,0
Spiritus	10,0

a) Dammarharz	250,0
Benzin	1 l
b) Natronlauge 10 proz.	250,0
c) Bronzepulver	300,0—500,0

Die Lösung a) wird mit b) 10 Minuten geschüttelt, die entsäuerte Harzlösung wird abgehoben und mit dem Bronzepulver versetzt. (Wird nicht grün.)

Versilbern.
Versilberungsflüssigkeit.

Silbernitrat	10,0
Ammoniumchlorid	5,0
Natriumthiosulfat	20,0
Kalziumkarbonat	20,0
Wasser	200,0

Nur kurze Zeit haltbar.
Mit einem Lappen auf die zu versilbernden, vorher gereinigten und entfetteten Gegenstände aufreiben.

Versilberungspulver.

Chlorsilber	
Weinstein	
Kochsalz	aa

Gemisch in dunklen Gläsern aufbewahren. Zum Gebrauch mit Wasser anrühren, mit einem Läppchen auf die zu versilbernden Gegenstände auftragen.

Versilbern von Glaskugeln.
Lösung I.

Argentum nitricum	1,5
Aqua dest.	20,0
Liquor Ammonii caust.	

q. s. bis zur eben erfolgenden Wiederauflösung des Niederschlages.

Lösung II.

Acidum tartaricum	0,2
Aqua dest.	20,0

I. und II. in dem zu versilbernden Gefäß mischen, im siedenden Wasserbad erwärmen, ständig umschwenken.

Silberspiegel erzeugen.

a) Ammoniumnitratlösung, chlorfrei (d = 1,115)	100 ccm
Silbernitratlösung (1 : 10)	140 ccm
Natronlauge, chlorfrei 1,05	750 ccm
b) Kandiszucker	50,0
Weinsäure	3,1
Wasser	ad 500 ccm

Die mit wenig Wasser bereitete Lösung wird 1 Stunde lang gekocht und dann auf 500 ccm gebracht.

c) Kupfertartrat	2,857
Natronlauge q. s.	
Wasser	ad 500 ccm

Kupfertartrat mit Wasser anreiben, Natronlauge tropfenweise bis zur Lösung zusetzen, verdünnen.
Man mischt 50 Volumina von a) mit 250 Vol. Wasser von 20—28⁰ und setzt 10 Volumina einer Flüssigkeit hinzu, die je 1 Vol. b) und c) und 8 Vol. Wasser enthält.

a) Saccharum album	50,0
Acidum nitricum	2,5
Aqua dest.	30,0
Spiritus	90,0
b) Argentum nitricum	3,0
Aqua dest.	55,0
c) Kali causticum alcohole depur.	3,0
Aqua dest.	55,0

$9/10$ der Lösung b) wird tropfenweise mit Ammoniakflüssigkeit bis zum Verschwinden des braunen Niederschlages versetzt, c) zugeben, wieder Ammoniak bis zur Entfärbung, dann Rest von b) tropfenweise bis zur strohgelben Farbe zusetzen; zum Gemisch 15 ccm a) zusetzen, rühren, Gegenstand einstellen, mit Wasser verdünnen bis Gegenstand gut bedeckt ist. Leicht schaukeln. Nach Eintritt der Versilberung Gegenstand abspülen, trocknen, mit Ledertuch und Polierrot polieren.

Vernicklungsflüssigkeit.

a) Nickelsulfat 250,0
Ammoniumtartrat 181,25
Wasser, heiß 1500,0
b) Gerbsäure 2,5
Äther q. s. ad solutionem
c) Wasser 3500,0

a) heiß lösen, b) hineingießen, mischen, filtrieren, c) zugeben. Gegenstände entfettet, blank gebeizt und in Wasser gespült einhängen.

Zinkgegenstände verkupfern.

Kupfervitriol 5,0
Wasser 90,0
Salmiakgeist (0,910) 5,0
Weinsäure 8,0
Salmiakgeist q. s. bis zur eben
alkalischen Reaktion.

Reihenfolge innehalten. Zinkgegenstände gut gereinigt einhängen.

Pflege von Holzwaren (Möbel, Fußböden usw.).

Polierwachs für Möbel.

Karnaubawachs 100,0
Terpentinöl 300,0
Petroleum 700,0
(Alkannin 10,0)

Karnaubawachs schmelzen, vom Feuer nehmen, Terpentinöl und Petroleum einrühren, halb erkaltet in Dosen gießen.

Möbelpolitur.

Lacca in tabul. 200,0
Mastix 50,0
Spiritus denat. aa 1000,0

Lösen, mit Bleiweiß schütteln und einige Wochen absetzen lassen, abgießen.

Schellack, orange 25,0
Spiritus, denaturiert. 75,0

Kunstschellack 23,5
Karnaubawachs 1,5
Spiritus, denat. 75,0

a) Schellack 6,0
Sandarak 4,0
Brennspiritus 40,0
b) Karnaubawachs 4,0
Zeresin 4,0
Terpentinöl 42,0

a) lösen, b) im Wasserbade lösen, erkalten lassen, a) und b) mischen.

Moppolituren.

Durch Zugabe fettlöslicher Anilinfarben, angerieben in etwas Terpentinöl oder fettem Öl, kann eine Färbung der Gemische erzielt werden. Zur Parfümierung wird Terpentinöl oder billiges Fichtennadelöl oder Bornylazetat zugesetzt.

Leinöl
Paraffinöl aa 20,0
Petroleum
Dipenten aa 30,0

Leinöl
Petroleum aa 50,0
Türkischrotöl
Hydroterpin aa 10,0

Leinöl
Türkischrotöl aa 200,0
Leichtes Kampferöl 50,0
Petroleum raffiniert 225,0

Kolophonium 10,0
Gelbes Wachs 40,0
Terpentinöl 150,0

Das Wachs wird geschmolzen, das Kolophonium zugesetzt und weiter erwärmt, bis alles geschmolzen ist, dann wird das Terpentinöl (Vorsicht, feuergefährlich!) zugegeben.

Wachs, gelb 40,0
Terpentinöl 160,0

Wachs schmelzen, vom Feuer nehmen, Terpentinöl zusetzen (Vorsicht!), kurz vor dem Erstarren in Dosen ausgießen.

Wachs, gelb 40,0
Kolophonium 10,0
Terpentinöl 200,0

Im Wasserbade Wachs und Harz schmelzen, Terpentinöl einrühren, wenn erwünscht, mit Alkannin leicht färben.

Pflege von Holzwaren (Möbel, Fußböden usw.).

Holzbeize, antik.

a) Katechu	1 kg
Wasser	2 kg
b) Kaliumdichromat	80,0
Wasser	800,0

a) aufkochen, durchseihen, auf die Hälfte eindampfen, dann b) zugeben.

Abbeizmittel.
Für gestrichene Möbel.

Paraffin	200,0
Benzol	600,0
Azeton	200,0

Das Paraffin wird geschmolzen und mit den Lösungsmitteln gemischt (Vorsicht, Feuersgefahr!). Die kaltgerührte Masse wird auf die gestrichenen Flächen aufgetragen und nach 5—10 Minuten abgespachtelt.

Für Öl- und Lackfarben.

Paraffin (40/42º)	100,0
Benzol	900,0

Paraffin schmelzen, in kaltes Benzol eingießen, bis zur Lösung rühren. Mit der Lösung die Möbel bestreichen, nach 15 bis 30 Minuten abspachteln.

Abbeizsalben.

Sie werden mittels eines Leinen- oder Baumwollappens auf dem Holzstück verrieben, dann wird abgespachtelt.

Schmierseife	80,0
Natronlauge 33 proz.	15,0

Kalt verreiben, bald verbrauchen.

Kalk, frisch gelöscht	10,0
Schmierseife	2,0
Kalilauge 20º Bé	2,0

Zum Gebrauche frisch bereiten.

Stärke	250,0
Wasser	3000,0
Borax	100,0
Schmierseife	500,0
Ätznatron	
Ätzkali	aa 500,0

Aus Stärke und 1800,0—2000,0 Wasser wird ein Kleister gekocht, dem in der Hitze Borax und Schmierseife zugegeben werden. Es wird glatt gerührt und dann wird die Lösung der ätzenden Alkalien in dem Wasserrest zugegeben und verrührt.

Abbeizmittel, pulverförmig.

Ätzkalk, gelöscht	4,0—5,0
Kalzinierte Soda	
oder Seife, gepulvert	1,0

Zum Gebrauch wird das Pulver mit Wasser zum Brei angerührt und aufgetragen.

Auffrischen von Rohrmöbeln.

Reinigen.
1. Sodawasser mit Savonade zum Waschen.
2. Spülen mit Wasser.
3. 5—10 proz. Kleesalzlösung aufbürsten und in die Sonne zum Trocknen stellen.

Lackieren.

Spirituslack, farblos	1000,0
Venezian. Terpentin	30,0
Chromgelb	100,0
oder Chromorange	100,0
oder Bleiweiß	500,0

Staubbindender Ölstreusand.

Man tränkt feingesiebten Sand mit so viel Spindelöl (3—4 Englergrade bei 20º), daß beim Drücken zwischen den Fingern kein Öl abgegeben wird. Es werden 2—5 Proz. Öl verbraucht. Am besten mischt man es erst mit wenig Sand gut durch und verteilt diese Masse auf die ganze Sandmenge. Färben kann man mit in dem Öl gelöster öllöslicher Anilinfarbe, parfümieren mit Fichtennadel- bzw. Terpentinöl.

Staubbindendes Kehrmittel.

Fußbodenöl	12,0
Sand, fein gesiebt	28,0
Sägespäne	60,0
Fichtennadelöl	0,5

Sägespäne, mit Wasser leicht angefeuchtet.

Sägespäne	
Magnesiumchloridlauge	q. s.

Es sind etwa 10 Proz. Magnesiumchloridlauge zu verwenden, um den Sägespänen die richtige Feuchtigkeit zu erteilen.

Pflege von Holzwaren (Möbel, Fußböden usw.).

Saalwachs.

Paraffin in Schuppen	20,0—30,0
Talkum	80,0—70,0
Ockergelb	q. s.

Man mischt in der Pulver-Misch- und Siebmaschine.
Man kann auch das Paraffin schmelzen und den Talk einrühren. Nachher ist zu sieben.

Fußboden-(Parkett-)Reinigungsmittel.

Methylhexalinkaliseife.

a)	Olein	29,50
	Methylhexalin (Riedel)	35,25
b)	Kalilauge 50° Bé	11,75
c)	Wasser	23,5
	Tetralin	40,0—100,0

a) auf 60° erwärmen, b) angewärmt zugeben, rühren. Es tritt rasch Verseifung ein. Dann wird das Wasser heiß und schließlich das Tetralin zugegeben. Zum Gebrauch mit der 10fachen Menge heißen Wassers zu verdünnen.

Sangajol	
Tetralin	aa

Zum Abreiben des Parketts.

Saponin, technisch	4,0
Brennspiritus	30,0
Mineralöl (0,850—0,900)	66,0

Zum Abreiben der Fußböden. Nicht in der Nähe brennender Öfen verwenden.

Schwerbenzin	750,0
Terpentinöl-Ersatz (Hydroterpin, Sangajol, Dipenten)	150,0
Methylhexalin	100,0

Bohnerwachs.

a)	Zeresin, gelb	20,0
	Paraffin in Schuppen	5,0
b)	Terpentinöl	15,0
	Benzin	20,0

a) zusammenschmelzen, b) einrühren (Feuergefahr!), kaltrühren, halberkaltet in Dosen ausgießen, rasch kühlen.

Montanwachs	200,0
Hartparaffin	60,0
Terpentinöl (oder Ersatz: Hydroterpin, Dipenten, Sangajol)	720,0

Herstellung wie oben.
Färbung mit gelber oder brauner Anilinfarbe, öllöslich.

Zeresin	120,0
Paraffin, hart	120,0
Kandellilawachs	40,0
Lösungsmittel	720,0

Zeresin, Paraffin, Wachs schmelzen, vom Feuer nehmen, Lösungsmittel einrühren, halb erkaltet ausgießen.

Karnaubawachs	100,0
Paraffin, hart	50,0
Terpentinöl	800,0

Wachs und Paraffin schmelzen, Terpentinöl zugeben (feuergefährlich!). Kaltrühren.

Linoleum-Bohnerwachs.

Wachs, gelb	150,0
Karnaubawachs	300,0
Benzin	400,0
Terpentinöl (Tetralin, Sangajol u. dgl.)	400,0

Herstellung siehe oben.

Bohnermasse.

Japanwachs	45,0
Paraffin	10,0
Kernseife	12,5
Kaliumkarbonat	12,0
Wasser	150,0
Terpentinöl (Ersatz)	25,0

Man löst Seife und Pottasche in Wasser, erhitzt auf etwa 60° und gießt die Lösung langsam unter Rühren in die vorher bereitete Schmelze von Japanwachs und Paraffin ein. Zuletzt wird das Terpentinöl zugegeben und kaltgerührt.

Leder-Appreturen.

Bohnermasse, flüssig.

Cera flava	200,0
Kalium carbonicum	25,0
Oleum Terebinthinae	20,0
Aqua	ad 1000,0

Man schmilzt das Wachs auf der Lösung der Pottasche in 400 Wasser, kocht kurz auf, rührt kräftig und fügt nach einigem Erkalten erst das Terpentinöl, dann nach und nach das übrige Wasser zu.

---

a) Zeresin	750,0
Terpentinöl	500,0
Tetralin	1000,0
b) Kolophonium	250,0
Wachs, gelb	25,0
Terpentinöl	80,0
Tetralin	170,0

Zeresin schmelzen, Terpentinöl (Achtung, Feuersgefahr!) und Tetralin zusetzen. Rühren.
b) schmelzen und mischen wie bei a). Dann a) und b) mischen, kaltrühren.

Montanwachs, raff.	900,0
Karnaubawachs(-rückstände)	150,0
Paraffinum, solid. 50/52°	250,0
Schwerbenzin	2000,0
Terpentinöl (Sangajol, Dipenten, Hydroterpin)	6700,0

Die festen Bestandteile werden geschmolzen und (Feuersgefahr!) fern von offenem Feuer mit den flüssigen Bestandteilen gemengt.

Ceresin	1000,0
Oleum Terebinthinae	8000,0
Oleum Lavandulae q. s.	

Herstellung wie oben.

---

a) Montanwachs	30,0
Zeresin	30,0
Paraffinschuppen	40,0
Stearin	40,0
b) Benzol	200,0
Terpentinölersatz	520,0
Teerfarbstoff, fettlösl. q. s.	

a) zusammenschmelzen, b) zusetzen (Feuersgefahr!), kaltrühren.

Fußboden-Polituröle (Mop-Polituren).

Leinöl	
Spindelölraffinat	je 40,0
Petroleum	
Dipenten	je 60,0

Leinöl	
Petroleum	je 50,0
Türkischrotöl	
Terpentinöl (Ersatz)	je 10,0

Leinöl	
Türkischrotöl	je 200,0
Kampferöl, leicht	50,0
Petroleum	225,0

Kolophonium	10,0
Wachs, gelb	40,0
Terpentinöl (Ersatz)	250,0

Wachs und Harz zusammenschmelzen, Terpentinöl zurühren (Achtung, Feuersgefahr!).

Leder-Appreturen u. dgl.

Blitzlederschwärze.

a) Nigrosin flüssig, fettlöslich	21,0
Olein	
Terpentinöl	aa 5,0
b) Schwerbenzin (Sangajol usw.)	90,0

a) wird in der Wärme gemischt, dann wird abgekühlt und b) zugegeben.

Lackledercreme.

a) Karnaubawachs	
Japanwachs	
Leinöl	aa 50,0
b) Terpentinöl	800,0

a) bei möglichst niedriger Temperatur zusammenschmelzen, vom Feuer nehmen, b) einrühren, rühren bis die Masse dickflüssig wird, ausgießen.

Glanzlederlack.

Schellack	80,0
Terpentin, venez.	50,0
Manilakopal	100,0
Brennspiritus	510,0
Diamantschwarz	7,0

Vor Zugabe der Nigrosinlösung in wenig Weingeist ist die Lösung der Harze klar abzugießen.

Glanzlederlack (Fortsetzung).

Kopal	8,0
Rubinschellack	1,0
Sandarak	1,0
Spiritus 95 proz., denat.	45,0
Kampfer	1,0
Nigrosin, spirituslösl.	1,0
Olein	0,5
Rizinusöl	0,5

Harze und Kampfer im Weingeist lösen, Nigrosin mit den Ölen anreiben, zusetzen. In gut schließende Flaschen abfüllen.

Schellack	100,0
Fichtenharz	20,0
Terpentin, venez.	50,0
Terpentinöl	40,0
Brennspiritus	1000,0
Nigrosin, spritlösl.	12,0

Vor Zugabe der Nigrosinlösung in wenig Weingeist ist die Lösung der Harze klar abzugießen.

Lederlack.

Borax	50,0
Schellack	150,0
Wasser	800,0
Nigrosin oder Goldocker	10,0

Borax und Schellack heiß lösen, kolieren und färben.

Nicht brechend.

Kolophonium	
Terpentinöl	
Terpentin	aa 30,0
Sandarak	60,0
Schellack	120,0
Weingeist 95 proz., denat.	900,0

Zum Färben 15,0 Lampenschwarz oder Zinkweiß oder Chromgelb usw. zusetzen.

Schuhcreme.

Montanwachs	14,0
Karnaubawachs	3,0
Paraffin	6,0
Wachs, gelb	4,0
Terpentinöl (oder Ersatz)	7,0
Farbe q. s.	

Die Wachse und das Paraffin werden zusammengeschmolzen, das Terpentinöl wird fern vom Feuer bei möglichst niedriger Temperatur eingerührt. Farbe mit Terpentinöl anrühren. Die eben noch flüssige Masse wird ausgegossen.

Montanwachs	10,0
Zeresin	14,0
Kandellilawachs	4,0
Terpentinöl (oder Ersatz) ad	100,0
Farbe q. s.	

Für helle Cremes sind gebleichte Rohstoffe zu verwenden, für schwarze usw. ungebleichte.

Herstellungsgang siehe oben.

Schuhweiß.

a)	Kieselkreide	4,0
	Zinkoxyd	2,0
	Wasser	12,0
b)	Wasserglas	0,5
c)	Brennspiritus	1,0

a) gut anreiben, b), zum Schluß c) zusetzen. Eine Zugabe von geringen Mengen lichtechter blauer Farbstoffe ist zu empfehlen, um ein leuchtenderes Weiß zu erzielen.

Leder kleben.

a)	Leim	250,0
	Hausenblase	60,0
	Arab. Gummi	60,0
	Wasser q. s.	
b)	Venez. Terpentin	5,0
	Terpentinöl	6,0
	Weingeist	10,0

a) quellen lassen, bis zur Lösung kochen, b) zugeben.

Kaltpoliertinte für Leder.

a)	Paraffin, hart	
	Karnaubawachs	aa 10,0
	Japanwachs	
	Kolophonium	aa 20,0
b)	Nigrosin, wasserlöslich	8,0
	Soda, kalziniert	10,0
	Wasser	300,0

a) zusammenschmelzen, b) lösen und auf etwa 60° anwärmen, b) in die Schmelze von a) einrühren, kaltrühren.

Leder-Appreturen.

Kaltpoliertinte für Leder (Fortsetzung).

a) Karnaubawachs	25,0
b) Kernseife	4,0
Ätznatron	1,0
Wasser	150,0
c) Farbe	25,0
Wasser	150,0

a) wird geschmolzen, b) wird auf etwa 60° angewärmt nach und nach zu a) zugegeben, dabei kräftig rühren. Zuletzt c) einrühren.

a) Borax	15,0
Schellack	45,0
Wasser	260,0
b) Nigrosin, wasserlösl.	2,0
Blauholzextrakt	30,0
c) Kupfersulfat	8,0
Wasser	40,0

a) durch Kochen lösen, mit der Lösung b) anreiben, wenn alles gelöst ist, c) zugeben, nach 8—10 Tagen vom Bodensatz abgießen.

Lederöl und Lederfett.

Für Sohlen.

Leinölfirnis	60,0
Tran	30,0
Terpentinöl	10,0

Für Sohlen und Oberleder.
(Kautschuklederöl).

Rohkautschuk, weich	3,0
Kumaronharz	1,0
Spindelöl	60,0
Birkenteer q. s.	

Kautschuk und Harz werden unter Rühren und leichtem Anwärmen in Spindelöl gelöst. Birkenteer dient zur Parfümierung.

a) Adeps suillus	350,0
Oleum Jecoris Aselli	75,0
Cera flava	25,0
b) Terebinthina comm.	15,0
Pix liquida	35,0

a) schmelzen, b) einrühren. Schuhe müssen vor der Behandlung völlig trocken sein.

Für Oberleder.

Zeresin	14,0
Harzöl	40,0
Spindelöl, raff.	46,0

Zusammenschmelzen, wenn erwünscht mit Birkenteer parfümieren.

Montanwachs	10,0
Kolophonium	20,0
Knochenfett	30,0
Tran	40,0

Zusammenschmelzen.

Tran	35,0
Rüböl	20,0
Vaselinöl	45,0

Tran	50,0
Knochenöl	15,0
Vaselinöl	30,0
Birkenteer	3,0
Kienöl	2,0

Rüböl	30,0
Derizinöl	20,0
Knochenöl	10,0
Vaselinöl	40,0

Wollfett, roh	200,0
Vaseline	200,0
Rüböl	600,0

Zusammenschmelzen und mit Birkenteer parfümieren.

Lederschmiere (wasserfest).

Kolophonium	65,0
Schweinefett	670,0
Tran	265,0

Zusammenschmelzen.

Schusterwachs.

Hart.

Paraffin	100,0
Chines. Wachs	300,0
Schellack	80,0
Terpentin, venezian.	20,0
Ruß	50,0

Zusammenschmelzen, Ruß mit Benzin angerieben in der Schmelze verteilen, bis zur Dickflüssigkeit kaltrühren, in Stangenformen gießen.

Schusterwachs (Fortsetzung).
Weich.

Paraffin	380,0
Chines. Wachs	80,0
Ruß	40,0

Der Ruß ist mit Benzin anzureiben und dann der Schmelze zuzusetzen, gut rühren.

Treibriemenschmiermittel.

Rohwollfett (säurefrei)	750,0
Rizinusöl, techn.	250,0

Zusammenschmelzen.

Wollfett	50,0
Talg	25,0
Leinöl	25,0

Zusammenschmelzen, in Dosen ausgießen.

a) Talg	800,0
Rizinusöl	4000,0
b) Gummipulver	16,0
Borax	80,0

a) zusammenschmelzen, b) eintragen, kaltrühren. Mit weicher Bürste beiderseitig auftragen. Vorher gut reinigen.

Adhäsionsfett für Treibriemen.

Talg	300,0
Kolophonium	210,0
Tran	275,0
Vaselinöl	300,0

Zusammenschmelzen, kaltrühren.

Kolophonium	200,0
Zeresin	100,0
Tran	400,0

Zusammenschmelzen, kaltrühren.

Wollfett	20,0
Paraffin (Schuppen)	8,0
Zeresin	2,0
Kolophonium	6,0
Harzstocköl	6,0

Zusammenschmelzen.

Treibriemenwachs.

Kolophonium	25,0
Rüböl (oder Harzöl, dick)	10,0
Talg	15,0
Zeresin	20,0
Rohwollfett	30,0

Zusammenschmelzen und in Stangenform gießen.

Handschuhreinigungsmittel.

a) Sapo venet.	20,0
Aqua dest.	60,0
b) Liquor Natrii hypochlorosi	60,0
Liquor Ammonii caustici	10,0

a) warm lösen, b) zusetzen. Die Flüssigkeit wird mit einem Wolläppchen aufgetragen und damit der Handschuh abgerieben.

Pflege des Autos.

Autopoliermittel.

Wachs, gelb	5,0
Terpentinöl	10,0
Vaselinöl	65,0
Olein	20,0

Schmelzen, kaltrühren.

Autopolierwasser.

a) Schwefelsäure (66°)	4,0
Wasser	79,0
b) Leinöl	7,5
Kampferöl, dickflüssig	7,5
Bimssteinpulver	2,0

Man mischt erst a) und b) für sich und gibt dann a) nach und nach unter Rühren zu b).

a) Essigsäure (80 proz.)	4,0
Wasser	74,0
b) Spindelölraffinat	9,0
Terpentinöl	4,0
Kampferöl, schwer	2,0
Neuburger Kieselkreide	7,0

a) und b) erst für sich mischen, dann a) und b) einarbeiten.

a) Polieröl, gelb	70,0
Leinöl	30,0
Petroleum	50,0
Dekalin	50,0
Methylhexalin	10,0
b) Neuburger Kieselkreide	90,0
c) Milchsäure, techn., 50 proz.	50,0
Wasser	400,0

a) mischen, b) gut getrocknet und feinst gepulvert einrühren, c) (am besten auf der Emulsionsmaschine) einarbeiten. Die Emulsion setzt nicht ab.

Autopolierwasser (Fortsetzung).

Oleinum	80,0
Paraffinum liq.	250,0
Kali causticum	16,0
Tragacantha	6,0
Spiritus	10,0
Aqua	ad 1000,0

Olein und Paraffinöl mischen, Ätzkali, in 200 ccm Wasser gelöst, langsam zugeben, schütteln. Traganth mit Spiritus anschütteln, 500 ccm Wasser zugeben. Traganthschleim der Ölemulsion zumischen, auf 1000 ccm auffüllen.

Autopoliercreme.

Polieröl, gelb	70,0
Leinöl	30,0
Petroleum	50,0
Dekalin	50,0
Vaseline, gelb	200,0
Neuburger Kieselkreide	100,0

Vaseline schmelzen, flüssige Bestandteile einrühren, der heißen Masse die Kieselkreide beimischen und halbflüssig in Dosen ausgießen.

Zeresin 60/62°	24,0
Paraffin 50/52°	36,0
Terpentinöl(ersatz)	140,0

Montanwachs, raffin.	20,0
Zeresin 60/62°	12,0
Paraffin 50/52°	24,0
Terpentinöl(ersatz)	144,0

Wachse schmelzen, Heizquellen entfernen, Lösungsmittel portionsweise einrühren, halbflüssig in Dosen ausgießen.

Kitte.

Kitt für Bernstein.

Alkoholische Kalilauge.

Bruchstelle bestreichen, Teile fest zusammendrücken, einige Stunden liegen lassen.

Kitt für Berkefeldfilter.

Bleiglätte	1,0
Sand, weiß, feinst	
Gips	aa 4,5
Leinölfirnis q. s.	

Gut kneten. Nach einigen Stunden zu verwenden.

Mangansuperoxyd	100,0
Graphit	12,0
Bleiweiß	5,0
Bleiglätte	5,0
Bolus, weiß	3,0
Leinölfirnis q. s.	

Gut kneten; nach einigen Stunden zu verwenden.

Eisenkitt.

Zum hitzebeständigen Kitten von eisernen Destillierblasen, Kesseln usw.

Eisenfeilspäne	30,0
Salmiak	1,0
Schwefel	1,0
Essigwasser (1 + 4) q. s.	
zum steifen Brei.	

Eisenfeile	20,0
Lehmpulver	45,0
Borax	5,0
Kochsalz	5,0
Braunstein	10,0
Wasser q. s. zum dicken Brei.	

Braunstein	25,0
Zinkoxyd	25,0
Borax	5,0
Wasserglas q. s. zum dicken Brei.	

Sofort verwenden!

Braunstein	100,0
Zinkoxyd	100,0
Infusorienerde	50,0
Graphit	15,0
Wasserglas q. s. zum dicken Brei.	

Sofort verwenden! Ist auch für Geräte aus Kupfer oder Messing brauchbar.

Elfenbeinkitt.

a)	Hausenblase	6,0
	Gelatine	12,0
	Wasser	120,0
b)	Mastix	1,0
	Weingeist	3,0
c)	Zinkweiß	3,0

a) warm lösen, auf $1/2$ Volumen eindampfen, unter gutem Rühren b) zusetzen, c) anreiben, warm auftragen.

Vor Anwendung Bruchstelle entfetten.

Kitt für Emaille-Geräte.

Magnesia usta	10,0
Solutio Magnesii chlorati 80 proz.	6,0
Aqua	1,0

Anrühren, bald verwenden.

Zincum oxydatum crudum	1,0
Barium sulfuricum	1,0
Liquor Natrii silicici q. s.	

Lithargyrum	50,0
Glycerinum	5 ccm
Aqua	1 ccm

Kasein	12,0
Kalkhydrat	4,0
Borax	10,0
Quarzmehl	15,0
Glasmehl	5,0
Kaolin	50,0
Wasserglas	10,0
Wasser q. s.	

Die Pulvermischung mit Wasser durchfeuchten, mit Wasserglas anrühren, 12 bis 24 Stunden quellen lassen, schließlich mit Wasser zum dicken Brei verarbeiten.

Kitt für Glas auf Glas.

Die zu kittenden Stücke werden vor dem Kitten in warmer Sodalösung gewaschen, dann in klarem Wasser nachgespült und trocknen gelassen. Es ist oft zweckmäßig, die Bruchstellen vor dem Auftragen des Kittes etwas anzuwärmen.

Schellack, blond	25,0
Venez. Terpentin	20,0
Weingeist 96 proz.	20,0
Äther	35,0

Bleibt durchsichtig, ist wasserfest.

Schellack	2,0
Venezian. Terpentin	2,0
Mastix	3,0
Magnesia usta q. s.	

Man bereitet aus den drei ersten Stoffen eine Schmelze, in die man bis zur Breibildung Magnesia einrührt. Warm auftragen.

Kaliumdichromat	3,0
Gelatine	25,0
(oder Lederleim 20,0)	
Wasser	300,0

Man löst das Kaliumdichromat in 10 g, die Gelatine im Rest des Wassers, vereinigt die warmen Lösungen, bringt das warme Gemisch auf die blank polierten, erwärmten Glasplatten, die man aufeinandergepreßt und dann dem Sonnenlicht aussetzt.

Paragummi	1,0
Guttapercha	3,0
Oleum Terebinthinae q. s.	
Leinölfirnis	2,0

Man schneidet den Gummi und die Guttapercha fein, läßt sie über Nacht mit Terpentinöl bedeckt quellen, setzt dann den Leinölfirnis zu und löst bei Wasserbadtemperatur.

Die mit Sodalösung gereinigten Bruchstellen heiß mit heißem Liquor Natrii silicici bestreichen, aneinanderpressen, fest verbinden (Draht, Bindfaden), etwa 3 Wochen warm stehen lassen.

Kautschuk	1,0
Mastix	34,0
Chloroform	60,0

Kautschuk fein schneiden, unter öfterem Schütteln mit Chloroform bis zur Lösung stehen lassen, Mastix zugeben, nach erfolgter Lösung vom Bodensatz abgießen.

Schellack	5,0
Mastix	5,0
Terpentin	1,0

Zusammenschmelzen und warm auf die erwärmten Kittstellen auftragen.

Kitt zum Verbinden von Glasplatten miteinander.

Kanadabalsam wird erwärmt, auf eine Glasplatte gestrichen, die andere aufgelegt, mit Klemmen festgedrückt, und nun wird 1 Stunde lang im Trockenschrank bei 100° getrocknet.

Aquariumkitt.

Glaspulver	400,0
Bleiglätte	400,0
Leinölfirnis, heiß	200,0

Heiß auftragen, einige Tage stehen lassen.

Glaskitt für schwere Gegenstände.

a) Bleiweiß in Öl (Malerfarbe)	10,0
Bleiglätte	20,0
Asbestpulver	30,0
b) Mastix	10,0
Leinölfirnis	30,0

a) wird mit der warmen Lösung von b) angeknetet, wenn nötig mit Terpentinöl verdünnt. Warm auftragen. Bruchstücke fest aneinanderpressen, mehrere Tage stehen lassen.

Kittpulver für Glas, Porzellan usw.

Austernschalenpulver	200,0
Gummi arabicum-Pulver	100,0
Eieralbuminpulver	10,0

Bei Bedarf mit Wasser anteigen.

Kitt für Glas auf Holz oder Metall.

Wachs	
Guttapercha	
Siegellack	aa

Zusammenschmelzen, in Stangen gießen. Die Masse wird warm auf die erwärmten Gegenstände aufgetragen.

Kitt für Glas auf Metall.

Kolophonium	3,0
Soda	1,0
Wasser	5,0
Gips q. s.	

Das Harz wird mit Soda und Wasser 30 Min. gekocht. Der Seifenleim wird mit der doppelten Menge Gips vermischt und sofort verwendet.

Kitt für Glas auf Messing.

Gummi arabic. plv. sbt.	20,0
Gips	80,0
Boraxlösung 4 proz. q. s.	

Zum Brei verreiben, sofort verwenden. Die Masse erhärtet langsam.

Kitt für Glas in Metallfassungen.
(Siehe auch Steinkitt).

Zinn, metall.	20,0

werden geschmolzen, der Schmelze erst Blei, metall. 30,0, dann Wismut, metall. 25,0 zugesetzt. Von der Schmelze gießt man in den mit Salzsäure blank gemachten und mit Wasser gespülten Metallgegenstand und preßt das erwärmte Glas- oder Porzellanstück ein.

Blei	50,0
Zinn	36,0
Kadmium	22,5

Verfahren wie oben.

Kitt für Gummi siehe Kitt für Kautschuk.

Kitt für Glas mit Glas oder Stein.

Wachs	1,0
Naturasphalt	4,0
Kolophonium	4,0

Heiß anwenden.

Kitt für Holzrisse und -Sprünge.

Ätzkalk, frisch gelöscht, pulverförmig	1,0
Roggenmehl	2,0
Leinölfirnis	1,0
Umbra nach Bedarf.	

Erstarrt sehr langsam, wird aber sehr hart.

Sägemehl	
Leinölfirnis q. s.	

Farbe nach Bedarf.

Asphalt	20,0
Kolophonium	60,0
Ziegelmehl	40,0

Asphalt und Harz zusammenschmelzen, Ziegelmehl einrühren. Warm in die Risse schmieren.

Kitt für Holz auf Metall.

Schellack	50,0
Guttapercha	30,0—50,0

Zusammenschmelzen, warm anwenden.

Kitt für Holz mit Eisen.

Kolophonium	20,0
Schwefel	5,0
Eisenfeile	8,0

Kolophonium schmelzen, in die Schmelze erst den Schwefel, dann das Eisen einrühren. Warm anwenden.

Kitt für Horn.

Bernstein
Leinöl aa

Zusammenschmelzen, heiß auftragen.

a) Leim 4,0
Hausenblase 2,0
Wasser 60,0
b) Mastix 1,0
Spiritus 6,0

a) lösen, zur Sirupdicke eindampfen, b) zusetzen, heiß anwenden.

Mastix 400,0
venez. Terpentin 160,0
Leinöl 440,0

Zusammenschmelzen, heiß auftragen.

Kautschukkitt.

Kautschuk, fein geschnitten 30,0
Kolophonium 40,0
Benzin 800,0

Das Lösen erfordert längere Zeit. Vor Gebrauch klar abgießen.

Guttapercha 100,0
Asphalt 100,0
Terpentinöl 15,0

Durch Schmelzen zu bereiten. Terpentinöl der Schmelze zugeben.

Kitt für Kautschukgegenstände auf Glas oder Metall.

Kautschuk 1,0
Benzin 10,0
Asphalt, geschmolzen 20,0

Warm anwenden.

Kautschuk 3,0
Benzol 80,0
Bitumen 4,0

Der klein geschnittene Kautschuk wird in der vorher bereiteten Bitumen-Benzol-Lösung gelöst.

Kitt für Kautschukgegenstände auf Metall.

Schellackpulver 1,0
Liquor Ammonii caust. trplx. 10,0

3—4 Wochen stehen lassen. Die flüssige Masse gibt einen nach einiger Zeit erhärtenden Kitt.

Kautschuk-Kitt für Rad-Reifen, Faltboote u. dgl.

Guttapercha 5,0
Kautschuk 20,0
Hausenblase 5,0
Schwefelkohlenstoff 70,0

Die fein geschnittenen Materialien werden in Schwefelkohlenstoff gelöst. Der Kitt wird aufgetragen (feuergefährlich, also Vorsicht!). Man läßt trocknen, wiederholt den Aufstrich mehrmals und bestreicht zuletzt mit

Chlorschwefel 5,0
Schwefelkohlenstoff 50,0

Feuergefährlich, giftige Dämpfe!!

Kitt für Kork auf Glas.

Terpentin 40,0
Kolophonium 60,0
Schellack 160,0

Zusammenschmelzen, erwärmt auf das Glas auftragen, wenn nötig mit etwas Terpentinöl verdünnt. Korkstück aufpressen.

Kitt für Leder und Kautschuk.

a) Guttapercha 1,0
Benzol 10,0
b) Leinölfirnis 2,0

a) durch Digestion der fein geschnittenen Guttapercha lösen, b) unter Rühren zugeben.

Kautschuk 40,0
Kolophonium 35,0
Leinölfirnis 25,0

Zusammenschmelzen.

a) Guttapercha 20,0
Schwefelkohlenstoff 80,0
b) Schellack 28,0
Venez. Terpentin 2,0
Weingeist 96 proz. 70,0

a) und b) getrennt lösen, Lösungen vereinigen.

Lederkitt für Treibriemen usw.

Guttapercha 0,75
Terpentinöl 0,5
Schwefelkohlenstoff 5,0

Lederstücke mit Benzin reinigen, mit der dickflüssigen Masse bestreichen, aneinanderpressen.

Kitte.

Lederkitt für Treibriemen usw. (Fortsetzung).

a) Tischlerleim	100,0
Wasser	150,0
b) Terpentin	10,0
Phenol	0,5

a) quellen lassen, heiß lösen, bis zur Sirupkonsistenz eindampfen, b) zurühren. Erkalten lassen, in Stücke schneiden. Zur Anwendung in der Wärme unter Zugabe von etwas Essig verflüssigen, warm auftragen, Kittstellen 30 Minuten fest aneinanderpressen.

Guttapercha	1,0
Benzol	10,0
Leinölfirnis	2,0

Die Guttapercha in Benzol lösen, dann Leinölfirnis einrühren.

Kitt für Linoleum auf Asphalt- oder Zement-Fußboden.

a) Leim	25,0
Wasser	50,0
b) Salzsäure	4,0
Zinksulfat	6,0
Wasser	15,0

a) quellen lassen, dann heiß lösen. Die vereinigten Lösungen sind 1—2 Std. im Wasserbad zu erwärmen. Fußboden und Linoleum bestreichen.

Roggenmehlkleister, dem 20 Proz. venet. Terpentin zugesetzt sind.

---

a) Manilakopal	275,0
Kolophonium	400,0
b) Leinölfirnis	80,0
c) Brennspiritus	185,0

a) schmelzen, b) einrühren, nach genügendem Abkühlen c) zugeben.

Kitt für Marmorplatten.

Zinkoxyd	100,0
Kalziumkarbonat	10,0
Magnesiumkarbonat	5,0
Kalziumphosphat	10,0
Magnesiumphosphat	5,0
Wasserglas q. s.	

Pulver sorgsam mischen, mit Wasserglas zu steifem Brei ankneten. Bruchstellen bestreichen, aneinanderpressen.

Schlämmkreide	1,0
Kaolin	19,0
Wasserglas q. s.	

Zu dünnem Brei anrühren. Bruchstellen etwas anwärmen, bestreichen, fest zusammendrücken, 12 Stunden trocknen lassen.

Graphit	4,0
Bleiglätte	1,0
Kalziumhydrat	2,0
Kieselgur	2,0
Leinölfirnis q. s. zur dicken Paste.	

Kaseinpulver	20,0
Kalziumhydroxyd	20,0
Zinkoxyd	10,0
Wasserglas + Wasser (20 + 80)	
q. s. zur dicken Paste.	

Sofort verbrauchen.

Marmorstaub	100,0
Bleiglätte	10,0
Leinölfirnis	20,0

Zur steifen Paste ankneten.

Gips	4,0
Gummipulver	1,0
Boraxlösung q. s.	

Zum eben noch gießbaren Brei anrühren.

Meerschaum-Kitt.

Eiweiß	1,0
Gips	3,0
Wasser	3,0

Wachs, weiß	
Kolophonium	
Terpentin	
Talkum	aa partes

Der Schmelze der drei ersten Bestandteile wird der Talk einverleibt. Warm anwenden.

Kitt für Metall auf Metall.

Blei	50,0
Zinn	36,0
Kadmium	22,5

In der angegebenen Reihenfolge schmelzen. Die zu verbindenden Metallstücke müssen entfettet und blank geätzt oder gescheuert sein.

Kitt für Metall auf Metall (Fortsetzung).

Sand, fein	10,0
Kasein	8,0
Kalk, gelöscht	10,0
Wasser q. s.	

Zum dicken Brei anrühren, einige Zeit (bis zur Quellung des Kaseins) stehen lassen, dann rasch verarbeiten.

Messer- und Gabelklingen im Heft befestigen.
(Siehe auch Kitt für Porzellanknöpfe.)

Kolophonium	120,0
Schwefelblumen	30,0
Eisenfeilspäne	40,0
Salmiakpulver	10,0

Man schmilzt das Kolophonium im Wasserbade, rührt vorsichtig den Schwefel ein, dann die Eisenfeilspäne und zuletzt den Salmiak; die noch heiße Masse wird in die Messergriffe eingegossen und dann der angewärmte Stiel des Messers eingeführt. Man läßt langsam erkalten. Dabei muß das Messer aufrecht stehen, die Schneide wird in ein Stativ eingeklemmt.

Gepulvertes Kolophonium und geglühte und wieder erkaltete Schlämmkreide (nicht Calcium carbon. praecipitat.) werden gemischt, in den Griff hineingefüllt und durch Aufstoßen des Griffes auf die Tischplatte zum Zusammensickern gebracht, dann erhitzt man den eisernen Stiel des Messers bis zur beginnenden Rotglut und drückt das Messer in den Griff hinein.

Bleiglätte wird mit Glyzerin zu einer eben noch gießbaren Masse angerührt.
Erhärtet nach ¼—½ Stunde.

Kitt für eiserne Öfen siehe Eisenkitt.

Porzellankitt.

Gummi arabic. plv. sbt.	20,0
Gips	80,0
Boraxlösung 4 proz. q. s.	

Man reibt zum dicken Brei an und verarbeitet rasch. Die Masse erhärtet langsam.

Flußspatpulver	1,0
Glaspulver	0,5
Wasserglaslösung	0,5

Schellack	50,0
Mastix	50,0
Terpentin	10,0

Zusammenschmelzen. Zum Gebrauch anwärmen und auf die erwärmten Bruchstellen auftragen.

Wasserfester Porzellankitt.

a) Mastix	10,0
Alcohol absol.	60,0
b) Hausenblase	20,0
Wasser	100,0
Spiritus	10,0
c) Ammoniacum	5,0
Spiritus	25,0

a), b), c) getrennt lösen, Lösungen vereinigen, gut mischen, auf 180 Teile eindampfen.

Schellack, gebleicht	2,0
Mastix	3,0
Venezian. Terpentin	2,0
Gebrannte Magnesia q. s.	

Zusammenschmelzen und mit gebrannter Magnesia bis zur Pastenkonsistenz verrühren. Warm verarbeiten.

Bleiglätte	30,0
Gebrannter Kalk	20,0
Weißer Ton	10,0
Leinölfirnis q. s.	

Zur Pastenkonsistenz anrühren, bald verarbeiten. Sehr lange trocknen lassen.

Bleiweiß	20,0
Weißer Ton	12,0
Gekochtes Leinöl	10,0

Verarbeitung wie bei voriger Vorschrift.

Feinst gesiebtes Calcium carbonicum mit Liquor Natrii silicici zum dicken Brei anrühren.

Kitt für Porzellan in Metall oder umgekehrt siehe auch Steinkitt.

Kitt für Porzellanknöpfe (Kastengriffe) siehe auch Steinkitt.

Kitt für Schildpatt
siehe Kitt für Horn.

Steinkitte.

Infusorienerde	1,0
Bleiglätte	1,0
Ätzkalk, frisch gelöscht	0,5
Leinölfirnis q. s.	

Zur steifen Paste anrühren, bald verarbeiten.

Kreide	20,0
Sand, feinst	60,0
Bleiglätte	10,0
Leinölfirnis	10,0

Zur steifen Paste anrühren, bald verarbeiten.

Bleiglätte	30,0
Kalk, gebrannt	20,0
Bolus	10,0
Leinölfirnis q. s.	

Zur steifen Paste anrühren, bald verarbeiten.

Infusorienerde
Wasserglas q. s.
Rasch verarbeiten.

Gips q. s.
Alaun q. s.
Wasser q. s.
Der Gips wird mit gesättigter Alaunlösung zum Brei angerührt. Erhärtet langsam, wird aber sehr hart.

Gebrannte Magnesia
50 proz. Chlormagnesiumlösung
Anrühren. Bindet nach 2 Stunden ab. Erhärtet völlig innerhalb von 24 Stunden.

Gips q. s.
Mucilago Gummi arab. q. s.
Gips wird mit Mucilago Gummi arabici zum Brei angerührt. Erhärtet sehr rasch.

Bleiglätte q. s.
Glyzerin q. s.
Bleiglätte wird mit Glyzerin zu einer eben gießbaren Masse verarbeitet. Erhärtet in 15—30 Minuten.

Ziegelmehl	9,0
Bleiglätte	1,0
Leinöl q. s.	

Zur steifen Paste anrühren.

Asbestpulver	20,0
Bariumsulfat	10,0
Wasserglas	20,0

Zur steifen Paste anrühren.

a) Glaspulver	1,0
Zinkoxyd, geglüht	3,0
b) Borax	1,0
Wasser q. s.	
Chlorzinklösung 50 proz. q. s.	

a) mischen, für sich gut verschlossen aufbewahren. b) Borax in möglichst wenig Wasser lösen, mit dem gleichen Volumen Chlorzinklösung versetzen. Bei Bedarf a) mit b) anreiben, rasch verarbeiten.

Weißkäse (Quark)	200
Gelöschter Kalk	100

werden durchgearbeitet, bis die Masse Fäden zieht.

Feine Eisenfeilspäne	100,0
Gebrannter Gips	300,0
Ammoniumchlorid	5,0
Essig q. s.	

Die Pulver mischen und mit Essig zu dünnem Brei anrühren.
Sofort verbrauchen.

Mastix	9,0
Bleiglätte	18,0
Bleiweiß	9,0
Leinöl	27,0

Mastix und Leinöl werden zusammengeschmolzen und die anderen Bestandteile mit der Schmelze angerührt.

Kolophonium	60,0
Sulfur sublimatum	15,0
Ferrum pulveratum	25,0

Das Harz wird geschmolzen und damit Gemisch von Schwefel und Eisen angerieben.
Warm verarbeiten.

Steinkitte (Fortsetzung).

Schwefelblumen	
Graphitpulver	aa

Die Schwefelblumen werden geschmolzen und mit der gleichen Menge Graphitpulver versetzt. Die warme Masse wird aufgetragen.

Kitt für Zelluloidgegenstände.

Bruchstellen mit Essigsäure bestreichen, aufeinanderpressen.

Kitt für Zelluloidfolie auf Glas.

Zelluloid	5,0
Azeton	15,0
Kopallack	20,0

Zelluloid in Azeton lösen, klar abgießen, Kopallack einrühren.

Kampfer	1,0
Schellack	4,0
Spiritus	5,0

Warm auftragen.

Kitt für Zinkplatten.

Kreide	58,0
Bleiweiß	30,0
Leinölfirnis	12,0

Kitt für Zinkplatten (Klischees) auf Holz.

Bleiweiß	30,0
Kreide	55,0
Leinölfirnis	12,0—15,0

Bleiglätte	40,0
Bleiweiß	20,0
Kopalfirnis q. s.	

Guttapercha	30,0
Kolophonium	70,0

Zusammenschmelzen, warm anwenden.

Guttapercha	40,0
Asphalt	45,0
Terpentinöl	10,0—15,0

Heiß lösen, heiß auf die zuvor mit Benzin gewaschenen Holzstücke auftragen, Zinkplatten vorher mit Kopallack bestreichen, dann aufpressen.

Klebstoffe.

Klebmasse (Gummi arabicum).

Gummi arabicum	100,0
Wasser	140,0
Glyzerin	10,0
Essigsäure, verdünnt	20,0
Aluminiumsulfat	6,0

Dem aus Gummi und Wasser lege artis bereiteten Schleim werden die übrigen Ingredienzien zugefügt.

Chromgelatine, wasserfest.

Gelatine (Kölner Leim)	100,0
Essigsäure, verdünnt	200,0
Kaliumdichromat	5,0

Die Gelatine läßt man erst quellen, löst dann im Dampfbad und gibt Kaliumdichromat zu. Wird im Licht unlöslich.

Kaseinleim.

a)	Kasein	100,0
	Natrium carbonicum	12,0
	Aqua	600,0
b)	Magnesium chloratum solutum 10 proz.	100 ccm
c)	Wasserglas	80 ccm

a) unter Anreiben lösen, b) zugeben, c) unter gutem Rühren zugeben.

Pulverform.

Kasein	200,0
Ätzkalk	40,0
Kampfer	1,0

In gut schließenden Gefäßen aufbewahren, zum Gebrauch mit Wasser dick anrühren.

Kasein	20,0
Borax	3,0
Nipagin	0,05

Bei Bedarf wird das Pulver mit Wasser zum Brei angerührt und dieser 24 Stunden sich selbst überlassen.

Klebstoffe.

Leim, flüssig.

a) Zucker 60,0
Wasser 180,0
Kalk, gelöscht (1 Teil
 Kalk, ½ Teil Wasser) 15,0
b) Leim 60,0

Man mischt a), erwärmt auf 75⁰, läßt einige Tage stehen, öfters umschütteln, gießt klar ab und läßt in der klaren Lösung b) quellen. Dann erwärmt man bis zur Lösung.

Gelatine 50,0
Wasser 50,0
Chlorzink 0,5

Im Wasserbad völlig verflüssigen, Reaktion prüfen, falls alkalisch mit Salzsäure vorsichtig neutralisieren.

Leim 50,0
Wasser 100,0
Ammoniumrhodanid 6,0

Erst quellen lassen, dann aufkochen.

Kaltleim, flüssig.

Kölner Leim 100,0
Essigsäure, verdünnt 400,0
Gelatine 100,0
Spiritus 25,0
Alaun 5,0

Alaun und Spiritus werden zugesetzt, nachdem die Lösung im Dampfbade erfolgt ist.

Gummischleim 980,0
Aluminiumsulfat 20,0

Lösen, 5—6 Wochen kalt lagern lassen, abgießen.

Klebstoff, wasserdicht, für Feuerwehrschläuche.

a) Guttapercha, geschnitten 40,0
Schwefelkohlenstoff 40,0
Benzol 20,0
Terpentinöl 20,0
b) Kolophonium 80,0

a) zur Lösung in einen warmen Raum stellen, öfters schütteln. Nach erfolgter Lösung b) zugeben, schließlich vom Ungelösten abgießen.
Nach erfolgter Leimung mit obigem Klebstoff, Klebstellen mit 8 proz. warmer Gelatinelösung bestreichen, gut trocknen lassen und mit 5 proz. Alaunlösung zur Härtung überpinseln.

Klebstoff für Filz auf Holz.

Weizenmehl 100,0
Wasser 400,0
Alaun 2,0

Mehl und Alaun mit etwas Wasser zum Brei anrühren, in kochendes Wasser eingießen, kochen lassen, bis ein Spatel in der Masse stehen bleibt.

Zum Kleben von Filz auf Holz eignet sich Kautschukkitt (s. S. 208).

Klebstoff für Galalith.

Dammar
Manilakopal
Venezian. Terpentin   aa
Spiritus 96 proz. q. s.

Die Harze werden mit Spiritus bis zur Lösung erwärmt und die Lösung bis zur Dickflüssigkeit eingedickt.

Klebstoff für Leder auf Leder.
(Siehe auch Kitt für Leder.)

a) Zelluloidspäne 250,0
Azeton 750,0
b) Venezian. Terpentin 30,0
Benzol 175,0

Nach getrennter Lösung von a) und b) werden die beiden Flüssigkeiten gut gemischt.

Klebstoff zum Kleben von Leder auf Leinen.

Chromleim (s. S. 212).

Kautschukkitt (s. S. 208).

Klebstoff für Metallfolien.

1. farbloser Spirituslack.

2. a) Gelatine, weiß 80,0
Wasser 3600,0
b) Weizenstärke 800,0
Wasser 2000,0
c) Terpentin 400,0
Wasserglas 800,0

a) heiß lösen. b) anreiben und der kochenden Lösung a) zufließen lassen. Nach Beendigung der Kleisterbildung c) zugeben, kaltrühren.

Für Metallfolie auf Glas.

Mastix	9,0
Bleiweiß	9,0
Bleiglätte	18,0
Leinöl	27,0

Mastix in heißem Leinöl lösen, Pulver einrühren; heiß verwenden.

Klebstoff für Pergamentpapier und Wachspapier.

Kanadabalsam.

Zelluloidlack, dickflüssiger.

Chromleim (s. S. 212 Chromgelatine).

Klebstoff für Papier auf Glas, Porzellan, Blech.

Siehe Etikettenkleister.

Klebstoff für Papier auf Zelluloid.

Papier erst mit warmer 5 proz. Gelatinelösung überstreichen. Nach dem Trocknen einen der folgenden Klebstoffe verwenden.

Spirituslack, farblos

Zelluloidspäne (trocken)	4,0
Amylazetat	2,0
Azeton	1,0

Kalt lösen, nach genügender Lagerung klar abgießen.

Kampfer	1,0
Schellack	1,5
Spiritus, denat., 96 proz.	30,0

Klebmittel für Briefumschläge, das ein Öffnen ohne Zerreißen nicht gestattet.

Gelatine	100,0
Tischlerleim	100,0
Weingeist	25,0
Alaun	2,0
Essigsäure 20 proz.	400,0

Durch 6stündiges Erhitzen im Dampfbade Gelatine und Leim in der Essigsäure in Lösung bringen, dann Weingeist und Alaun zusetzen.

---

a) Gummi arab.		120,0
Aqua q. s. ad solut.		
b) Tragacantha		30,0
Aqua q. s.		
c) Glycerinum		120,0
Oleum Thymi		2,5
d) Aqua q. s.	ad	1000,0

a) und b) werden gemischt und durchgeseiht, c) zugegeben und mit Wasser auf 1000 g gebracht.

Photoleim (Photokleister).

Dextrin, weiß	500,0
Wasser	ca. 300,0
Formaldehydlösung	15,0

Dextrin mit wenig Wasser anteigen, allmählich das gesamte Wasser zusetzen, 5 Minuten lang im Sieden erhalten, Formaldehydlösung zugeben und rasch auf Eis kühlen.

Reisstärke	20,0
Formaldehydlösung	10 Tropfen
Wasser	

Die Reisstärke wird mit Wasser zu dünnem Brei gerührt, Formaldehydlösung zugegeben und der Brei in kochendes Wasser langsam eingerührt. Kochen bis zum steifen Kleister. Durch Mull pressen.

Dextrin, säurefrei	60,0—90,0
Zucker	15,0
Alaun	4,0
Phenol, flüssig	0,6
Wasser	130,0

Dextrin mit etwas Wasser anreiben, Zucker in Alaun im Rest des Wassers lösen, beides vereinigen, aufkochen, Phenol zugeben.

Klebmittel für Theaterbärte und Perücken.

Mastix	5,0
Spiritus aethereus	15,0
Oleum Bergamottae	gtt. II

Dammar	20,0
Resina Pini	20,0
Cera flava	40,0
Terebinthina laricina	20,0

Parfüm nach Belieben.

Zusammenschmelzen, nach dem Erkalten parfümieren.

Klebstoff für künstliche Nasen u. dgl.

Kautschuk	4,0
Kolophonium	8,0
Japanwachs	5,0
Mineralöl	3,0
Benzin	14,0

Man läßt den Kautschuk im Benzin quellen und sich lösen (oft schütteln). Harz und Wachs werden zugegeben und auf dem Wasserbad gelöst. Das Benzin wird weggekocht.

Verschiedenes.

Flammenschutzmittel. (Für Stoffe und Papiererzeugnisse.)

Natriumphosphat	4,0
Natriumwolframat	20,0
Wasser	ad 100,0

Natriumwolframat	1,0
Alaun	6,0
Borax	2,0
Dextrin	1,0
Seifenwasser	ad 100,0

Als Appretur.

Wolframsaures Natrium	5,0
Schwerspat	10,0
Stärke	20,0
Wasser	q. s.

Zu dünnem Kleister verkochen.

Natriumwolframat	20,0
Borax	20,0
Stärke	60,0
Wasser	q. s.

Zu dünnem Kleister verkochen.

Feuerschutzmittel für Holz.

Fußboden- usw. Anstriche. Als Farbe auf 1 l eine Lösung von 10,0 Kaßler Braun und 6,0 Soda und einen Teil des Wassers zugeben.

Ammoniumsulfat	70,0
Borax	50,0
Leim	1,0
Wasser	1000,0

Chlorzink	2,0
Ammoniumchlorid	80,0
Borax	57,0
Leim	5,0
Wasser	700,0

Natriumwolframat	1,0
Borax	2,0
Alaun	6,0
Leim	1,0
Wasser	ad 100,0

Papier unverbrennbar machen.

Ammoniumsulfat	8,0
Borsäure	3,0
Borax	2,0
Wasser	100,0

Zum Durchfeuchten des Papiers, das nachher zu trocknen ist.

Leuchtfarben.

Lennards Masse.

Goldgelb.

Strontiumkarbonat	100,0
Schwefel	100,0
Kaliumchlorid	0,5
Natriumchlorid	0,5
Manganchlorid	0,4

45 Minuten lang auf 1300° erhitzen.

Mourelos Masse.

Gelb.

Strontiumkarbonat	100,0
Schwefel	30,0
Natriumkarbonat	2,0
Natriumchlorid	0,5
Mangansulfat	0,2

Mischen, glühen.

Vaninos Masse.

Smaragdgrün.

Strontiumthiosulfat	60,0
Wismutnitratlösung, weingeistige saure, 0,5 proz.	12 ccm
Urannitrat, ebensolche Lösung	6 ccm

Eintrocknen, schließlich 45 Min. auf 1300° erhitzen.

Leuchtfarben (Fortsetzung).

Balmains Masse.
Violett.

Kalziumoxyd, eisenfrei	20,0
Schwefel	6,0
Stärke	2,0
Wismutnitrat 0,5 proz. Lösung	1 ccm
Kaliumchlorid	0,15
Natriumchlorid	0,15

Glühen!

Bengalische Flammen.
Größte Vorsicht beim Mischen, nicht reiben oder drücken, zum Abbrennen auf Blechteller schütten, mit brennender Räucherkerze oder Zündschnur anzünden.

Rotfeuer.

Strontiumnitrat	40,0
Schwefelblüte	13,0
Salpeter	5,0
Spießglanz	4,0

Strontiumnitrat	8,0
Kaliumchlorat	4,0
Schwefel	3,0
Schwefelantimon	2,0

Strontiumnitrat	72,0
Schellackpulver	20,0
Kaliumchlorat	15,0

Gelbfeuer.

Kaliumchlorat	8,0
Schwefel	2,0
Schwefelantimon	1,0
Kohlepulver	1,0

Natriumnitrat	48,0
Schwefel	16,0
Schwefelantimon	4,0
Kohlepulver	1,0

Das Pulver ist hygroskopisch.

Kaliumchlorat	6,0
Bariumnitrat	6,0
Natriumoxalat	5,0
Schellackpulver	3,0

Grünfeuer.

Kaliumchlorat	8,0	10,0
Bariumnitrat	16,0	55,0
Schwefel	6,0	10,0
Schwefelantimon	3,0	2,0

Bariumnitrat	5,0
Schellackpulver	1,0
Kaliumchlorat	0,7

Bariumnitrat	5,0
Schellackpulver	1,0
Magnesiummetall	0,12

Blaufeuer.

Kupferoxyd	10,0
Schwefelpulver	20,0
Salpeter	40,0
Kaliumchlorat	30,0

Kaliumchlorat	12,0
Schwefel	5,0
Kalomel	1,0
Kupfernitrat, basisch.	5,0
Bariumnitrat	3,0

Nur im Freien abbrennen!

Weißfeuer.

Salpeter	9,01	2,0
Schwefel	3,0	4,0
Schwefelantimon	2,0	1,0

Nur im Freien abbrennen!

Kaliumchlorat	12,0
Salpeter	4,0
Milchzucker	4,0
Stearin	1,0
Bariumkarbonat	1,0
Magnesiumpulver	1,0

Blitzlichtpulver.

Kaliumpermanganatpulver	40,0
Magnesiumpulver	60,0

Sehr vorsichtig mischen, mit Salpeterpapier Patronen von 0,5—2,0 herstellen.

Magnesiumpulver	1,0
Bariumsuperoxyd	5,0

Aluminiumpulver	100,0
Ammoniumnitrat	5,0
Bärlappsamen	25,0

Verschiedenes.

Blitzlichtpulver (Fortsetzung).

Magnesiumpulver	
Borsäurepulver	aa
Magnesiumpulver	
Kieselgur	aa
Kalium permanganic. plv. sbt.	15,0
Magnesium plv. sbt.	10,0

Vorsichtig mit Kartenblatt mischen! Keinen Mörser verwenden! Nicht aufbewahren! Als Zünder: Salpeterpapierstreifen.

Pharaoschlangen, ungiftige.

Kaliumdichromat	20,0
Kaliumnitrat	10,0
Zucker	30,0
Peru-Balsam q. s.	

Die einzeln gepulverten Stoffe werden mit dem Perubalsam zur Paste angestoßen. Man formt Stäbchen, die man trocknen läßt.

Feueranzünder.

a) Kolophonium	300,0
Paraffin	15,0
Rüböl	15,0
b) Korkmehl	100,0
Sägespäne	75,0

a) schmelzen, b) einarbeiten. Nach dem Erkalten brikettieren.

Kohlesprengstäbe.

Carbo Tiliae	10,0
Kalium nitricum	0,2
Mucilago Tragacanthae q. s.	

Nach Art von Pillensträngen ausrollen, trocknen lassen.

a) Tragacantha	1,0
Aqua q. s. (ca. 40,0)	
b) Benzoe	0,5
Spiritus q. s.	
c) Carbo Ligni q. s.	

Man bereitet aus a) einen dicken Schleim, setzt die mit wenig Alkohol angeriebene Benzoe zu und dann soviel Carbo Ligni, daß eine weiche Pillenmasse entsteht, die man zu Strängen ausrollt, schneidet und trocknen läßt.

Stoffe wasserdicht machen (imprägnieren).

Für feinere Stoffe kommt zur wasserdichten Imprägnierung die Behandlung mit einer 2^0 Bé. starken ameisensauren Tonerdelösung in Betracht. Die Stücke werden durch das Bad gezogen, gut abgequetscht und gedämpft. Hierbei zersetzt sich die in den Fasern vorhandene ameisensaure Tonerde in Aluminiumoxyd, das sich in der Faser niederschlägt und Ameisensäure, die verdampft. Die Behandlung ist, wenn nötig, zu wiederholen. Im übrigen imprägniert man Loden und Leinen in der Weise, daß die Stoffe zunächst in einem Bade behandelt werden, das 7—10 g Marseiller Seife im Liter enthält, bei einer Temperatur von 45^0. Die Ware wird gut abgequetscht und kommt in ein zweites Bad von essigsaurer oder billiger ameisensaurer Tonerde. Je nach der Wasserdichtigkeit, die der Stoff erhalten soll, wählt man die Dichtigkeit dieser Lösung zwischen 1 und 4^0 Bé. In der Faser schlägt sich bei dieser Behandlung fettsaure Tonerde nieder, die einen vorzüglichen Schutz gegen das Eindringen von Wasser gewährt.

Schwimmwatte.

Watte wird 12 Stunden in einer 0,5 proz. Aluminiumsulfatlösung gebadet, ausgedrückt und für 10 Minuten in eine 0,5 proz. Lösung von Sapo medicatus in Wasser eingelegt und darin bewegt. Die Watte wird herausgenommen, etwa anhaftender Schaum mit kaltem Wasser abgespült. Dann wird die Watte ausgepreßt oder -geschleudert, ohne Wärmeanwendung getrocknet und auf einer Krempelmaschine aufgelockert.
Die so behandelte Watte nimmt kein Wasser an.

Strohhalme bleichen.

1. Die Strohhalme werden zunächst in einer 22^0 warmen Oxalsäurelösung eingeweicht, abgespült und in einem 30^0 warmen Seifenbad entfettet, wieder abgespült. Nach dieser Vorbehandlung, die unbedingt zur Erzielung einer rein weißen Farbe erforderlich ist, kommen die Halme zur eigentlichen Bleichung in ein Bad aus 100 Natriumperborat in 1000 Wasser und

Strohhalme bleichen (Fortsetzung).

50 Salmiakgeist. Nach einer halben Stunde ist die Bleichung vollendet. Nach dem Abspülen werden die Halme getrocknet.

2. Man weicht das Gut in 35° warmem Wasser acht Stunden ein und entfettet anschließend in laumwarmem Seifenwasser. Die eigentliche Bleichung erfolgt in einer Lösung, die für 10 kg Stroh 120 g Kaliumpermanganat enthält. In dieser Lösung bleiben die Halme, bis dieselben mit einer gleichmäßig braunen Schicht aus Manganoxyden überzogen sind. Man spült und bringt sie in eine Lösung von 750 Natriumthiosulfat und 100 Salzsäure in 10 l Wasser, läßt bei bedeckten Gefäßen 10—12 Stunden liegen und wäscht mit reinem Wasser gut nach. Die nach der Behandlung mit Kaliumpermanganat braunen Halme nehmen eine rein weiße Farbe an.

a) Blankit I	1,0
Wasser	1000,0
b) Schwefelsäure	2 ccm
Wasser	1000,0

Das Stroh wird zuerst in lauwarmem Seifenwasser entfettet und in klarem Wasser ausgewaschen. Dann für 24 Std. in die Lösung a) einlegen. Temperatur 40 bis 45°, dann gut in b), darauf in reinem Wasser spülen.

Hornknöpfe bleichen.

In Seifenwasser gut waschen, sauber spülen, in 0,5—1,0 proz. Wasserstoffsuperoxydlösung einlegen, auf 34—35° erwärmen. Nach erfolgter Bleichung gut mit Wasser spülen und bei Lufttemperatur trocknen.

Bügel-(Plätt-)Wachs.

Stearin		1,0
Paraffin		
Cera japonica	aa	2,0

Zusammenschmelzen. Zu dünnen Plättchen ausgießen.

Stearin	40,0
Borax	10,0

Die Mischung ist in 1 l Wasser heiß zu lösen und 4 l frisch bereiteter Stärkelösung beizumengen. Mit dieser Mischung wird die Plättwäsche gestärkt.

Wäscheglanzpulver.

Walrat	4,0
Gummi arab.	2,0
Borax	8,0

Glättolin.

(Zum Glätten des Kragenrandes).

Talkum		
Karnaubawachs		aa

Das Wachs wird geschmolzen, das Talkumpulver eingerührt, die Masse in Stücke von geeigneter Größe gegossen.

Talcum	50,0
Paraffinum solid.	5,0
Karnaubawachs	45,0

Herstellung wie oben.

Mineralöl entscheinen.

Man setzt 0,2—0,3 Proz. Nitronaphthalin zu.

Siegellack.

Lacca in tabulis	250,0
Terebinthina veneta	125,0
Cinnabaris	100,0

Lacca in tabulis	250,0
Terebinthina veneta	125,0
Creta alba	125,0
Minium	125,0

Resina Pini		160,0
Lacca in tabulis		
Creta alba	aa	360,0
Terebinthina veneta		
Minium	aa	125,0

Lacca in tabulis	64,0
Terebinthina venet.	32,0
Cinnabaris	10,0
Creta alba	14,0
Benzoe	
Oleum Terebinthinae	aa 2,0

Lacca in tabulis	195,0
Colophonium	15,0
Terebinthina commun.	120,0
Cinnabaris	25,0
Talcum	75,0

Siegellack (Fortsetzung).

Lacca in tabulis	100,0
Terebinthina commun.	40,0
Barium sulfuricum	100,0
Cinnabaris	30,0

Modelliermasse (Plastilin).

a)	Wachs, gelb	2000,0
	Terpentin, venezian.	270,0
	Schweineschmalz	140,0
b)	Bolus	1500,0

a) wird zusammengeschmolzen, b) zugesetzt und die Masse in warmes Wasser gegossen. Darunter wird sie ohne weiteres Erwärmen bis zur gleichförmigen Plastizität geknetet.

a)	Wollfett, wasserfrei	10,0
b)	Magnesia, gebrannte	10,0
	Weizenstärke	15,0
	Zinkoxyd	6,0
	Bolus, weiß	3,0

Herstellung siehe oben.

a)	Olein	30,0
	Bienenwachs	10,0
	Rizinusöl	15,0
b)	Zinkoxyd	5,0
	Glyzerin	10,0
c)	Schwefelblüte	24,0
	Bolus	20,0
	Talkum	1,0
	Farbe	1,0—2,0

a) wird geschmolzen. b) wird angerieben auf dem Wasserbade erwärmt und langsam unter Rühren mit a) versetzt, wobei Zink-Olein-Seifenbildung stattfindet. Man erwärmt einige Zeit unter Rühren und setzt dann nach und nach das Pulvergemisch c) zu. Bis zum Erstarren kaltrühren, einige Tage an einem warmen Orte sich selbst überlassen, dann auf mit Wasser befeuchteten Rollbrettern ausrollen.

a)	Mastix	3,0
	Bienenwachs	3,0
	Zeresin	6,0
	Rindertalg	20,0
b)	Schwefelblüte	20,0
	Gips	12,0
	Pfeifenton	33,0

Bereitung siehe oben.

Farbstoffe für Modelliermassen.

Rot:	künstl. Zinnober, englisch Rot.
Gelb:	Goldocker.
Braun:	Kaßler Braun.
Blau:	Ultramarin.
Grün:	Ultramarin Goldocker aa
Schwarz:	Rabenschwarz.

Herstellung von Akkumulator-Säure.

Schwefelsäure-Wasser-Gemische von bestimmtem spez. Gewicht des Schwefelsäuregehaltes.

Die erste Spalte gibt das gewünschte spezifische Gewicht, die zweite den gewünschten Prozentgehalt von H_2SO_4 an. In der dritten Spalte ist diejenige Wassermenge angegeben, in die 1 kg Schwefelsäure (d = 1,84) einzugießen ist, um die in den beiden ersten Spalten gekennzeichneten Säuren zu erhalten.

d 15,5°	% H_2SO_4	kg Wasser für 1 kg H_2SO_4 (d = 1,84)
1,10	14,35	5,662
1,11	15,71	5,085
1,12	17,01	4,620
1,13	18,31	4,221
1,14	19,61	3,875
1,15	20,91	3,571
1,16	22,19	3,308
1,17	23,47	3,073
1,18	24,76	2,861
1,19	26,04	2,671
1,20	27,32	2,499
1,21	28,59	2,345
1,22	29,84	2,204
1,23	31,11	2,073
1,24	32,28	1,962
1,25	33,43	1,860
1,26	34,57	1,765
1,27	35,71	1,678
1,28	36,87	1,593
1,29	38,03	1,514
1,30	39,19	1,430
1,31	40,35	1,369
1,32	41,50	1,304
1,33	42,66	1,241
1,34	43,74	1,185
1,35	44,82	1,133

Kältebeständige Lösungen.

NaCl

%	Spez. Gew.	Gefrierpunkt
5	1,0345	— 4
10	1,0707	— 7,4
15	1,1087	— 11,0
20	1,1477	— 14,0
25	1,1898	— 17,5

CaCl$_2$

5	1,0407	— 2,5
10	1,0838	— 5,5
15	1,1292	— 9,5
20	1,1768	— 14,7
25	1,2262	— 22,0

MgCl$_2$

5	1,0422	— 3,5
10	1,0859	— 7,6
15	1,1311	— 15,0
20	1,1780	— 20,5
25	1,2274	— 31,0

Mixtura Ricordii.

Hydrargyrum bijodatum rub um	0,1
Kalium jodatum	10,0
Aqua dest.	ad 200,0

Solutio Ricordii.

Tartarus ferratus	30,0
Aqua dest.	200,0

Emulsio Ricordii.

Zincum sulfuricum	
Plumbum aceticum	aa 1,0
Aqua dest.	200,0

Pilulae Ricordii.

Hydrargyrum bijodatum	1,5
Opium	0,6
Radix Liquiritiae	0,9
Mel q. s.	

F. Pilulae XXX.

Sachverzeichnis.

Abbeizmittel für gestrichene Möbel 199.
— — Öl- und Lackfarben 199.
—, pulverförmig 199.
—, salbenförmig 199.
Abbeizsalbe 199.
Abdruckmasse 124.
Abführmittel 69 ff.
— für Pferde und Rindvieh 150.
Abführpillen 70.
— für Hühner 142.
Abführpulver, Botkins 70.
—, Hohls 70.
— für Hühner 142.
—, Riegels 71.
Abführtee 89, 90.
Abgespanntheit, homöopath. Mittel gegen — 101.
Abkochungen konservieren 117, 118.
Abortdesodorans 51.
Achselschweiß-Mittel 52.
Acnesalbe Unna 62.
Adhäsionsfett für Treibriemen 204.
Adizelers Chlorzinklösung 124.
Airolpaste Mikulicz 64.
Akkumulatoren-Säure 219.
Albarginflecken entfernen 172.
Algen vernichten 151.
Alkaliflecken entfernen 172.
Allasch 128.
Allaschessenz 128.
Allaschkümmelöl 128.
Altonaer Kronessenz 75, 76.
Aluminiumputzpulver 193.
Ameisenvertilgungsmittel 151, 152, 160, 161.

Ameisensäure-Injektionen 110.
Amenorrhoe-Tee 98.
Ananas-Sirup 140.
Anatomische Präparate, Konservierungsflüssigkeiten 118.
Anchovis-Gewürzkräuter 132.
Angostura-Bitter 125, 126.
Anilinfarbflecken entfernen 172.
Anstrich für Außenwände 183.
— — Dachpappe 184.
— — Laboratoriumswände 183.
Antidiarrhoe-Tee 99, 100.
— — für Kinder 100.
Antikonzeptionelle Mittel 69.
Antineuralgicum, homöopath. 101.
Antineuralgische Mittel 81.
Antipruritin 58.
Anti-Schweißmittel 51.
Apfelsinensirup 140.
Apfelsirup 140.
Apiolflecken entfernen 172.
Apothekenbitter 126.
Appetitanregendes Mittel, homöopath. 102.
Aquarelle lackieren 180.
Aquariumkitt 207.
Argentum nitricum-Flecken entfernen 172.
Arnika-Haaröl 38.
Arnika-Opodeldok 86.
— —, homöopath. 103.
Arningsche Salbe gegen Juckreiz 58.
Arsenikseife 119.
Arzneiflecken entfernen 172 ff.

Arzneimittelgemische trennen 121.
Asthmakräuter 90.
Asthmamittel 80.
Asthmapillen 80.
Asthmaräucherkerzen 80.
Asthmatabletten 80.
Asthmatee zum Räuchern 90.
— — Trinken 90.
Asthmatropfen 80.
Ätherische Öle emulgieren 51.
Ätztinten 169.
Aufbürstfarben 171.
Auffrischen von Rohrmöbeln 199.
Aufgüsse konservieren 117, 118.
Augensalbe, alkalische 62.
—, Dr. Schanz 62.
Augenwasser für Pferde 147.
Augsburger Lebensessenz 76.
Aurum colloidale-Flecken entfernen 172.
Auto, Pflege 204.
Autopoliercreme 205.
Autopoliermittel 204.
Autopolierwasser 204, 205.

Baby-Creme 65.
Badeessenzen 46.
Badekräuter 90.
Bademilch 46.
Bäder, künstliche 45.
Badesalz, brausend 46.
Badesalze, parfümierte 45.
Badetabletten, brausende 46.
Badewannen (Emaille-) ausbessern 185.
Badezusätze 45.
Baldrianwein 77.

Balmains Masse 216.
Balsamum sulfuratum-Flecken entfernen 172.
Bandoline 41.
Bandwurmmittel 80.
— für Tiere siehe unter Wurmmittel.
Bariumpaste 157.
Bartflechten-Salbe 62, 63.
Bartflechten, Salbenseife gegen — 63.
Bartwasser 41.
Baumwachs 164.
Bayrum 31.
—, Eis- 31.
Becksche Paste 63.
Beecham Pills 72.
Beef tea 104.
Beinschadensalbe 63.
Benediktiner- ähnlicher Likör 126.
Bengalische Flammen 216.
Benzoe-Fettpuder 16.
Berkefeldfilterkitt 205.
Bernsteinkitt 205.
Beruhigungstee für Kinder 91.
Bettnäß-Tee 91.
Bilderrahmen antiquisieren 181.
Birkenhaarwasser 32.
—, alkoholarm 32.
Blackberry-Brandy 126.
Blähsuchtmittel für Kühe 146, 147.
Blasenkrampfpulver für Tiere 149.
Blasenleiden, homöopath. Mittel gegen — 101.
Blasentee 91, 92.
Blasen- und Nierentee 91, 92.
Blattläuse, Mittel gegen — 162.
Blaue Tinte 166.
Blaufeuer 216.
Blechgefäße mit Etiketten bekleben 186, 187.
Bleibepulver 145.
Bleichen von Geweihen, Schädeln usw. 181.
Bleichsucht, homöopath. Mittel gegen — 101.
Bleiessigflecken entfernen 173.

Blitzlederschwärze 201.
Blitzlichtpulver 216, 217.
Blumendüngesalz 164.
Blumensträuße, frisch halten 120.
Blutflecken entfernen 173.
Blutlaus, Mittel gegen — 163.
Blutorange 126.
Blutreinigungselixier 75.
Blutreinigungsmittel, homöopath. 101.
Blutreinigungstee 90.
—, Dr. Walser 90.
—, Dr. Westen 90.
— für Kinder 90.
Blutreinigungstropfen 75.
Blutstillstifte 26.
Bohnermasse 200.
—, flüssig 201.
Bohnerwachs 200.
Boli laxantes für Pferde und Rindvieh 150.
Boluspuder Unna 16.
Borax-Schüttelmixtur 2.
Bordelaiser Brühe 162.
Boroglyzerin-Lanolincreme 10.
Botkins Abführpulver 70.
Bougiemasse 67.
Bouillonwürfel 136.
Brandlinimentflecken entfernen 179.
Brandsalbe 63.
Brandwunden-Mittel 63.
Brausendes Badesalz 46.
Bremsen-Essenz 152.
Bremsen-Liniment 152.
Bremsen-Öl 152.
Bremsen-Salbe 152.
Bremsen vertreiben 152.
Bremsen-Wasser 152.
Brennesselauszug für Haarwässer 32.
Brennesselhaarwasser 32.
Briefumschläge, Klebstoff für — 214.
Brillantine 38, 39.
—, fest 39.
—, flüssig 38.
—, halbfest 39.
—, Kristall- 38, 39.
—, Parfüms für — 40.
Brillengläser, Beschlagen verhüten 182.

Broeksche Paste 63.
Bromflecken entfernen 173.
Bronze braun färben 196.
— patinieren 195.
— schwarz färben 196.
Bronzetinktur 197.
Brooksche Paste 63.
Brünierflüssigkeit für Eisen 194.
Brunstmittel für Rinder und Pferde 146.
Brustkaramellen 89.
Brusttee, Berliner 92.
—, Elsässer 93.
—, Frank 93.
—, Kaplick 93.
Brust- und Hustentee 92, 93.
Buchdruckwalzenmasse 172.
Bücherwurmvernichtungsmittel 152.
Bügelmuster-Pausfarben 171.
Bügelwachs 218.
Burowsche Mischung 141.

Cachou 138.
Calendula-Opodeldok 86.
— —, homöopath. 103.
Calotsche Paste 68.
— Präparate 68.
Captolflecken entfernen 173.
Carminativum Dewee 74.
Cetylalkohol 67.
Chartreuseartiger Likör 126.
China-Eisen-Malzextrakt 104.
China-Elixier 73.
China-Haarwasser 32.
China-Magenbitter 72, 73.
China-Malzextrakt 104.
Chinarinden-Zahnpulver 30.
Chinosol-Schuppenpomade 40.
Chinosol-Schwefelhaarwasser 34.
Chlorophyllflecken entfernen 173.
Chlorzinklösung, schwarze, nach Adizeler 124.
Chlumsky-Lösung 14.
Cholagogum Durande 79.
Choleratropfen 78.
— für Kinder 78.

Sachverzeichnis.

Choleratropfen, Hauck 78.
—, Pelldram 78.
—, Reimann 78.
Cholesterin-Haarwasser 33, 34.
Chromgelatine 212.
Chromleim 212.
Chromsäureflecken entfernen 173.
Chrysarobinflecken entfernen 173.
Cignolinflecken entfernen 173.
Cleansing Cream 9, 10.
Cold Creme 9.
Creme des Indes 11.
— Iris 14.
— Simon 11.
Curry Powder 132.

Dachpappenanstrich 184.
Dakinsche Lösung 68.
Damenlikör 127.
Danziger Goldwasser 127.
Darmgleitmittel 69, 70.
Darmgleitmittelflecken entfernen 173.
Darrepulver für Hühner 142.
Dauerwellenfixativ 40, 41.
Deckwachs für Ätztinten 169.
Dekokte konservieren 117, 118.
Depilatorien 44.
Destillierblasen kitten 205.
Deutscher Senf 137.
Diabetiker Kakao 103.
Diätetika 103.
Dokumententinte 166.
Doppelkümmel 129.
Doppelkümmelöl 129.
Dreisterniger 128.
Drogenkäfer vernichten 155.
Drusebreiumschlag für Pferde 148.
Drusepulver für Pferde und Rindvieh 147, 148.
Drusesalbe 148.
Durchfall bei Pferden, Mittel gegen — 150.
—, homöopath. Mittel gegen — 101.
Durchfallmixtur 78.

Durchfallpulver für Federvieh 142.
Durchfalltee 99, 100.
Dysmenorrhoetee 98.

Eau de Botot 26, 27.
— — Cologne 48.
— — Cologne-Öl 48.
— — Lys (Lilienmilch) 16.
Eau dentifrice du Dr. Forell 26.
— — du Dr. Pierre 26.
Eau de Quinine 32.
Ebereschenlikör 127.
Ebereschensaft 139.
Eibenstocker Magenbitter 73.
Eichelkakao 103.
Eiercreme 127.
Eier einlegen 138.
Eierlegepulver 142, 143.
Eierweinbrand 127.
Eingebrannte Schrift entfernen 187.
Eingeweidewürmer, Mittel gegen — 79.
—, — — für Tiere siehe Wurmmittel.
Einmacheessig 133, 134.
Einreibung für Pferde 148.
— gegen Fliegenräude der Pferde 149.
— — Hüftlähme der Pferde 149.
Eisbayrum 31.
—, schäumend 31.
Eiscremepulver 141.
Eisen brünieren 194.
— blau färben 194.
— färben 194, 195.
Eisenflecken entfernen 173.
— aus Marmor entfernen 181.
Eisen grau färben 194.
Eisen-Haarfarbe 43.
Eisenkessel kitten 205.
Eisenkitt 205.
Eisen-Malzextrakt 104.
Eisen schwarz färben 195.
Eisentinktur mit Malz 107.
Eiskaffee 141.
Eiskopfwasser, schäumend 31.
Eiskümmel 129.
Eisshampoon 37.

Elfenbein reinigen 181.
— kitten 205.
Elixir aromaticum 72.
— carminativum Dalbyi 75.
— Cascarae sagradae compositum 71.
— Menthae piperitae 74.
Elsässer Brusttee 93.
Emaillegeräte ausbessern 185.
— kitten 206.
Emulgens für ätherische Öle 51.
— — Lebertranemulsionen 105.
— — Ölemulsionen 105.
Emulsionen konservieren 117.
Emulsio Ricordii 220.
Englischer Senf 137.
Entfernung von Arzneiflecken 172ff.
— — Flecken 172ff.
Entfettungspillen 70.
Entfettungstee 93, 94.
Entwicklerflecken entfernen 174.
Erdbeersaft 139.
Erdflöhe, Mittel gegen — 163.
Erkältungskrankheiten, Tee für — 94.
Essigessenz, aromatisierte 135.
— mit Estragonaroma 135.
— mit Kräuteraroma 135.
— mit Weinaroma 135.
Essig mit Aroma 135.
Essig-Gewürz-Essenz 135.
Essigsaure Tonerdeflecken entfernen 174.
Etiketten auf Standgefäße aufkleben 185, 186.
Etikettenkleister 186.
— für Blechgefäße 186, 187.
— für feuchte Räume 186.
Etikettenlack 187.
Etiketten von Standgefäßen entfernen 187.
Eucerin-Hautcreme 12.
Eukalyptus-Mundwasser 27.
Euterentzündung, Liniment gegen — 146.
Eutersalben 146.

Extractum Cascarae sagradae aromaticum 71.
Extrakte konservieren 117.

Faltboot-Kautschukkitt 208.
Farben für Stangenpomaden 40.
Farbmischungen für Fettschminken 17.
Farbstifte zum Schreiben auf Glas 170.
Farbstoffe für mikroskopische Arbeiten, Löslichkeitstabelle 123.
Farnwurzelextrakt, Geschmack verdecken 108.
Federfressen der Hühner, Mittel gegen — 142.
Feigensirup 71.
Fenchelhonig 88.
— mit Malz 88.
Fensterscheiben, Beschlagen verhüten 184.
Fensterscheibenpolitur 184.
Ferroeisentinktur 106.
Festsitzende Glasstopfen lockern 188.
Fettflecken aus empfindlichen Stoffen entfernen 179.
— aus farbigen Schuhen entfernen 179.
— aus Marmor entfernen 178.
— aus Papier und Pappe entfernen 178.
— entfernen 175.
Fett-Hautcreme 9.
Fett-Hautcreme, nicht glänzend 12.
Fettpuder 15.
Fettschminken 17.
Fettstifte für Glas und Porzellan 169, 170.
Feueranzünder 217.
Feuerschutzmittel 215.
— für Holz 215.
— für Papier 215.
Feuerwehrschläuche kleben 213.
Fichtennadelbadeessenz 46.
Fichtennadelbademilch 46, 47.
Fichtennadelbadesalz 46.

Fichtennadelbadetabletten 46.
Fichtennadelbad, zusammengesetztes 47.
Fichtennadelbalsam 23.
Fichtennadel-Brusthonig 88.
Fichtennadelfranzbranntwein 22.
Fichtennadelspiritus 22.
Fiebermittel, homöopath. 101.
Filz auf Holz kleben 213.
Filzläuse, Mittel gegen — 156.
Finksche Klebmasse 66.
Fixatif für Pastellzeichnungen 180.
Fixierbadflecken entfernen 174.
Flammenschutzmittel 215.
— für Holz 215.
— für Papier 215.
Flaschenkapsellack 189, 190.
Flaschen reinigen 188, 189.
Flatulenzpillen 71.
Fleckentfernung 172 ff.
Fleckwässer 177.
Fleischbeschauer, Stempelfarbe für — 170, 171.
Fleisch-Bouillon, Liebig 104.
Fleisch-Malz-Wein 104.
Flechtensalbe 63.
Fletscher-Präparate 125.
Fliederparfüm für Haarspiritus 31.
Fliegenbekämpfungsmittel 152, 153.
Fliegenessenz 153.
Fliegenleim 153.
Fliegenpapier, giftfrei 153.
Fliegenräude der Pferde, Einreibung gegen — 149.
Fliegenschmutz entfernen 178.
Fliegen-Spritzmittel 153.
Fliegenteller, giftfrei 153.
Flöhe bei Hunden beseitigen 144.
— bekämpfen 153, 154.
Floridawasser 33.
Fluidextraktflecken entfernen 174.
Fondant aux quatre liquides Calot 68.

Formaldehyd-Kopfwaschseife 36.
Formaldehydpaste, zahnärztliche 124.
Formaldehydvergasung von Wohnräumen 161.
Frankfurter Senf 137.
Franzbranntwein 22.
Frauenspültee 94.
Freßpulver für Pferde 149.
— für Schweine 144.
Frost-Badepräparate 53.
Frost-Einreibungen 53, 54, 55.
Frostmittel 53 ff.
Frost-Pinselungen 53, 54, 55.
Frostsalben 56, 57, 58.
Fruchtsäfte kalt bereiten 139.
Frühstückstee 94, 95.
—, leicht abführend 95.
—, leicht diuretisch 95.
Füchse vergiften 154.
Fußbadepulver 53.
Fußboden-Pflege 198 ff.
Fußboden-Polituröle 201.
Fußboden-Reinigungsmittel 200.
Fußschweiß-Mittel 53.
Futterkalk 142.
— mit Kräutern 142.

Gabeln im Stiel befestigen 210.
Galalith kleben 213.
Gallenfarbstoffflecken entfernen 174.
Gallensteinmittel 78.
—, Durandes 79.
—, homöopath. 101.
Gallensteinpillen 78.
Gallensteinpulver 79.
Gallensteintee 95, 96.
Gallen-Umschlagwasser 150.
Gallerten konservieren 117.
Gebeizte Kupfer-, Messing-Gegenstände, an einzelnen Stellen blank machen 196.
Gehörn färben 182.
Geigenlack 181.
Gelatine-Hautcreme 14.
Gelbfeuer 216.
Genever 127.

Sachverzeichnis. 225

Gerbstoffflecken entfernen 176.
Gerüche aus Holzkästen entfernen 185.
Geschmackskorrigenzien 108.
Geschmackszusätze für Limonaden-Brause-Pulver 140.
Gesichtshautpflege, kombinierte 1.
Gesichtspuder 15.
—, flüssig 15.
Gesichts-Waschwasser 1.
Gesichtswasser 1.
—, adstringierend 3.
— für fettige Haut 1.
— für rote Nasen 1.
—, kampferhaltig 3.
Gesundheitskräuterhonig 77.
Gewehröl 194.
Geweihe bleichen 181.
Geweihe färben 182.
Gewürzessig 133, 134.
Gewürze und Würzen 132ff.
Gichtpulver 83, 84.
Gichttropfen 84.
Gicht- und Rheumatismustee 96.
Gichtwatte 84.
Giftgetreide 157, 158.
Ginger-Ale-Extrakt 141.
Gipsbüsten reinigen 181.
Gipsverbände lösen 68.
Glanzbeize für Silberwaren 192.
Glanzbrenne für Messing 195.
Glanzlederlack 201, 202.
Glasanstrich 184.
Glas auf Metalle kitten 207.
Glasfarbstifte 170.
Glasfettstifte 169, 170.
Glasgefäße reinigen siehe Flaschen reinigen.
Glaskitte 206, 207.
Glaskugeln versilbern 197.
Glas mit Holz verkitten 207.
Glasscheiben mattieren 184.
Glasscheiben-Politur 184.
Glasscheiben-Putzpulver 184.
Glasschreibtinte 170.
—, wasserfest 170.

Glasstopfen, festsitzende, lockern 188.
Glastinte 170.
Glättolin 218.
Globuli gelatinosae 67.
Glyzerin-Hautcreme 14.
Glyzerin-Mandelmilch 4.
Glyzerinmilch 4.
Glyzerinzäpfchen 67.
Goldflecken entfernen 172.
Goldgeist 156.
Goldwaren mattieren 196.
Graswuchs, störenden, entfernen 184.
Grillen vernichten 154, 160, 161.
Grippe-Tee 94.
Grundseife für Kopfwaschseifen 36.
Grünfeuer 216.
Gummi arabicum-Klebstoff 212.
Gummi kitten 208.
Gurgeltee 96.
— nach Kobert 96.
Gurgelwasser 83.
Gurkengewürz 132.
Gurkenmilch 5.

Haarausfall, Haarwasser gegen — 33.
—, Spiritus gegen — 35.
Haarbefestigungsmittel, haarwuchsfördernd 41.
Haar-Bleichmittel für lebendes und totes Haar 44.
Haarentfettungspulver 37, 38.
Haarfarben 41ff.
Haarfixiermittel 38.
—, fettfreie 40.
Haarkräuselessenz 41.
Haarkur, Lassars 35.
Haarlemer Öl 78.
Haarlemer Öl-Flecken entfernen 172.
Haarmilch 34.
Haaröl 38.
Haarpflegemittel 30.
Haarspiritus 30, 31.
—, haarwuchsfördernder 35.
—, schäumend 30.
Haarwaschwasser 35.

Haarwasser gegen Haarausfall 34.
—, Prof. Galewsky 35.
Haarwuchs fördernder Haarspiritus 35.
Hagebuttenlikör 127.
Hamamelis-Fettpuder 16.
Hamamelis-Hautcreme 13.
Hämoglobinflecken entfernen 174.
Hämorrhoidallikör 127.
Hämorrhoidalpulver Nottebaum 71.
Hämorrhoidenmittel, homöopath. 101.
Hamsterpatronen 154.
Händereinigung 7.
Händereinigungsmittel 6.
Hände, Reinigung und Pflege 6.
Händeschutzcreme 7.
Handschuhreinigungsmittel 204.
Handschweiß-Mittel 52.
Handwaschseifen 6.
Hardys Krätzesalbe 59.
Harnstoffgeschmack verdecken 108.
Harnverhaltung der Pferde und Rinder, Mittel gegen — 149.
Harn zur Analyse konservieren 117.
Harzflecken entfernen 174.
Haucks Choleratropfen 78.
Häussners Klebmasse 66.
Haut, aufgesprungene 7, 8.
Hautbleichcreme 11.
Hautbräunungsmittel 19, 20.
Hautcremes 9.
Hautcreme, fettfrei 14.
— für Babys 65.
—, gelanthumartig 14.
—, homöopath. 103.
—, konservieren 117.
—, nicht fettend 13.
—, schwach fettend 12.
Hautfett für Dauerschwimmer 23.
Hautfirnis 61.
Hautfunktionsöle 21, 22.
Hautjucken bei Hunden, Mittel gegen — 144.
—, Mittel gegen — 58.

Brieger, Pharm. Manual. 15

Haut-Nährcreme 9.
Hautschnee 13.
Hebras Krätzesalbe 59.
— Schälpaste 59.
Heftpflaster, flüssig 66.
Heftpflaster-Masse 66.
Heidelbeerelixier 74.
Heidelbeerwein 74.
Heilsalbe, tierarzneiliche 141.
Heil- und Wundsalbe 63.
Heiserkeitsmittel, homöopath. 101.
Hektographenmasse 172.
Helmerichs Krätzesalbe 59.
Henna-Haarfarben 43.
Herbae narcoticae 147.
Herbariumpflanzen konservieren 119.
Hesses Blasen- und Nierentee 92.
Hexamethylentetramin-Injektionen 110.
Hienfong-Essenz 76, 77.
Himbeersaft klären 140.
Hödenmärkersche Pillen 89.
Hohls Abführpulver 70.
Höllensteinflecken entfernen 172.
Holz auf Filz kleben 213.
Holzbeize, antik 199.
Holzkästen, Gerüche aus — entfernen 185.
Holz mit Eisen und anderen Metallen verkitten 207.
Holzregale vor Feuchtigkeit schützen 183.
Holzrisse und -sprünge verkitten 207.
Holz unverbrennbar machen 215.
Holzwurm vernichten 154, 155.
Homöopathische Hautcreme 103.
— Komplexmittel 101.
Honey Jelly 14.
Honig-Brustkaramellen 89.
Honig-Gelee 14.
Honigkuchengewürz 133.
Honiglebertran 105.
Honigmet 131.
Horn kitten 208.
Hornknöpfe bleichen 218.
Hufelands Nerventee 99.

Huffett 150.
Hufkitt 150.
Hüftlähme der Pferde, Einreibung gegen — 149.
Hühneraugen-Pinselungen 61.
Hühneraugensalbe 61.
Hühnerschnupfenmittel 142.
Hühner, Tierarzneimittel für — 142.
— vertreiben 155.
Huile antique 38.
Hunde-Arzneien 143, 144.
Hundeflöhe bekämpfen 153.
Hunde von Mauerecken fernhalten 155.
Hustenbonbons 89.
Husten-Elixier 87.
Hustenmittel 86ff.
—, homöopath. 101.
Hustenmixtur für Hunde 144.
Hustenpulver für Pferde und Rindvieh 149.
— für Schweine 145.
Hustensaft für Kinder 86, 87.
Hustentabletten 89.
Hustentee 93.
Hustentropfen für Kinder 87.
Hydrochinonflecken entfernen 174.
Hyperhydrosis-Mittel 51.
Hysteriemittel, homöopath. 101.

Ichthyolflecken entfernen 174.
Ichthyolgeschmack verdecken 108.
Imprägnieren 217.
Infuse konservieren 117, 118.
Infusum amarum alcalinum 74.
Ingwersirup 140.
Inhalierflüssigkeit für Kaltinhalatoren 81.
Injektionsflüssigkeiten, Vorschriften nach Rapp 111 ff.
Injektionslösungen, sterile 110 ff.
— sterilhalten 118.

Injektionsspritzen sterilhalten 118.
Instrumente, Willesche Lösung zur Sterilhaltung 119.
Invertzuckerlösung für Injektionen 110.

Jodeisenlebertran 105.
Jodrückstände aufarbeiten 121.
Jod- und kieselsäurehaltiger Tee 96.
Johannisbeerlikör 127, 128.

Käfer vernichten 185.
Kaffeeflecken entfernen 174.
Kakao-Likör 127.
— —, farblos 128.
Kälbermastpulver 147.
Kälbermehl 147.
Kälberpillen 147.
Kaliumpermanganatflecken aus Marmor entfernen 179, 180.
— entfernen 174.
Kalkbeinsalbe für Hühner 142.
Kalk-Malzextrakt 104.
Kältebeständige Lösungen 220.
Kaltleim, flüssig 213.
Kaltpoliertinte für Leder 202, 203.
Kaltsiegellack 190.
Kamillenextrakt für Haarwasser 33.
Kamillenhaarwasser 33.
Kamillen-Kopfwaschseife 36.
Kamillenshampoon 37.
Kampfer-Eis 64.
Kampfergeschmack verdecken 109.
Kampfermilch 3, 4.
Kampferwasser 3.
Kampfer-Zahnpulver 30.
Kanadabalsamflecken entfernen 174.
Kanarienvogelfutter 143.
Kapffsche Verdunstungssäuren 81.
Kapsikumkautschukpflaster 86.
Kapsikumpflaster 86.

Sachverzeichnis. 227

Karlsbader Pillen 70.
Kaseinleim 212.
Kastengriffe befestigen 210, 211.
Katalysatoren für Sauerstoffbäder 46.
Katarrh-Pastillen mit Emser Salz 89.
Kathetergleitcreme 67.
Katzen vergiften 156.
— vertreiben 155, 156.
Kaugummi 139.
Kautabaksauce 138.
Kautschuk kitten 208.
Kautschuklederöl 203.
Kautschukpflasterflecken entfernen 174.
Kayserlingsche Konservierungsflüssigkeit 118.
Kefirmilch bereiten 106.
Kehrmittel, staubbindend 199.
Kellerasseln vertilgen 156.
Kellersche Malzsuppe 105.
Keuchhustenmittel 86ff.
—, homöopath. 102.
Keuchhustensaft 87.
Keuchhustentee 93.
Kieselsäuretee 96, 97.
Kinder-Beruhigungssaft 87.
Kinder-Beruhigungstee 91.
Kinder-Bettnäß-Tee 91.
Kinder-Blutreinigungstee 90.
Kinder-Hustensaft 86, 87.
Kinder-Hustentropfen 87.
Kinder-Krampftropfen, homoöpath. 102.
Kinder-Krätzesalbe 59.
Kinder-Mundwasser 28.
Kinder-Nährmehl 103.
Kinder-Puder 16, 17.
Kinder-Stopftee 100.
Kirschwasser 128.
Kitt 205ff.
— für Aquarien 207.
— — Bernstein 205.
— — Berkefeldfilter 205.
— — Eisen 205.
— — Elfenbein 205.
— — Emaillegeräte 206.
— — Glas auf Glas 206.
— — Glas auf Holz 207.
— — — auf Messing 207.
— — — auf Metall 207.

Kitt für Glas mit Stein 207.
— — Glasplatten 206.
— — Gummi 208.
— — Holz auf Metall 207.
— — Holzrisse und -sprünge 207.
— — Horn 208.
— — Kautschuk 208.
— — — auf Glas 208.
— — — auf Metall 208.
— — Kork auf Glas 208.
— — Leder und Kautschuk 208.
— — Linoleum auf Asphalt- oder Zementfußboden 209.
— — Marmorplatten 209.
— — Meerschaum 209.
— — Metall auf Metall 209, 210.
— — Porzellan 210.
— — Schildpatt 211.
— — Zelluloidgegenstände 212.
— — — auf Glas 212.
— — Zinkplatten 212.
Kittpulver für Glas und Porzellan 207.
Klaviertasten bleichen 182.
Klebmasse 212.
—, Finks 66.
—, Häusners 66.
Klebstoff 212ff.
— für Briefumschläge 214.
— — Etiketten auf Blechgefäße 186, 187.
— — Etiketten in feuchten Räumen 186.
— — Galalith 213.
— — Holz auf Filz 213.
— — künstliche Nasen 215.
— — Leder auf Leder 213.
— — Metallfolien 213, 214.
— — Papier auf Zelluloid 214.
— — Pergamentpapier 214.
— — Perücken 214.
— — Theaterbärte 214.
— — Waschpapier 214.
—, wasserfest 213.
Kleiderläuse, Mittel gegen — 156.
Klettenwurzelhaaressenz 32.

Klettenwurzelöl 38.
Klimakterische Beschwerden, Tee für — 97.
Klischees auf Holz befestigen 212.
Knochenplombe Mosetig 67.
— Valen-Fantino 68.
Knoblauchsaft 107.
— nach Tilger 107.
— — Kullmann 107.
Kobalt-Haarfarben 43.
Kobalt-Nickel-Silber-Haarfarben 43.
Koberts Stopftee 99.
Kochsalz, Verhüten des Feuchtwerdens 136.
—, jodiertes 136.
Kohlensäurebad 46.
Kohlensäure-Kompresse 47.
Kohlesprengstäbe 217.
Kohle-Zahnpulver 30.
Kola-Lezithinpastillen 107.
Kola-Malzextrakt 104.
Kolasirup 107.
Kolikmittel für Pferde 149, 150.
Kolikmixtur für Pferde 150.
Kolikpulver für Pferde 150.
Koliktee 97.
—, abführend 97.
Koliktropfen für Pferde 149.
Kollodiumflecken entfernen 174.
Kölnisch-Wasser 48.
Kompaktpuder 15.
Komplexmittel, homöopathische 101.
Konservierung ausgestopfter Vögel 119.
Konservierungsflüssigkeiten für anatomische Präparate 118.
Konservierungsflüssigkeit für Fische 118, 119.
— nach Kayserling 118.
— — Müller 118.
— — Wickersheim 118.
Konservierungsmethoden 117ff.
Konservierung mit Nipagin 117.
— Nipasol zur Sterilhaltung 118.
— Nipasol-Natrium zur Sterilhaltung 118.

15*

Konservierungsmittel 117 ff.
Konservierung von Herbariumpflanzen 119.
Kopaiva-Balsamflecken entfernen 174.
Kopfläuse, Mittel gegen — 156.
Kopfschmerz-Einreibung 81, 82.
Kopfschmerzkapseln 81.
Kopfschmerzmittel 81.
—, homöopath. 102.
Kopfschmerzpulver 81.
Kopfschweiß-Mittel 52.
Kopfwaschseife, flüssig 35.
Kopfwaschwasser 35.
Kopfwässer siehe Haarwässer.
Kopfwasser gegen Schuppen 34.
Kopierstiftflecken entfernen 174.
Kopiertinte 166.
Korke fettdicht machen 189.
Kräftigungsmittel 103.
Krähen vertilgen 156.
Krampfadersalbe 64.
Krampfadertee 97.
Krampfhustenmittel, homöopath. 102.
Krampftropfen für Kinder, homöopath. 102.
Krätzemittel 58, 59.
Kräuterbonbons 89.
Kräuteressig 133, 134.
Kräuterfranzbranntwein 22, 23.
Kräuterhonig 77.
Kräuter-Magenwein mit Pepsin 73.
Kremser Senf 137.
Kristallbrillantine 38.
Kronenessenz, Altonaer 75, 76.
—, weiße 76.
Kropftee 96.
Kuchengewürz 132.
Kühlpaste nach Unna 64.
— — — und Rapp 64.
Kühlsalbe 64.
Kükenfutter 143.
Kümmellikör 128, 129.
Kunstgegenstände pflegen 180 ff.
Kupfer braun färben 196.

Kupfergegenstände putzen 190 ff.
Kupfer-Haarfarben 43.
Kupferkessel kitten 205.
Kupfer patinieren 195.
Kupfersalzflecken entfernen 175.
Kupfer schwarz färben 196.
Kürbiskern-Bandwurmmittel 80.

Labessenz, künstliche 138.
Laboratorium, Wandanstrich 183.
Lack für Aquarellbilder 180.
— — Ölgemälde 180.
— — Violinen 181.
Lackledercreme 201.
Lanolin-Creme 10.
Lanolinflecken entfernen 177.
Lanolin-Hautmilch 5.
Lassars Haarkur 35.
— Schälpaste 59.
Latwergen konservieren 117.
Läusemittel 156.
Lavendelwasser 48.
Lebensessenz, Augsburger 76.
Lebertran aromatisieren 105.
— mit Kalk für Schweine 145.
Lebertranemulsion 105.
Lebertranflecken entfernen 175.
Lebertran-Malzextrakt 104, 105.
Lebkuchengewürz 133.
Lederappreturen 201.
Lederfett 203.
Lederkitt für Treibriemen 208.
Leder kleben 202.
Lederlack 202.
Lederöl 203.
Lederschmiere 203.
Leimflecken entfernen 175.
Leim, flüssig 213.
Leinölflecken entfernen 175.
Lenigallol-Tumenol-Hautfirnis 62.
Lennards Masse 215.
Leuchtfarben 215, 216.

Lexersche Salbe 64.
Lezithin-Hautnahrung 12.
Lichtpausverfahren 171.
Lichtschutzpuder 19.
Lichtschutzsalbe 19.
Liebigs Fleisch-Bouillon 104.
Liköre 125 ff.
—, künstlich altern 132.
Likör-Kräuter 130, 131.
Likör-Vorschriften 125 ff.
Lilienlotion 33.
Lilienmilch 16.
Limonaden-Brausepulver 140.
Limonaden-Pulver 139, 140.
Limonaden-Sirupe 139, 140.
Linimente haltbar machen 68.
Liniment gegen Euterentzündungen 146.
Linimentum antirheumaticum 84.
— Bourget 84.
— terebinthinatum 84.
Linoleumbelag auf Rezeptiertischen auffrischen 185.
Linoleum-Bohnerwachs 200.
Linoleum-Kitt 209.
Lippspringer Tee 98.
Liquor Ferri formicici 107.
Lohtannin-Badezusatz 47.
Lorbeerölflecken entfernen 175.
Löslichkeitstabelle für Farbstoffe für mikroskopische Arbeiten 123.
Lotio crinalis Unna 35.
Lotion 2.
Lotio Zinci 62.
— — spirituosa 62.
Lungentee 96.

Magenbitter 129.
—, China- 72, 73.
—, Eibenstocker 73.
Magenbitteressenz 129.
Magenkräutertee 98.
Magenpulver 78.
—, Riegel 78.
Magentee, bitterer 99.
Magentropfen 72.
—, homöopath. 102.
—, Mariazeller 72.

Sachverzeichnis.

Magenwein 73.
Magnesia citrica granulata 77.
Magnesiamilch 77.
Malzextraktbonbons 89.
Malzextrakt mit China 104.
— — Chinin 104.
— — Chinin und Eisen 104.
— — Eisen 104.
— — —, Fleischextrakt und Wein 104.
— — Huflattich 104.
— — Kalk 104.
— — Kola 104.
— — Pepsin 104.
Malzextraktpräparate 104.
Malzsuppe Keller 105.
Mandel-Haut-Milch 4.
Mandel-Honigcreme 12.
Mandelkleie 2.
—, Sand- 2.
—, Sauerstoff- 2.
Mariazeller Magentropfen 72.
Marienbader Tee 94.
Marmorkitt 209.
Marmorpolitur 181.
Massa ad Collemplastrum 66.
Massagecreme 10, 11.
—, nicht fettend 13.
Massageliniment 22.
Massagemittel 21, 22.
Massagewasser 22.
Mastisolflecken entfernen 175.
Mastixlösung Oettingen 66.
Mastpulver für Schweine 144.
Mattbrenne für Messing 195.
Mattieren von Glasscheiben 184.
Maukesalbe 150.
Mäusepillen 158.
Mäusevertilgungsmittel 156 ff.
Meerrettich konservieren 137.
Meerschaumkitt 209.
Meerwasserseife 7.
Meerzwiebelpaste 156, 157.
Meerzwiebelpulver 157.
Menorrhagie-Tee 98.
Menstruationsfördernder Tee bei Amenorrhoe 98.

Menstruationsfördernder Tee bei Dysmenorrhoe 98.
— — — Menorrhagie 98.
Messerklingen im Heft befestigen 210.
Messingätztinte 169.
Messing braun färben 196.
Messinggegenstände putzen 190 ff.
Messing, Glanzbrenne 195.
—, Mattbrenne 195.
—, goldfarben färben 195.
—, patinieren 195.
Messingschreibtinte 169.
Messing schwarz färben 196.
Metallfolien auf Glas kleben 214.
—, kleben 213.
Metallkitt 209, 210.
Metallputzmittel 190 ff.
—, flüssige 190, 191.
Metallputzpaste 191.
Metallputzpomade 191.
Metall-Putzpulver 190.
Metallputzwasser für Uhrmacher 193.
Metallschreibtinten 169.
Methylenblauflecken entfernen 172.
Methylhexalinkaliseife 200.
Methylviolettflecken entfernen 177.
Migräne-Kapseln 81.
Migränemittel 81.
Migräne-Öl 82.
Migränepulver 81.
Migränestifte 82.
Mikroskopische Präparate fixieren, Zenkersche Lösung 119.
Mikulicz-Pasten 64.
Milchflecken aus Marmorplatte entfernen 179.
Milchkaffeeflecken entfernen 175.
Milchschorf der Kinder, Salbe gegen — 64.
Milk of Magnesia, Philipps 77.
Mineralöl entscheinen 218.
Mineralölflaschen reinigen 188.
Mineralölflecken entfernen 175.

Mitesser, Mittel gegen — 59.
Mitesser-Paste 59.
Mixtura antidiarrhoica 78.
— antihysterica 82.
— glycerinosa rosata 2.
— nervina 82.
— Ricordii 220.
Möbel-Pflege 198 ff.
Möbel-Polierwachs 198.
Möbelpolitur 198.
Modelliermasse 219.
Moos aus Rasen entfernen 158.
Moppolituren für Fußböden 201.
— — Möbel 198.
Mosetigs Knochenplombe 67.
Mostrich 136, 137.
Mottenäther 158, 159.
Mottenbekämpfung 158, 159.
Mottenpulver 159.
Mottentinktur 159.
Mourelos Masse 215.
Mücken-Bekämpfung 159, 160.
Mückenschutzcreme 159.
Mückenschutztinktur 159.
Mückenvertilgung in Kellern, Stallungen 160.
Müllersche Konservierungsflüssigkeit 118.
Mundperlen 138.
Mundwässer 26.
Myrrhen-Hautcreme 11.
Myrrhen-Zahnpulver 30.

Nägel, brüchige 8.
Nagelhautwasser 8.
Nagellack 8, 9.
Nagellackentferner 9.
Nagelpflege 9.
Nagelpolierpaste 9.
Nagelpolierpulver 9.
Nagelpolierstein 9.
Nährklistiere 108.
— nach Ewald 108.
— v. Leube 108.
Nährpräparate 103.
Nährsalzkakao 103.
Nährsalz, physiologisches 108.

Naphtholflecken entfernen 175.
Naphtholkampfer Calot 68.
Naphtholum camphoratum glycerinatum Calot 68.
Nasen, künstliche, ankleben 215.
Nasenröte beseitigen 60.
Nasen, rote, Gesichtswasser für — 1.
Nasenröte, Pillen gegen — 60.
—, Salbe gegen — 60.
Nasenspülung bei Schnupfen 83.
Nerventee 99.
—, Hufelands 99.
Nerventropfen 82.
Neuralgische Schmerzen, Mittel gegen — 81.
Nickelputzmittel 193.
Nierentee 91, 92.
Nipagin 117.
Nipasol zur Sterilhaltung 118.
Nipasol-Natrium zur Sterilhaltung 118.
Nitritpökelsalz 136.
Nottebaums Haemorrhoidalpulver 71.
Novocain-Injektionslösung 110.
Novocain-Suprarenin-Injektionslösung 110.
Nußpomade 43.

Ofenglanzpaste 185.
Ofenlack 185.
Ofenschwärze 185.
Ölemulsionen, Emulgens für 105.
Ölflaschen reinigen 188.
Ölflecken entfernen 175.
Ölgemälde, Lack für — 180.
— reinigen 180.
Ölinjektionen sterilhalten 118.
Oleum creosoti jodoformatum Calot 68.
Olivenöl für Injektionen 68.
Oppenheimers Krätzesalbe 59.
Ölstreusand 199.
Orangenblüten-Creme 11.
Oxyuren-Mittel 80.

Papageienfutter 143.
Papier auf Zelluloid kleben 214.
Papier durchsichtig machen 189.
Papieretiketten auf Blechgefäße kleben 186, 187.
Papier unverbrennbar machen 215.
Paraffinöl-Emulsionen 69, 70.
Paraffinöl-Majonnaise 70.
Paraffinölflecken entfernen 175.
Paraffin-Schüttelmixtur 62.
Parfüm für Glyzerin-Hautcremes 14, 15.
— — Haarkräuselessenz 41.
— — Haarspiritus 31.
— — Mandelkleie 2.
— — Pomaden und Brillantinen 40.
— — Puder 15.
Parfümierte Badesalze 45.
Parfümmischungen für Badesalze 45.
Parfümstifte 51.
Parkettreinigungsmittel 200.
Pasta Resorcini Unna 65.
— Zinci mollis 65.
— — oesypata 66.
— — — mollis 66.
— — sulfurata 66.
— — — mollis 66.
— — — Unna 66.
Pastellzeichnungen fixieren 180.
Pasten konservieren 117.
—, verschiedene 63, 64, 65, 66.
Pausfarben 165ff.
Pektoralpastillen 89.
Pelldrams Choleratropfen 78.
Pepsin-Magenwein 73.
Pergament kleben 214.
Perubalsamflecken entfernen 175.
Perücken ankleben 214.
Petersilie konservieren 137.
Petroleumemulsion 162.
Petroleumflaschen reinigen 188.

Petroleum-Haarwasser 34.
Peru-Tannin-Haarwasser 33..
Pfefferkuchengewürz 133.
Pfefferminzlikör 129.
Pfefferminzpastillen 139.
Pferde-Tierarzneimittel 146ff.
Pflanzenwaschmittel 162.
Pflasterflecken entfernen 175.
Phantasieparfüm für Haarspiritus 31.
Pharaoschlange, ungiftige 217.
Phenolkampfer Calot 68.
Phenolsulforizinat Calot 68.
Phosphorbrei 158.
Phosphorlatwerge 158.
Photokleister 214.
Physiologisches Nährsalz 108.
Pikrinsäureflecken entfernen 175.
Pillenmassen konservieren 117.
Pilulae Cooperi 72.
— Kussmaul 72.
— Ricordii 220.
— tonicae nervinae Erb 106.
Pilzextrakt 135.
Plastilin 213.
Plättwachs 218.
Pökelsalz 136.
Polierwachs für Möbel 198.
Pomade 38.
Portugal-Haarwasser 33.
Porzellanfettstifte 169.
Porzellankitt 210.
—, wasserfest 210.
Porzellantinte 170.
Präservesalz 136.
Prince Albert Cachou 139.
Prophylaktische Salbe 64.
Protargolflecken entfernen 175.
Prunelle 129.
Pruritus ani-Mittel 58.
Puder 15.
Puderfarben 15.
Pudergrundlagen 15.
Pudersteine 15.
Pulvis inspersorius lanolinatus 16.

Sachverzeichnis. 231

Pulvis laxans Botkin 70.
— — Hohl 70.
— pro infantibus Riegel 71.
— stomachicus 78.
— — Riegel 78.
Punschextrakt 131.
Putzmittel für Aluminium 193.
— — Metall 190ff.
— — Nickel 193.
— — Silber 191, 192.
Putzpomade für Metalle 191.
Putzpulver für Metall 190.
Putztücher für Silber 192.
Putzwasser für Uhrmacher 193.
Putzwatte für Silber 192.
Pyrogallolflecken entfernen 175.
Pyrogallol-Haarfarbe 42.
Pyrogallol-Silber-Haarfarbe 42.

Quassiaseife 162.
Quecksilbergleitpuder 67.
Quecksilbersalzflecken entfernen 175.
Quittenlikör 129.

Rachitismittel, homöopath. 102.
Racket-Lack 182.
Racket-Öl 182.
Radierwasser 178.
Rad-Reifen-Kautschukkitt 208.
Rasiercreme 23, 24.
Rasieren, Hilfsmittel für das — 23.
Rasieressig 25.
Rasierklingen desinfizieren 26.
Rasierseife, flüssig 23.
—, transparent 23.
Rasiersteine 25.
Rasierwasser 25.
Rattengift 157.
Rattenpillen 158.
Rattenvertilgungsmittel 156ff.
Räucheressenz 50.
Räucherkerzen 160.
—, wohlriechende 160.

Räucherpulver zur Mückenvertilgung 160.
Rauchverzehrerflüssigkeiten 49, 50.
Raupenfraß, Mittel gegen — 163.
Raupenleim 163.
Raupen präparieren 120.
Reagenzienflecken entfernen 176.
Reimanns Choleratropfen 78.
Resorzinflecken entfernen 176.
Restitutionsfluid für Pferde 149.
Rettigsaft 107.
Rezeptiertische auffrischen 185.
Rhabarberflecken entfernen 176.
Rheumamittel 81.
Rheumatismuseinreibungen 85.
—, homöopath. 102.
Rheumatismusmittel 81.
—, homöopath. 102.
Rheumatismus-Salbe 85, 86.
Rheumatismustee 96.
Rhus-Opoldeldok, homöopath. 103.
Ricordische Mittel 220.
Riechfläschchen 48, 49.
Riechkissenfüllung 51.
Riegels Kinderpulver 71.
— Magenpulver 78.
Rigaer Balsam 76.
Rindern, zu starkes, Mittel gegen — 146.
Rinder-Tierarzneimittel 146ff.
Ringerlösung 118.
Rivanolflecken entfernen 176.
Rizinusölflecken entfernen 176.
Rohrmöbel auffrischen 199.
— lackieren 199.
— reinigen 199.
Rose ambrée-Parfüm für Haarspiritus 31.
Rosen, Spritzmittel gegen Läuse bei — 162.
Rostflecken entfernen siehe Eisenflecken entfernen.

Rostschutzmittel für Waffen usw. 193.
Rote Tinte 166.
Rotfeuer 216.
Rotweinflecken entfernen 176.
Russen vernichten 160, 161.

Saalwachs 200.
Säfte konservieren 117.
Sahnenbonbons 139.
Salben, diverse 62ff.
Salbenflecken entfernen 176.
Salben konservieren 117.
Salböle 21, 22.
Salol-Mundwasser 27.
Salvarsanflecken entfernen 176.
Salzlecksteine 141.
—, eisenhaltig 141.
Sand-Mandelkleie 2.
Sandseife 6.
Satteldruckschäden, Mittel gegen — 150, 151.
Säuberungspulver für Kühe 146.
Sauerstoffbad 45, 46.
Sauerstoff-Mandelkleie 2.
Sauerstoff-Mundwasser 27.
Sauerstoffshampoon 37.
Sauerstoff-Zahnpulver 30.
Säureflecken entfernen 176.
Scabies-Mittel 58, 59.
Schaben vernichten 160, 161.
Schädel bleichen 181.
Schädlinge, tierische und pflanzliche, Bekämpfungsmittel 151ff.
Schälkur 60.
Schälpaste Hebra 59.
— Lassar 59.
— Unna 59.
— Zeissl 59.
Schanz' Augensalbe 62.
Scheitelcreme 40.
Schilder auf Blechgefäße kleben 186, 187.
—, aufgeklebte entfernen 188.
— auf Standgefäße kleben 185, 186.
Schilderlack 187.
Schildpattkitt 211.

Schlaftee 99.
Schlehenlikör 130.
Schleime konservieren 117, 118.
Schmetterlinge töten 119.
Schminkpuder 18.
Schnakenbekämpfung s. Mückenbekämpfung 159, 160.
Schnecken vernichten 163.
Schnittblumen frischhalten 120.
Schnupfenäther 82.
Schnupfenmittel 81.
Schnupfen-Nasenspülung 83.
Schnupfensalbe 82.
Schnupfentee 83.
Schnupfenwatte 82.
Schnupfpulver 83.
Schreibmaschinenfarbbänder auffrischen 172.
Schreibmaschinen-Farbbandschrift entfernen 178.
Schrift, eingebrannte entfernen 187.
Schriftzüge, verblaßte wieder lesbar machen 166, 167.
Schuhcreme 202.
Schuhweiß 202.
Schultinte 165.
Schuppenwasser 34.
Schusterwachs 203, 204.
Schüttelbrillantine 39.
Schüttelmixturen 61, 62.
Schutzanstrich, wetterfest 183.
Schwarzwurzelhonig 88.
Schwedenpunsch 131.
Schwefel-Kampfer-Gesichtswasser 3.
Schwefel, kolloider 35.
Schweine-Emulsion 145.
Schweine-Tierarzneimittel 144, 145.
Schweißflecken aus Seide entfernen 179.
Schweißtreibender Tee 94.
Schweißtreibendes Pulver 86.
Schwimmwatte 217.
Seesalz-Badesalz, künstlich 45.

Seife, flüssig 6.
— —, für Seifenspender 7.
Seifenfett 7.
Sellerie-Salz 136.
Selterwasserpastillen 140.
Senf 136, 137.
Shampoon 37.
—, flüssig 37.
Shampoon-Präparate 37.
Sherry Brandy 130.
Siegellack 218, 219.
Silberborte auffrischen 192.
Silberglanzbeize 192.
Silber-Haarfarben 42.
Silbernitratflecken aus Marmor entfernen 180.
Silberputzmittel 191, 192.
Silberputztücher 192.
Silberputzwatte 192.
Silberrückstände aufarbeiten 121.
Silbersalzflecken entfernen 176.
Silberspiegel erzeugen 197.
Silberwaren reinigen 192.
Sirupe konservieren 117.
Sirupus Bromoformii compositus 88.
— Calcii chlorhydrophosphorici 106.
— Droserae compositus 87, 88.
— Eriodyctionis 109.
Skin Food 9.
Ski-Sommerpflege 103.
Skiwachs 182, 183.
Solutio Chlumsky 124.
— Ricordii 220.
Sommersprossenkollodium 21.
Sommersprossenmittel 20.
Sommersprossensalben 21.
Sommersprossentinktur 20, 21.
Sommersprossenwasser 20, 21.
Sonnenbrandheilmittel 19.
Sonnenbrandmittel 18.
Sonnenbrandverhütungsmittel 18.
Species 89ff.
— antiasthmaticae 90.
— carminativae 97.
— laxantes 97.
— diaphoreticae 94.

Species diureticae 91, 92.
— — Hesse 92.
— Hierae Picrae 90.
— nervinae 99.
— — Hufeland 99.
— pectorales Berolinenses 92.
— — Franck 93.
— — Kaplick 93.
— silicatae 96, 97.
— Uvae Ursi 92.
— Valerianae comp. 99.
Speisesalz, jodiertes 136.
Spiritus Citri 140.
— nervinus 84, 85.
— triplex 85.
Sportgerät pflegen 182.
Spritzmittel zur Mückenvertilgung 160.
Stahlätztinte 169.
Stahldruckätze 169.
Standgefäße dunkel färben 187.
— mit Etiketten bekleben 185, 186.
— reinigen siehe Flaschen reinigen.
Stangenbrillantine 39.
Stangenpomade 39.
—, Farben für — 40.
—, Parfüms für — 40.
Stärke-Hautcreme 14.
Staubbindender Ölstreusand 199.
Staubbindendes Kehrmittel 199.
Staupepillen für Hunde 143.
Steinfließen auffärben 184.
Steinhäger 130.
Steinkitte 211, 212.
Stempelfarben 165ff.
Stempelfarbeflecken entfernen 176.
Stempelfarbe für Fleischbeschauer 170, 171.
Stempelkissen auffrischen 172.
Stickhustenmittel, homöopath. 102.
Stockflecken entfernen 179.
— — aus Kupferstichen 179.
— — — Lederwaren 179.
— — — Seide 179.
— — — Stahlstichen 179.

Sachverzeichnis.

Stockflecken entfernen aus Wäsche 179.
Stoffe unverbrennbar machen 215.
— wasserdicht machen 217.
Strohhalme bleichen 217, 218.
Stopftee 99, 100.
— für Kinder 100.
— nach Kobert 99.
Strahlfäule, Waschmittel gegen — 150.
Straußfedern reinigen 182.
Streupuder 16.
— nach Hebra 16.
— nach Unna 16.
Suppenwürfel 136.
Suppenwürze 136.
Suppositoria Glycerini 67.
Suppositorien konservieren 117.
Sympathetische Tinte 167, 168.

Tabakbeize 138.
Tabakflecken von der Haut entfernen 179, 180.
Tabakpfeifen beizen und färben 182.
Tabletten-Herstellung 109.
— — Vorschriften von Rapp 109.
— — — — Thomann 110.
— — — — Thömasen 110.
Tafelsenf 136.
Tanninflecken entfernen 176.
Targesinflecken entfernen 176.
Tätowierungen entfernen 61.
Tee-Extrakt 132.
Teegemische 89ff.
Teepunsch 131.
Teerfarbstoffflecken entfernen 177.
Teerflecken entfernen 176.
Teerseife 36.
—, farblos 37.
—, flüssig 36, 37.
Teershampoon 37.
Teintwässer 1, 2.
Tennisschlägerlack 182.
Tennisschlägeröl 182.
Theaterbärte ankleben 214.

Thé Chambard 89.
Thermometerfüllungen 120.
Thiolflecken entfernen 177.
Thujacollodium 66.
Thüringer Kälberpillen 147.
Thymianhonig 88.
Thymol-Mundwasser 27, 28.
Tierarzneiliche Vorschriften 141ff.
Tierflöhe bekämpfen 154.
Tinctura antihysterica 82.
— febrifuge de Warburg 86.
— Gamgée 141.
— Penzoldt 80.
— Sacchari tosti 138.
— stomachica Hoyer 74.
Tinte 165ff.
—, blaue 166.
—, blaufließend 165.
—, Glasschreib- 170.
—, Kopier- 166.
—, Metallätz- 169.
—, rote 166.
—, Schul- 165.
—, sympathetische 167, 168.
—, unauslöschliche 166.
—, Urkunden- 166.
—, Wäschezeichen- 171.
—, weiße 166.
— zum Schreiben auf Messing 169.
— — — auf Metall 168.
Tintenflecken aus Holz, Bein usw. entfernen 178.
— — Leder entfernen 178.
Tintenstiftflecken entfernen 177.
Tintentod 178.
Toilettessig 3, 5, 6.
Tomaten-Catshup 135.
Traganth-Hautcreme 14.
Tranflecken aus farbigen Schuhen entfernen 179.
Traumatizinflecken entfernen 177.
Treibriemen-Adhäsionsfett 204.
Treibriemen-Lederkitt 208, 209.
Treibriemenschmiermittel 204.
Treibriemenwachs 204.
Trikresol-Insektenpulver 156.
Trocken-Pinselungen 61.

Trocken-Salben 61.
Trypaflavinflecken entfernen 177.
Tumenolflecken entfernen 177.
Tumenol-Schüttelmixtur 61.
Tumenol-Sulfidal-Wachstrockensalbe 62.
Tuschflecken entfernen 178.

Ungeziefervertilgungsmittel 141.
Unguentum adhaesivum Dr. Dreuw 62.
— antirheumaticum 85, 86.
— arsenicosum Eichbaum 124.
— contra oxyures Leo 79.
— — Psoriasim 65.
— — Psoriasim Dr. Dreuw 65.
— — scabiem Helmerich 59.
— salicylatum compositum 65.
— — — Bourget 65.
— — terebinthinatum Bourget 65.
— Wilsonii rubrum 65.
— Zinci molle 65.
— Zelleri 66.
Universal-Heil- und Wundsalbe 65.
Unnas Aknesalbe 62.
— Kühlpaste 64.
— Resorzinpaste 65.
— Schälpaste 59.
— Schwefelzinkpaste 66.
— weiche Zinkpaste 65.
Urkundentinte 166.

Valen-Fantinosche Knochenplombe 68.
Vaninos Masse 215.
Vaselin-Coldcream 10.
Verdauungsstörungen, Mittel gegen — 69ff.
Verdauungstropfen für Pferde und Rindvieh 150.
Verdunstungssäuren nach Kapff 81.
Verkupfern von Zinkgegenständen 198.

Vernicklungsflüssigkeit 198.
Versilbern 197.
Versilberungs-Flüssigkeit 197.
Versilberungs-Pulver 197.
Vieh-Emulsion 145.
Vieh-Nährsalz 142.
Viehwaschessenz 141.
Viehwaschpulver 141.
Vioformpaste Mikulicz 64.
Vögel, ausgestopfte, konservieren 119.
Vogelbeeren-Likör 127.
Vogelbeerensaft 139.
Vogelfuttermischungen 143.
Vogelleim 165.
Vollsalz 136.

Wacholderschnaps 130.
Wachspapier kleben 214.
Wachspaste nach Schleich 8.
Wachs-Trockensalbe 61.
Wachstuchbelag auf Rezeptiertischen auffrischen 185.
Waldmeisteressenz, künstliche 131.
Walnußflecken von der Haut entfernen 180.
Walnußlikör 130.
Walsers Blutreinigungstee 90.
Wandanstrich für Laboratorien 183.
Wanzentinktur 161.
Warzen entfernen 61.
Wäscheglanzpulver 218.
Waschessenz für Federvieh 142.
Wäschezeichentinte 171.
Waschmittel für Hunde 144.
Waschwasser 2.
Wasserglasstandgefäße reinigen 189.
Wassertreibende Bissen für Pferde und Rindvieh 149.

Weiße Tinte 166.
Weißfeuer 216.
Wermutwein 73, 74.
Wespen vernichten 161.
Westens Blutreinigungstee 90.
Wickersheimsche Lösung 118.
Wildunger Tee 92.
Willesche Flüssigkeit 119.
Wismut-Haarfarben 41, 42.
Wismut-Haarpomade 42.
Wismut-Pyrogallol-Haarfarbe 42.
Wismut-Silber-Haarfarben 42.
Wissmannsche Tropfen 74.
Witterungen 164, 165.
— für Fische 164.
— — Füchse 164.
— — Katzen 165.
— — Marder und Iltisse 164, 165.
— — Mäuse 165.
— — Schmetterlinge 164.
— — Ratten 165.
— — Tauben 165.
Wollfettflecken entfernen 177.
Worcestershiresauce siehe Würzsauce.
Wunderkronessenz, weiße 76.
Wundsalbe für Kinder 65.
Wundsein der Füße 53.
Wurmemulsion 79.
Wurmmittel 79.
— für Hunde 144.
— für Pferde 151.
— für Rindvieh 147.
— für Schweine 145.
Wurmpillen für Hunde 144.
Wurmpulver 79.
Wurmsalbe 79.
Wurmtee 79, 100.
— für Kinder 100.
Wurmzäpfchen 79.

Wurzelfüllmasse 124, 125.
Würzen 132ff.
Würzsauce (Worcestershire-Art) 135.

Xeroformpaste Mikulicz 64.

Yoghurt bereiten 106.

Zahnärztliche Präparate 124.
Zahnen der Kinder, homöopath. Pulver 102.
—, langsames, homöopath. Mittel gegen — 102.
Zahnfüllung, provisorische 124.
Zahnpasten 28.
Zahnpulver 30.
Zahnschmerzmittel, homöopath. 102.
Zahnseifen 28, 29.
Zahntropfen 86.
Zahnwasser 26.
Zahnzement 124.
Zeissls Schälpaste 59.
Zellersche Salbe 66.
Zelluloidkitt 212.
Zelluloid auf Glas kitten 212.
Zenkersche Fixierlösung 119.
Zigarettenfinger bleichen 179.
Zimmerparfüm 49.
Zincum oleinicum 17.
— stearinicum 17.
Zinkgegenstände verkupfern 198.
Zinkpaste Mikulicz 64.
Zinkplatten auf Holz befestigen 212.
Zitronen-Hautcreme 11.
Zitronen-Kampfer-Wasser 3.
Zitronensirup 140.

Druck von Oscar Brandstetter in Leipzig.

Verlag von Julius Springer / Berlin

Mylius-Brieger, Grundzüge der praktischen Pharmazie.
Von Dr. phil. Richard Brieger, Apotheker und Redakteur an der Pharmazeutischen Zeitung, Berlin. Sechste, völlig neu bearbeitete Auflage der „Schule der Pharmazie", Praktischer Teil, von Dr. E. Mylius. Mit 160 Textabbildungen. VIII, 358 Seiten. 1926. Gebunden RM 14.70

Pharmazeutisch-chemisches Rechenbuch.
Von Professor Dr. O. Anselmino, Oberregierungsrat und Mitglied des Reichsgesundheitsamts, und Dr. R. Brieger, Wissenschaftlichem Redakteur an der Pharmazeutischen Zeitung, Berlin. IV, 73 Seiten. 1928. RM 3.75

Pharmazeutische Synonyma.
Unter Berücksichtigung des geltenden und älterer Deutscher Arzneibücher, pharmazeutischer Kompendien sowie fremdsprachlicher Arzneibücher zusammengestellt. Von Dr. Richard Brieger, Wissenschaftlichem Redakteur der Pharmazeutischen Zeitung, Berlin. V, 276 Seiten. 1929. Gebunden RM 16.—

... Das Briegersche Buch ist so gestaltet, daß es allen praktischen Bedürfnissen bestens entsprechen dürfte. Es hält in glücklicher Weise die Mitte zwischen dem Umfang eines Lexikons und einer Tabelle und wird, da es nicht auf veraltetem Material aufgebaut, sondern von Grund auf neu bearbeitet ist, modernsten Ansprüchen gerecht. Die zweckmäßige Anordnung des Textes, indem alle Synonyma eines Stoffes außerdem noch einmal in kleinem Druck in das gesamte Alphabet eingeordnet sind, erleichtert die Benutzung des Werkes, die kein besonderes Register erfordert, ungemein. Das Buch, das Produkt einer sehr mühevollen Arbeit, behandelt rund 1200 Stoffe mit über 10 000 synonymen Bezeichnungen, und zwar lateinischen, deutschen, ferner aber auch englischen, französischen, italienischen, spanischen und holländischen. Es wird sicher bald nicht nur jedem Rezeptar unentbehrlich sein, sondern auch den sonstigen Arzneimittelhändlern wertvolle Dienste leisten. *„Pharmazeutische Zeitung"*

Anleitung zur Erkennung und Prüfung der Arzneimittel des Deutschen Arzneibuches
zugl. ein Leitfaden für Apothekenrevisoren. Von Dr. Max Biechele †. Auf Grund der sechsten Ausgabe des Deutschen Arzneibuches neu bearbeitet und mit Erläuterungen, Hilfstafeln und Zusammenstellungen über Reagenzien und Geräte sowie über die Aufbewahrung der Arzneimittel versehen von Dr. Richard Brieger, Wissenschaftlichem Redakteur der Pharmazeutischen Zeitung, Berlin. Sechzehnte Auflage. (Zweite Auflage der Neubearbeitung.) IV, 754 Seiten. 1929.
Gebunden RM 17.40
Durchschossen RM 19.50

Daß die vor zwei Jahren erschienene 15. Auflage rasch vergriffen war, war der beste Beweis dafür, daß sich der Biechele immer noch seiner alten großen Beliebtheit erfreute. In der neuen Auflage sind nun, wie stets, die seither erschienenen Arbeiten über das neue Arzneibuch berücksichtigt und auch Verbesserungen angebracht worden, die sich als nützlich und notwendig erwiesen haben. So sind besonders die in der Anlage II des Arzneibuches, dem Verzeichnisse der Reagentien, gegebenen Hinweise auf die Verwendungsart der einzelnen Regentien zu erwähnen. Im übrigen bedarf ein Buch wie der Biechele wohl keiner besonderen Empfehlung mehr. *„Zentralblatt für Pharmazie"*

Die kaufmännische Apothekenführung und die Spezialitätenfabrikation.
Von Dr. phil. Richard Brieger, Wissenschaftlichem Redakteur an der Pharmazeutischen Zeitung, Berlin. IV, 148 Seiten. 1926.
RM 6.75; gebunden RM 7.50

Verlag von Julius Springer / Berlin

Hagers Handbuch der pharmazeutischen Praxis. Für Apotheker, Ärzte, Drogisten und Medizinalbeamte. Unter Mitwirkung von Dr. phil. E. Rimbach, o. Hon.-Professor an der Universität Bonn, Dr. phil. E. Mannheim †, a. o. Professor an der Universität Bonn, Dr.-Ing. L. Hartwig, Direktor des Städtischen Nahrungsmittel-Untersuchungsamtes in Halle a. S., Dr. med. C. Bachem, a. o. Professor an der Universität Bonn, Dr. med. W. Hilgers, a. o. Professor an der Universität Königsberg. Vollständig neu bearbeitet und herausgegeben von Dr. G. Ferichs, o. Professor der Pharmazeutischen Chemie und Direktor des Pharmazeutischen Instituts der Universität Bonn, G. Arends, Medizinalrat, Apotheker in Chemnitz, i. Sa., Dr. H. Zörnig, o. Professor der Pharmakognosie und Direktor der Pharmazeutischen Anstalt der Universität Basel.
Erster Band. Mit 282 Abbildungen. XI, 1573 Seiten. 1. berichtigter Neudruck 1930. Gebunden RM 63.—
Zweiter (Schluß-) Band. Mit 426 Abbildungen. IV, 1579 Seiten. 1. berichtigter Neudruck 1930. Gebunden RM 63.—

Pharmazeutisches Tier-Manual. Von Dr. Fr. A. Otto. Zweite, durchgesehene und durch viele Vorschriften ergänzte Auflage von Dr. H. Haefelin, Apotheker und Nahrungsmittelchemiker in Denzlingen i. Br. VII, 58 Seiten. 1931. Kart. RM 4.—

Pharmazeutisch-chemisches Praktikum. Herstellung, Prüfung und theoretische Ausarbeitung pharmazeutisch-chemischer Präparate. Ein Ratgeber für Apothekenpraktikanten. Von Dr. D. Schenk, Apotheker und Nahrungsmittelchemiker. Zweite, verbesserte und erweiterte Auflage. Mit 49 Abbildungen im Text. VI, 223 Seiten. 1928.
RM 10.—; gebunden RM 11.—

Volkstümliche Anwendung der einheimischen Arzneipflanzen. Von Apotheker G. Arends, Medizinalrat, Chemnitz. Zweite, vermehrte und verbesserte Auflage. VIII, 90 Seiten. 1925. RM 2.40

Spezialitäten und Geheimmittel aus den Gebieten der Medizin, Technik, Kosmetik und Nahrungsmittelindustrie. Ihre Herkunft und Zusammensetzung. Eine Sammlung von Analysen und Gutachten. Von Apotheker G. Arends, Medizinalrat, Chemnitz. Achte, vermehrte und verbesserte Auflage des von E. Hahn und Dr. J. Holfert begründeten gleichnamigen Buches. IV, 564 Seiten. 1924. Gebunden RM 12.—

Neue Arzneimittel und pharmazeutische Spezialitäten einschließlich der neuen Drogen-, Organ- und Serumpräparate, mit zahlreichen Vorschriften zu Ersatzmitteln und einer Erklärung der gebräuchlichsten medizinischen Kunstausdrücke. Von Apotheker G. Arends, Medizinalrat, Chemnitz. Siebente, vermehrte und verbesserte Auflage. Neu bearbeitet von Professor Dr. O. Keller. X, 648 Seiten. 1926. Gebunden RM 15.—

Die Tablettenfabrikation und ihre maschinellen Hilfsmittel. Von Apotheker Georg Arends, Medizinalrat, Chemnitz. Dritte, durchgearbeitete Auflage. Mit 31 Textabbildungen. IV, 64 Seiten. 1926.
RM 3.75

MIX
Papier aus verantwortungsvollen Quellen
Paper from responsible sources
FSC® C105338

If you have any concerns about our products,
you can contact us on
ProductSafety@springernature.com

In case Publisher is established outside the EU,
the EU authorized representative is:
**Springer Nature Customer Service Center GmbH
Europaplatz 3, 69115 Heidelberg, Germany**

Printed by Libri Plureos GmbH
in Hamburg, Germany